BIOÉTICA EN MEDICINA. ACTUALIDADES Y FUTURO

Bioética en medicina. Actualidades y futuro

Dr. Bernardo Tanur Tatz

Internista y Gastroenterólogo. Director de Calidad
del Centro Médico ABC de la ciudad de México.
Presidente de la Academia de Ciencias Médicas
del Instituto Mexicano de Cultura.

Dr. Víctor Huggo Córdova Pluma

Internista. Jefe de Posgrado e Investigación
de la Facultad de Medicina de la Universidad La Salle.
Miembro Titular de la Academia Mexicana de Bioética.
Miembro de la Academia de Ciencias Médicas
del Instituto Mexicano de Cultura.

Dra. Maricela Escarela Serrano

Internista. Jefa del Servicio de Medicina Interna del
Centro Médico Nacional "20 de Noviembre" del ISSSTE.

Dra. María del Carmen Cedillo Pérez

Internista. Jefa del Servicio de Medicina Interna
del Hospital General de México. O. D.

Editorial
Alfil

Bioética en medicina. Actualidades y futuro

Insurgentes Centro 51–A, Col. San Rafael
06470 México, D. F.
Tels. 55 66 96 76 / 57 05 48 45 / 55 46 93 57
e–mail: alfil@editalfil.com
www.editalfil.com

ISBN 978–968–7620–72–5

Dirección editorial:
José Paiz Tejada

Editor:
Dr. Jorge Aldrete Velasco

Revisión técnica:
Dra. María Teresa Velasco Jiménez

Diseño de portada:
Arturo Delgado–Carlos Castell

Impreso por:
Solar, Servicios Editoriales, S. A. de C. V.
Calle 2 No. 21, Col. San Pedro de los Pinos
03800 México, D. F.
Noviembre de 2007

Colaboradores

COMPILADORES

Dr. Bernardo Tanur Tatz
Director de Calidad del Centro Médico ABC de la ciudad de México. Primer Vocal del Comité de Ética Médica y Bioética en el periodo 2000–2006 del Colegio de Medicina Interna de México, A. C. Presidente de la Academia de Ciencias Médicas del Instituto Mexicano de Cultura. Internista y Gastroenterólogo con Certificación Nacional Vigente. *Fellow of the American College of Physicians.* Profesor de Posgrado de la Facultad de Medicina de la Universidad Nacional Autónoma de México. Fundador y Ex Presidente de la Asociación de Medicina Interna de México, A. C. Fundador y Ex Presidente del Consejo Mexicano de Medicina Interna, A. C. Ex Director del Cuerpo Médico del Centro Médico ABC de la ciudad de México. Ex Director del Hospital de la Secretaría de Hacienda y Crédito Público.

Dr. Víctor Huggo Córdova Pluma
Jefe de Posgrado e Investigación de la Facultad Mexicana de Medicina de la Universidad La Salle. Jefe de Investigación y Epidemiología del Hospital Ángeles del Pedregal. Académico Titular de la Academia Mexicana de Bioética, A. C. Internista con Certificación Nacional Vigente. Profesor del Seminario de Metodología de la Investigación Clínica de la Facultad Mexicana de Medicina de la Universidad La Salle. Profesor del Curso de Medicina Interna del Hospital Ángeles

del Pedregal. Profesor del Departamento de Historia y Filosofía de la Facultad de Medicina de la UNAM. Vocal del Comité de Ética Médica y Bioética y del Comité de Investigación del Colegio de Medicina Interna de México, A. C. Vocal del Comité de Prensa y Difusión del Consejo Mexicano de Medicina Interna, A. C. Ex Jefe del Departamento de Medicina Interna del Hospital General "Dr. Manuel Gea González" de la Secretaría de Salud. Ex Secretario General y Ex Secretario de Prensa y Difusión de la Asociación de Medicina Interna de México, A. C.

Dra. Maricela Escarela Serrano
Jefa del Servicio de Medicina Interna del Centro Médico Nacional "20 de Noviembre" del ISSSTE, ciudad de México. Vocal del Comité de Educación Médica y del Comité de Ética Médica y Bioética del Colegio de Medicina Interna de México, A. C. Internista con Certificación Nacional Vigente. Profesora de la Escuela Nacional de Medicina del Instituto Politécnico Nacional. Ex Secretaria de Actividades Científicas de la Asociación de Medicina Interna de México, A. C.

Dra. María del Carmen Cedillo Pérez
Jefa de la Unidad 108 del Servicio de Medicina Interna del Hospital General de México, O. D. Vocal del Comité de Educación Médica y del Comité de Ética Médica y Bioética del Colegio de Medicina Interna de México, A. C. Internista con Certificación Nacional Vigente. Ex Vocal de Actividades Socioculturales de la Asociación de Medicina Interna de México, A. C. Profesora Adjunta al Curso de Especialización en Medicina Interna, sede Hospital General de México, O. D. Profesora de la Escuela Nacional de Medicina del Instituto Politécnico Nacional. Profesora de la Facultad de Medicina de la Universidad Nacional Autónoma de México. *Member of the American College of Physicians.*

COLABORADORES

Dr. Gonzalo Alemán Ortiz
Jefe de Médicos de Hospitalización del Hospital Ángeles del Pedregal. Internista con Certificación Nacional Vigente. Profesor Invitado del Curso de Medicina Interna del Hospital Ángeles del Pedregal.
Capítulo 13

Dr. Héctor Alfaro Rodríguez
Profesor Adjunto de la Especialidad en Anestesiología en el Hospital Ángeles del Pedregal, de la Facultad Mexicana de Medicina de la Universidad La Salle, A. C. Internista, Intensivista y Anestesiólogo con Certificación Nacional Vigente.
Capítulo 14

Mtro. José María Alonso Aguerrebere, FSC
Profesor de la Facultad Mexicana de Medicina y de la Escuela de Humanidades de la Universidad La Salle.
Capítulo 8

Psic. Asunción Álvarez del Río
Doctora en Bioética. Investigadora del Departamento de Salud Mental de la Facultad de Medicina de la Universidad Nacional Autónoma de México. Miembro de la Academia de Bioética.
Capítulo 26

Dr. Ángel Antonio Arauz Góngora
Neurólogo del Instituto Nacional de Neurología y Neurocirugía "Dr. Manuel Velasco Suárez", Secretaría de Salud. Neurólogo con Certificación Nacional Vigente. Profesor de Neurología Clínica de la Facultad Mexicana de Medicina de la Universidad La Salle, A. C. Miembro del Consejo Académico de la Facultad Mexicana de Medicina de la Universidad La Salle, A. C.
Capítulo 35

Dr. Pedro Argüelles Domensain
Secretario Académico de la Facultad Mexicana de Medicina de la Universidad La Salle. Profesor de Embriología de la Facultad Mexicana de Medicina de la Universidad La Salle. Ginecólogo y Obstetra con Certificación Nacional Vigente. Ex Secretario Académico de la Escuela de Medicina de la Universidad Anáhuac.
Capítulo 29

tónoma de México. Profesor Adjunto del Curso de Posgrado de Especialización en Medicina Interna de la UNAM, sede Hospital General de México, O. D. *Fellow of the American College of Physicians.*
Capítulos 12, 19

Dra. Violeta Guadalupe Feria Colín
Médico de Base del Servicio de Medicina Interna del Hospital Regional No. 1 "Dr. Carlos McGregor Sánchez Navarro" del IMSS, ciudad de México. Internista con Certificación Nacional Vigente. Presidenta del Comité Local de Ética Clínica, Hospital Regional No. 1 "Dr. Carlos McGregor Sánchez Navarro" del IMSS. Profesora de la Facultad de Medicina de la UNAM. Profesora de Fisiopatología y Seminarios de Farmacología Clínica, Universidad West Hill. Miembro de la Academia Mexicana de Bioética.
Capítulo 45

Dra. Miriam Feria Miranda
Psiquiatra con Certificación Nacional Vigente. Subespecialista en Psiquiatría de la Adolescencia por el Instituto Nacional de Psiquiatría "Ramón de la Fuente".
Capítulo 13

Dr. Juan Manuel Fernández Vázquez, FACS
Profesor Titular del Curso de Ortopedia. Centro Médico ABC. Miembro de la Sociedad Mexicana de Ortopedia.
Capítulo 43

Dr. Eugenio L. Flamand
Jefe del Departamento de Coordinación de Comités Académicos, de la División de Estudios de Posgrado e Investigación en la Facultad de Medicina de la UNAM. Director de Enseñanza, Investigación y Desarrollo del Hospital Ángeles, Clínica Londres de México. Médico Cirujano General egresado de la Escuela Médico Militar. Especialista en Cirugía Cardiovascular egresado del Instituto Nacional de Cardiología y Cirugía Cardiaca de Niños en Boston, EUA.
Capítulo 46

Dr. Dionisio Galarza Delgado
Jefe de la División de Posgrado de la Facultad de Medicina de la Universidad de Nuevo León. Jefe del Departamento de Medicina Interna del Hospital Universitario de la Universidad de Nuevo León. Internista y Reumatólogo con Certificación Nacional Vigente. Presidente del Consejo Mexicano de Medicina Interna, A. C. Ex Presidente de la Asociación de Medicina Interna de México, A. C. Ex Presidente del Colegio de Médicos del Estado de Nuevo León.
Capítulo 22

COLABORADORES

Dr. Gonzalo Alemán Ortiz
Jefe de Médicos de Hospitalización del Hospital Ángeles del Pedregal. Internista con Certificación Nacional Vigente. Profesor Invitado del Curso de Medicina Interna del Hospital Ángeles del Pedregal.
Capítulo 13

Dr. Héctor Alfaro Rodríguez
Profesor Adjunto de la Especialidad en Anestesiología en el Hospital Ángeles del Pedregal, de la Facultad Mexicana de Medicina de la Universidad La Salle, A. C. Internista, Intensivista y Anestesiólogo con Certificación Nacional Vigente.
Capítulo 14

Mtro. José María Alonso Aguerrebere, FSC
Profesor de la Facultad Mexicana de Medicina y de la Escuela de Humanidades de la Universidad La Salle.
Capítulo 8

Psic. Asunción Álvarez del Río
Doctora en Bioética. Investigadora del Departamento de Salud Mental de la Facultad de Medicina de la Universidad Nacional Autónoma de México. Miembro de la Academia de Bioética.
Capítulo 26

Dr. Ángel Antonio Arauz Góngora
Neurólogo del Instituto Nacional de Neurología y Neurocirugía "Dr. Manuel Velasco Suárez", Secretaría de Salud. Neurólogo con Certificación Nacional Vigente. Profesor de Neurología Clínica de la Facultad Mexicana de Medicina de la Universidad La Salle, A. C. Miembro del Consejo Académico de la Facultad Mexicana de Medicina de la Universidad La Salle, A. C.
Capítulo 35

Dr. Pedro Argüelles Domensain
Secretario Académico de la Facultad Mexicana de Medicina de la Universidad La Salle. Profesor de Embriología de la Facultad Mexicana de Medicina de la Universidad La Salle. Ginecólogo y Obstetra con Certificación Nacional Vigente. Ex Secretario Académico de la Escuela de Medicina de la Universidad Anáhuac.
Capítulo 29

Dr. Ricardo Cabrera Jardines
Jefe del Departamento de Medicina Interna del Hospital Ángeles del Pedregal, ciudad de México. Internista con Certificación Nacional Vigente. Profesor Invitado al Curso de Medicina Interna del Hospital Ángeles del Pedregal. *Member of the American College of Physicians.*
Capítulo 16

Dr. Raymundo Canales de la Fuente
Médico Adscrito del Instituto Nacional de Perinatología. Ginecólogo y Obstetra con Certificación Nacional Vigente. Asesor de la H. Cámara de Diputados en Temas de Bioética.
Capítulo 32

Dr. Fernando Cano Valle
Director General del Instituto Nacional de Enfermedades Respiratorias. Ex Secretario Ejecutivo de la Comisión Nacional de Bioética. Miembro de la Academia Nacional de Medicina.
Capítulo 36

Dra. Guadalupe Castro Martínez
Jefa del Servicio de Medicina Interna del Hospital Regional No. 1 "Dr. Carlos McGregor Sánchez Navarro" del IMSS, ciudad de México. Profesora Titular del Curso de Especialización en Medicina Interna de la Facultad de Medicina de la UNAM. Internista con Certificación Nacional Vigente. Ex Presidenta del Consejo Mexicano de Medicina Interna, A. C.
Capítulo 11

Dra. Eliana Cejudo Carranza
Médico de Base del Hospital de Ginecología y Obstetricia "Luis Castelazo Ayala" del IMSS, ciudad de México. Internista con Certificación Nacional Vigente. Ex Vocal de Prensa y Difusión del Colegio de Medicina Interna de México, A. C.
Capítulo 14

Dra. Rosa María Cortés González
Médico de Base del Hospital General de Zona No. 27 "Tlatelolco" del IMSS, ciudad de México. Internista con Certificación Nacional Vigente. Profesor Adjunto del Curso de Especialización en Geriatría del IMSS avalado por el Instituto Politécnico Nacional. Ex Tesorera de la Asociación de Medicina Interna de México, A. C.
Capítulo 17

Dr. Víctor Ángel de la Garza Estrada
Médico Adscrito al Departamento de Medicina Interna del Hospital Ángeles del Pedregal, ciudad de México. Internista con Certificación Nacional Vigente. Miembro del Consejo Técnico de Posgrado de la Facultad Mexicana de Medicina de la Universidad La Salle, A. C. Consejero Emérito del Consejo Mexicano de Medicina Interna, A. C. *Fellow of the American College of Physicians.*
Capítulo 16

Dr. Enrique Juan Díaz–Greene
Profesor Titular del Curso de Medicina Interna en el Hospital Ángeles del Pedregal y de la Facultad Mexicana de Medicina de la Universidad La Salle, A. C. Internista con Certificación Nacional Vigente.
Capítulo 11

Dra. Irene Durante Montiel
Profesora de Carrera de la División de Posgrado de la Facultad de Medicina de la UNAM. Coordinadora del curso en línea "Aplicación del razonamiento ético en la clínica" dirigido a los alumnos de las especializaciones médicas. Estudios de Médico Cirujano y maestría en la UNAM. Secretaria Ejecutiva del Consejo Mexicano para la Acreditación de la Educación Médica.
Capítulo 20

Mtro. Hassan Elyazidi
Doctor en Derecho. Responsable de los Reportes de Prensa, traductor e intérprete de la Embajada del Reino de Arabia Saudita en México. Ex Asesor de Televisión Azteca para Asuntos Relacionados con Medio Oriente y Asia.
Capítulo 47

Dra. Alexis Escalona Caamaño
Internista con Certificación Nacional Vigente. Directora General del Hospital Santelena. Profesora Invitada del Curso de Medicina Interna de la Facultad Mexicana de Medicina de la Universidad La Salle.
Capítulo 39

Dr. Julián Espinosa Rey
Jefe del Servicio de Medicina Interna del Hospital General de México, O. D. Internista con Certificación Nacional Vigente. Ex Presidente de la Asociación de Medicina Interna de México, A. C. Ex Primer Vocal del Comité de Educación Médica del Colegio de Medicina Interna de México, A. C. Ex Vocal del Comité de Ética Médica y Bioética del Colegio de Medicina Interna de México, A. C. Profesor de Pregrado de la Facultad de Medicina de la Universidad Nacional Au-

tónoma de México. Profesor Adjunto del Curso de Posgrado de Especialización en Medicina Interna de la UNAM, sede Hospital General de México, O. D. *Fellow of the American College of Physicians.*
Capítulos 12, 19

Dra. Violeta Guadalupe Feria Colín
Médico de Base del Servicio de Medicina Interna del Hospital Regional No. 1 "Dr. Carlos McGregor Sánchez Navarro" del IMSS, ciudad de México. Internista con Certificación Nacional Vigente. Presidenta del Comité Local de Ética Clínica, Hospital Regional No. 1 "Dr. Carlos McGregor Sánchez Navarro" del IMSS. Profesora de la Facultad de Medicina de la UNAM. Profesora de Fisiopatología y Seminarios de Farmacología Clínica, Universidad West Hill. Miembro de la Academia Mexicana de Bioética.
Capítulo 45

Dra. Miriam Feria Miranda
Psiquiatra con Certificación Nacional Vigente. Subespecialista en Psiquiatría de la Adolescencia por el Instituto Nacional de Psiquiatría "Ramón de la Fuente".
Capítulo 13

Dr. Juan Manuel Fernández Vázquez, FACS
Profesor Titular del Curso de Ortopedia. Centro Médico ABC. Miembro de la Sociedad Mexicana de Ortopedia.
Capítulo 43

Dr. Eugenio L. Flamand
Jefe del Departamento de Coordinación de Comités Académicos, de la División de Estudios de Posgrado e Investigación en la Facultad de Medicina de la UNAM. Director de Enseñanza, Investigación y Desarrollo del Hospital Ángeles, Clínica Londres de México. Médico Cirujano General egresado de la Escuela Médico Militar. Especialista en Cirugía Cardiovascular egresado del Instituto Nacional de Cardiología y Cirugía Cardiaca de Niños en Boston, EUA.
Capítulo 46

Dr. Dionisio Galarza Delgado
Jefe de la División de Posgrado de la Facultad de Medicina de la Universidad de Nuevo León. Jefe del Departamento de Medicina Interna del Hospital Universitario de la Universidad de Nuevo León. Internista y Reumatólogo con Certificación Nacional Vigente. Presidente del Consejo Mexicano de Medicina Interna, A. C. Ex Presidente de la Asociación de Medicina Interna de México, A. C. Ex Presidente del Colegio de Médicos del Estado de Nuevo León.
Capítulo 22

Dr. Enrique Gómez Morales
Coordinador del Comité de Trasplantes de Células Hematopoyéticas. Centro Médico ABC, ciudad de México. Maestría en Investigación Clínica, UAEM, México. *Fellow of the American College of Physicians.*
Capítulo 31

Dr. Vicente Guarner Dalias
Cirujano y Gastroenterólogo del Hospital Ángeles del Pedregal. Cirujano General y Gastroenterólogo con Certificación Nacional Vigente. Profesor de la Facultad Mexicana de Medicina de la Universidad La Salle. Miembro del Comité de Ética del Hospital Ángeles del Pedregal. Miembro de la Academia Nacional de Medicina.
Capítulo 28

Pbro. José Guillermo Gutiérrez Fernández
Formador del Seminario Mayor Conciliar de México. Estudiante del Doctorado de la Universidad de la Santa Cruz en Roma.
Capítulo 41

Dr. Alberto Halabe Bocoy
Pediatra con Certificación Nacional Vigente. Profesor de Bioética e Historia y Filosofía de la Medicina, Universidad West Hill. Profesor de Fisiopatología de la Escuela de Medicina, Universidad Anáhuac. Miembro de la Asociación Panamericana de Bioética.
Capítulo 48

Dr. José Halabe Cherem
Investigador Clínico del Hospital de Especialidades del Centro Médico Nacional "Siglo XXI" del IMSS. Internista con Certificación Nacional Vigente. Ex Presidente del Colegio de Medicina Interna de México, A. C. Ex Presidente del Consejo Mexicano de Medicina Interna, A. C. Ex Gobernador del Capítulo Mexicano del *American College of Physicians.* Miembro de la Academia Nacional de Medicina.
Capítulo 23

Dra. Alicia Hamui Sutton
Profesora–Investigadora del Departamento de Medicina Familiar. Facultad de Medicina de la UNAM. Miembro del Sistema Nacional de Investigadores.
Capítulo 23

Dr. Manuel Ramiro Hernández
Jefe de Medicina Preventiva de la Clínica Lomas Altas. Editor de la *Revista Medicina Interna.* Internista con Certificación Nacional Vigente. Ex Presidente de

la Asociación de Medicina Interna de México, A. C. Ex Presidente del Consejo Mexicano de Medicina Interna, A. C. Ex Director del Hospital "1° de Octubre" del ISSSTE, ciudad de México. Ex Director Médico del Hospital Ángeles Clínica Londres.
Capítulo 24

Dr. Arnoldo Krauss Weisman
Internista y Reumatólogo con Certificación Nacional Vigente. Miembro del Colegio de Bioética.
Capítulo 1

Dr. Alberto Lifshitz Guinzberg
Director General de la Coordinación de los Institutos Nacionales de Salud, Secretaría de Salud. Internista con Certificación Nacional Vigente. Profesor de la Facultad de Medicina de la Universidad Nacional Autónoma de México. Miembro de la Academia Nacional de Medicina. Ex Presidente de la Asociación de Medicina Interna de México, A. C. Ex Presidente del Consejo Mexicano de Medicina Interna, A. C. Ex Director de Enseñanza del Instituto Mexicano del Seguro Social. Ex Director del Hospital de Especialidades del Centro Médico Nacional "Siglo XXI" del Instituto Mexicano del Seguro Social. Ex Gobernador del Capítulo México del *American College of Physicians.*
Capítulo 5

Dr. Manuel R. Morales Polanco
Coordinador de Hematología, Centro Médico ABC, ciudad de México. Socio titular de la Academia Nacional de Medicina de México. *Fellow of the American College of Physicians.*
Capítulo 31

Dr. Francisco Moreno Rodríguez
Director de Especialidades Médicas del Hospital General de México, O. D. Internista con Certificación Nacional Vigente. Ex Presidente de la Asociación de Medicina Interna de México, A. C. Profesor de la Facultad de Medicina de la UNAM.
Capítulo 25

Dr. José Narro Robles
Director de la Facultad de Medicina de la Universidad Nacional Autónoma de México. Miembro de la Academia Nacional de Medicina.
Capítulo 6

Dr. José Juan Ortega Cerda
Director de la Facultad Mexicana de Medicina de la Universidad La Salle A. C. Internista y Cardiólogo con Certificación Nacional Vigente. Profesor Invitado del Curso de Medicina Interna del Hospital Ángeles del Pedregal. Académico de la Academia Mexicana de Bioética.
Capítulo 37

Dra. Aurora Orzechowski Rallo
Internista con Certificación Nacional Vigente. Internista del Hospital Ángeles del Pedregal.
Capítulo 18

Dr. Ruy Pérez Tamayo
Profesor Emérito de la Universidad Nacional Autónoma de México. Miembro de El Colegio Nacional, de la Academia Mexicana de la Lengua y de la Academia Nacional de Medicina.
Capítulo 10

Dra. Guadalupe del Pilar Pica Puerto
Subdirectora de Especialidades Médicas del Hospital General de México, O. D. Pediatra con Certificación Nacional Vigente. Subespecialista en Terapia Intensiva en el Paciente Pediátrico. Profesora Adjunta del Curso de Especialización en Pediatría Médica.
Capítulo 25

Mtro. Mario Enrique Rendón Macías
Médico de Base del Hospital de Pediatría del Centro Médico Nacional "Siglo XXI". Pediatra con Certificación Nacional Vigente. Profesor Titular de Metodología de la Investigación de la Facultad Mexicana de Medicina de la Universidad La Salle. Profesor del Seminario de la Unidad de Maestrías y Doctorados de la UNAM.
Capítulo 27

Dr. Héctor Hugo Rivera Reyes
Consultor del Hospital General de México, O. D., ciudad de México. Internista con Certificación Nacional Vigente. Ex Jefe del Servicio de Terapia Intensiva y Urgencias Médico Quirúrgicas del Hospital General de México, O. D. Ex Presidente de la Asociación de Medicina Interna de México, A. C. Ex Presidente del Consejo Mexicano de Medicina Interna, A. C.
Capítulo 44

Dr. Octavio Rivero Serrano
Ex Rector de la Universidad Nacional Autónoma de México. Miembro de la Academia Nacional de Medicina. Profesor Emérito de la Facultad de Medicina de la UNAM.
Capítulo 20

Dr. Alberto Francisco Rubio Guerra
Presidente del Colegio de Medicina Interna de México, A. C. Profesor de Posgrado de la Facultad de Medicina de la UNAM. Jefe de Enseñanza e Investigación del Hospital General de Ticomán de la Secretaría de Salud del D. F. Internista con Certificación Nacional Vigente.
Capítulo 38

Dr. Guillermo J. Ruiz Argüelles
Internista y Hematólogo con Certificación Nacional Vigente. Centro de Hematología y Medicina Interna de Puebla. Ex Presidente de la Asociación de Medicina Interna de México, A. C.
Capítulo 30

Dr. Guillermo J. Ruiz Delgado
Hospital Universitario de Nuevo León.
Capítulo 30

Dra. Lizbeth Sagols Salas
Doctora en Filosofía. Investigadora en Bioética de la Facultad de Filosofía y Letras de la Universidad Nacional Autónoma de México.
Capítulo 3

Dr. Juan José Sánchez Becerril
Nefrólogo con Certificación Nacional Vigente. Jefe de Nefrología del Hospital Ángeles del Pedregal. Profesor Invitado del Curso de Medicina Interna del Hospital Ángeles del Pedregal.
Capítulo 33

Dr. Carlos Tena Tamayo
Titular de la Comisión Nacional de Arbitraje Médico. Cardiólogo con Certificación Nacional Vigente. Ex Secretario de Salud del Gobierno del Estado de Guanajuato.
Capítulo 42

Dr. Etsuo Tirado Hamasaki
Coordinador de Medicina Interna. Hospital "Adolfo López Mateos", ISSSTESON, Ciudad Obregón, Sonora. Internista con Certificación Nacional Vigente. Ex Coordinador de Filiales de la Asociación de Medicina Interna de México, A. C. *Fellow of the American College of Physicians.*
Capítulo 34

Dra. Sandra Treviño Pérez
Médico Internista adscrita a la Clínica de SIDA, Hospital Regional No. 1 "Dr. Carlos McGregor Sánchez Navarro" del IMSS. Miembro Titular del Colegio de Medicina Interna de México, A. C. Miembro Fundador de la Asociación Médica Mexicana de VIH.
Capítulo 15

Dr. Néstor Velasco–P.D.
Vicerrector Académico de la Universidad Autónoma de Guadalajara.
Capítulo 21

Abg. Juan Velázquez
Abogado Litigante.
Capítulo 40

Dr. Carlos Viesca Treviño
Jefe del Departamento de Historia y Filosofía de la Medicina de la Facultad de Medicina de la UNAM. Cirujano General. Miembro de la Academia Nacional de Medicina. Miembro de la Academia Nacional de Cirugía.
Capítulo 4

Dr. Joaquín Zúñiga Madrazo
Médico Adscrito al Servicio de Medicina Interna del Centro Médico Nacional "20 de Noviembre" del ISSSTE, ciudad de México. Internista con Certificación Nacional Vigente. Ex Secretario General de la Asociación de Medicina Interna de México, A. C.
Capítulo 17

Contenido

SECCIÓN II. LA PRÁCTICA MÉDICA Y LA BIOÉTICA

SECCIÓN III. LA MEDICINA INTERNA Y LA BIOÉTICA CLÍNICA

SECCIÓN IV. RETOS DE LA BIOÉTICA

SECCIÓN V. LA BIOÉTICA EN LA ADMINISTRACIÓN DE LOS SERVICIOS DE SALUD

SECCIÓN VI. LA RESPONSABILIDAD MÉDICA Y LA BIOÉTICA

SECCIÓN VII. LA BIOÉTICA ANTE LA MUERTE

Prólogo

Dr. Juan Ramón de la Fuente
Rector de la Universidad Nacional Autónoma de México

Los vertiginosos avances científicos de los últimos años han afectado de manera fundamental el ejercicio de la medicina. Hoy somos testigos de experiencias médicas que parecían inimaginables hasta hace poco tiempo, tales como los xenotrasplantes, la terapia génica, la clonación, el uso de células troncales, el diagnóstico genético preimplantivo y la aplicación de diversas tecnologías transgénicas.

Estos adelantos han modificado sustancialmente la relación del médico con el paciente. En la labor facultativa actual se involucran nuevos aspectos éticos, que exigen una actualización constante de los profesionales de la salud. Es necesario, pues, tomar conciencia de que el contacto con tales avances científicos compromete al médico a un comportamiento ético cada vez más riguroso y complejo.

La bioética integra aspectos diversos que se derivan de los múltiples avances científicos en el área de la biología, en los avances de frontera de las ciencias biomédicas. Pero hay, además, una esfera de la bioética que podríamos considerar más cotidiana (como la denomina Giovanni Berlinguer), es decir, que afecta la relación médico–paciente sin que necesariamente vayan de por medio los temas más novedosos.

Con tales preocupaciones, los doctores Bernardo Tanur Tatz y Víctor Huggo Córdova Pluma, con el apoyo de las doctoras Maricela Escarela Serrano y Ma. del Carmen Cedillo Pérez, se dieron a la tarea de integrar los textos que conforman este libro: *Bioética en medicina. Actualidades y futuro,* cuyo objetivo fundamental es servir como una herramienta de orientación para todos aquellos profesionales relacionados con las ciencias médicas, pero, sobre todo, para los estudiantes de medicina.

La obra representa un esfuerzo colectivo y multidisciplinario. Cuenta con la participación de distinguidos catedráticos con amplia experiencia docente y profesional que laboran en diversas instituciones, tanto públicas como privadas. Colaboran además otros colegas que han profundizado en el tema desde diversas perspectivas.

Para la Universidad Nacional Autónoma de México, comprometida con el avance de la ciencia, son importantes las implicaciones que tiene el desarrollo científico en la práctica de la medicina, pero lo es aún más que las nuevas generaciones de médicos apliquen tales avances con un preclaro sentido de la ética. Y es que sólo así podrán contribuir al bienestar de la sociedad y a la construcción de un mejor futuro.

Presentación

Dr. Ambrosio Luna Salas
Rector de la Universidad La Salle

Con satisfacción hago la presentación de este libro que tiene por título *Bioética en medicina. Actualidades y futuro,* donde varios autores exponen sus trabajos.

Al leerlo quedé gratamente impresionado por la calidad con que han sido tratados los puntos de encuentro entre la bioética y la práctica médica. El texto inicia haciendo un abundante análisis sobre lo que se entiende por ética médica y humanismo; presenta la evolución del concepto de ética médica a bioética. Los principios expresados en esta obra confirman que la bioética es un "signo de esperanza" y que "su desarrollo ha favorecido la reflexión y el diálogo, entre creyentes y no creyentes, sobre los problemas éticos, que afectan a la vida humana en nuestra sociedad actual", tal y como lo expresó Juan Pablo II en su Encíclica *Evangelium Vitae*.

El libro hace referencia a bastantes autores conocidos, de tal forma que bajo la visión de estos especialistas analiza muchos de los temas que cualquier código de ética médica debe contener. Subraya el compromiso del médico para actualizarse y lo anima a seguir su natural inclinación hacia la docencia y la investigación científica y, por supuesto, la atención integral del paciente. Explicita la necesidad de la enseñanza formal de la bioética en el posgrado y para apoyar esta propuesta describe la experiencia de la UNAM, a través del Curso "Aplicación del razonamiento ético en la clínica" a médicos residentes. En el caso de la Universidad La Salle, se tiene la experiencia de impartir curricularmente desde la licenciatura las materias de Bioética y Ética médica.

El Concilio Vaticano II aplaude "las victorias del hombre como signo de la grandeza de Dios y consecuencia de su inefable designio"; de igual forma, el libro analiza la relación de la tecnología *vs.* el humanismo y propone que la tecnología esté al servicio del hombre; en este tenor Juan Pablo II expresó que "en el delicado campo de la medicina y la biotecnología, la Iglesia Católica no se opone al progreso". Por el contrario, sigue diciendo el Papa "la ciencia y la tecnología son un producto maravilloso de la creatividad humana y un don de Dios".

También revisa temas relevantes para la bioética, como son la eutanasia, el suicidio, la muerte desde el enfoque de diferentes perspectivas religiosas, la problemática de la investigación en niños y adolescentes, la responsabilidad civil y penal en el ejercicio médico, habla de los enfermos afectados por el VIH, de los pacientes ancianos, de los discapacitados y de la muerte cerebral. Aborda el delicado tema de la objeción de conciencia de los profesionales de la salud y concuerda con los investigadores que por creer en la dignidad del hombre rechazan, mediante el legítimo derecho de la objeción de conciencia, la investigación biomédica que amenaza la vida humana. La Dra. Mónica López Barahona, profesora y directora del Instituto de Bioética de la Universidad Francisco de Vitoria de Madrid, afirma que "un hombre, en el legítimo ejercicio de su libertad, puede y debe negarse a ejercer una acción que se opone o que viola los principios —éticos y/o religiosos— que le dicta su conciencia".

La aceptación de un proyecto de investigación que sea contrario a la dignidad de la persona humana o que utilice material biológico que ha sido obtenido a partir de la muerte de inocentes es una colaboración directa o indirecta con la mala práctica de la investigación biomédica.

Los autores incluyen la evaluación de aspectos éticos y actitudes, dentro de los criterios que deben considerar los Consejos de Especialidades Médicas para otorgar la certificación o recertificación a los médicos especialistas y elaboran una reflexión acerca de los aspectos, no sólo de la práctica médica, sino además de las relaciones de los médicos con otras instancias, como son las compañías farmacéuticas, las aseguradoras y el advenimiento de la problemática, a partir del nuevo modelo de ejercicio de la práctica a través de la medicina administrada o prepagada, así como la falta de reglas precisas que normen los nuevos procedimientos quirúrgicos y técnicas de reproducción asistida.

La recopilación de todos los textos fue preparada con mucho cuidado y por especialistas. Por lo anterior, estoy seguro de que la lectura del presente libro contribuirá de manera sustancial en la formación y actualización de todo el personal de salud, particularmente de los médicos; esto redundará en beneficio del paciente y de una mejor práctica médica.

Introducción

Dr. Bernardo Tanur Tatz

En el año 2001, el Señor Rector de la UNAM, Dr. Juan Ramón de la Fuente, convocó a una reunión para invitarme a realizar uno de los trabajos más importantes de mi vida: elaborar un libro de texto de bioética para la Facultad de Medicina de nuestra Universidad, invitando a destacados miembros de otras instituciones.

Pedí a mi amigo, el Doctor Víctor Huggo Córdova Pluma, miembro de la Academia Mexicana de Bioética y Profesor de la Universidad La Salle, que estuviera presente en la plática con el Rector de la Fuente, y por supuesto invité al Comité de Ética del Colegio de Medicina Interna de México, ya que presidía desde el año 2000 a dicho grupo y sus integrantes eran los más capacitados para asistirme.

Efectuamos dos sesiones relevantes, transmitiendo vía satélite a la Universidad de Nuevo León, la primera, y al Instituto Politécnico Nacional, la segunda. Cooperaron en la elaboración de esta tarea el Centro Médico ABC, la Universidad La Salle y el mismo Colegio de Medicina Interna de México; este último otorgó su aval con una comunicación escrita de su entonces Presidente, el Doctor José Halabe Cherem.

Por su trabajo, indispensable, el Doctor Víctor Huggo Córdova Pluma fue invitado como coautor y como colaboradoras importantísimas las Doctoras Maricela Escarela Serrano y Ma. del Carmen Cedillo Pérez.

La trascendencia de este libro fue claramente expuesta por el Dr. de la Fuente en su Prólogo y en la presentación del Dr. Ambrosio Luna, Rector de la Universidad La Salle.

Los autores agradecemos profundamente la incondicional ayuda y consejos del Dr. Jaime Martucheli, Coordinador de Asesores de la Rectoría de la Universidad Nacional Autónoma de México.

Deseamos sinceramente que sea de gran utilidad para los futuros facultativos y que les sirva de concientización para una mejor relación médico–paciente, tan necesaria en estos tiempos en donde nos absorben cada vez más la deshumanización y el materialismo.

A la Universidad Nacional Autónoma de México.
A mis maestros, entre ellos a mis estudiantes y pacientes.
A mis colegas de los últimos 49 años.
A mis queridos amigos del Colegio y Consejo de Medicina Interna.
Al Centro Médico ABC, en especial a la Asociación Médica,
Directivos, Comité de Ética y secretarias.
A mis compañeros, generación 1952–1958.
A las instituciones públicas que serví por más de 30 años.
A los profesionistas y mejores seres humanos
y autores que me acompañaron en esta ardua tarea.
A los miembros y directivos del Instituto Mexicano de Cultura.
A mis padres (q.e.p.d.), hermanos, hijos, nueras, yerno y once nietos.
A mi entrañable esposa Alma (q.e.p.d.) 1943–2004.
A mi admirada Vicky, por su invariable apoyo.
A México, que me dio la oportunidad de vivir y crecer.

Bernardo Tanur Tatz

A Don Manuel Pluma y Romero, indio tlaxcalteca que me obsequió la inmensa felicidad de llamarlo abuelo. A ti, mi tata, en donde quiera que estés, con todo mi corazón.
A Don Mariano Ramírez Degollado, hermano Lasallista fundador de la Facultad Mexicana de Medicina, profesor, amigo y consejero, quien me procuró enseñanza y me adoptó como uno de los suyos.
A mis hijos. Paulina, mi pequeña princesa. A Héctor Huggo y Emiliano, dos hombres de talento y carácter.

Víctor Huggo Córdova Pluma

A mis hermanos Anita, Laura, Chela, Fidel y Gregorio, quienes a lo largo de mi carrera me han apoyado incondicionalmente. Y a todos mis sobrinos.

Maricela Escarela Serrano

A Dios, que bendice y guía mi camino.
A mi padre Rodolfo (q.e.p.d.), que vio nacer este proyecto
y ahora que culmina lo ve desde el cielo, donde me brinda su protección
y apoyo como toda la vida.
A mi madre Gloria por brindarme siempre su confianza, amor y comprensión.
A mi hermano Armando, por todo su cariño.
A mi maestro y gran amigo Julián Espinosa Rey.
Sin ellos no sería lo que soy.
Gracias.

María del Carmen Cedillo Pérez

Sección I

Acerca de la bioética

1

La enfermedad como casa y escritura

Arnoldo Krauss Weisman

Si bien parar el tiempo es imposible no lo es mirarlo, hablarle, tocarlo y pensarlo a partir de esa bella y en ocasiones intransitable palabra llamada experiencia. Si dejamos al lado las definiciones de los diccionarios, el término experiencia reúne adjetivos como bueno, útil, malo, feo o sabiduría. Tener experiencia le permite a quien la posee, o cree tenerla, afirmar que sabe muchas cosas, que ha visto otras tantas y que es dueño de no pocas verdades. Frases como "el tiempo me dará la razón", "no uses esa opción pues seguro te equivocarás", o bien, cuando no hay ni explicación ni defensa posible, parafrasear a los filósofos más depurados, citando una de las máximas de la literatura de las abuelas, siempre es buen resguardo para reafirmar que se cuenta con experiencia. Me refiero, por supuesto, a la multicitada idea que asegura que "más sabe el diablo por viejo que por diablo".

Y es cierto: el viejo sabe porque el tiempo ni miente, ni perdona, ni inventa. El viejo comprende mejor porque vejez es sinónimo de experiencia y porque los años transcurridos suelen ser, cuando se aprovechan, árboles bienhechores cuya sombra es la sombra de muchas sombras: la del tiempo, la de las lecturas, la de los amigos, la de los nacimientos, la de las muertes y la de uno mismo. La de uno mismo, como lector de lo que ve y como escritor de lo que no ve, pero que sabe que existe y que es importante. La sombra que nos regresa al presente tras reflexionar en el legado de las experiencias extraviadas en otros tiempos y escritas en otros cuadernos. La sombra de uno mismo como parte de las miradas de los otros, de lo imaginado, de lo narrado, de lo compartido. La sombra que le devuelve a la persona algunas de las porciones olvidadas de su ser cuando escucha lo que dicen las entrañas de otra persona, o la que se experimenta al estar sentado en las sillas de la vida. En las sillas donde los médicos jóvenes y viejos viven y se forman.

Desde esas sillas y ante la voz de los enfermos, la escucha adquiere otros matices: la que narra la vida a partir del dolor, la que mira hacia afuera desde las heridas internas y la que cuenta historias y vidas para darle sentido al tiempo y significado a la enfermedad. Tennyson solía decir que la experiencia es un arco a través del cual siempre viajamos. Bajo su resguardo caminan pacientes y médicos. Conforme pasa el tiempo el número de enfermos se incrementa y con ellos la sabiduría del galeno. El aprendizaje se comparte; mucho saben los enfermos de sus males y no pocos son grandes lectores de sus padecimientos. Algunos son maestros de los médicos y otros impiden que cometamos errores porque conocen las entrañas más profundas de su enfermedad. Muchos entienden mejor que los doctores los límites de la vida y el concepto de dignidad. Sus reflexiones emanan de su experiencia: compartir la vida con la enfermedad puede ser escuela inmejorable.

Regreso a la idea que vincula en medicina experiencia y narración. El binomio señalado, experiencia y narración, une a dos personas, el doctor y el paciente. Ambos son narradores, escribanos, escuchas y dueños de "sus experiencias". Entrecomillo la expresión "sus experiencias", porque iniciados los diálogos, las vivencias personales se enriquecen y se transforman por la suma de las dos partes hasta universalizarse en un solo lenguaje. A partir de esas pláticas se construye un camino, y se edifica, paso a paso, una casa, alusión que hace referencia al título de esta charla, *La enfermedad como casa y escritura.* Esa idea me remite a una añeja inquietud que he acariciado en muchas ocasiones y, gracias al inexorable paso del tiempo, puedo ahora regresar a ella.

Me refiero a la noción que concatena la experiencia de quien escucha con las historias del enfermo y con las porciones del cuerpo y del alma que compila saberes y vivencias. Sumas que sintetizan historias ajenas y que poco a poco penetran los entresijos del cuerpo de quien escucha, hasta convertirse en una escritura común, en una narrativa que inventa y que se inventa para que "lo anormal" impida que "lo normal" sea la regla y que la costumbre aprisione la luz. Vivencias que inquieren, que mueven y que invitan a pensar que en medicina lo ajeno nunca debe ser ajeno y que las voces de Dostoievsky: "Todos somos responsables de todo y de todos y yo más que los otros", nunca deberían ser anacrónicas.

En ese juego entre "lo normal" y "lo anormal", entre lo propio y lo ajeno, la épica que surge de los encuentros entre paciente y doctor, así como la experiencia de ambos, se transforma en la casa, que poco a poco se construye cuando el quehacer de la medicina está impregnado por escritura, compromiso y ética. Los viejos galenos solían llamar a esas cualidades medicina humanista o relación médico–paciente. La interacción entre esas constantes y esos atributos permite casi asegurar que del binomio medicina–enfermedad podría devenir otro binomio, el de la casa y el de la escritura.

La enfermedad como tal no es, por supuesto, una casa, pero sí un espacio donde el tiempo adoquina algunas porciones del mundo externo y traza no pocos cimientos de los mundos internos del doctor y de quien sufre. La enfermedad es resguardo, tiempo e invención. En sus habitaciones todo se permite, todo se puede. Testigos sólidos de los vaivenes del lenguaje y de los sitios donde la saga se convierte en ventanas, pisos, duelas, manijas y telas, son las paredes de los consultorios. Paredes que, si se pudiesen escarbar, revelarían un sinfín de ideas, de sentimientos y de historias.

La enfermedad tampoco es escritura, pero sí abono perenne donde dolor, miedo, desasosiego y esperanza son tinta suficiente para inventar una vida, para recrear una muerte, para nacer de nuevo. El *pathos* es, en ocasiones, santuario para propiciar la reflexión y para permitir que lo perdido y lo recuperado se escriban con tiento, con la luz que emana cuando el dolor cede y con las preguntas que siembra la enfermedad. Con el tiempo se aprende que la piel del paciente es irremplazable, que los guiños son diagnósticos y que los silencios dicen mucho. La tecnología nunca entenderá el idioma de los tumores ni el significado de los diagnósticos. La tecnología es muda. Las palabras son piel y son lenguaje.

Las reflexiones previas sintetizan muchos tiempos y no pocos quehaceres. Las interacciones entre los términos centrales de esta plática: medicina, enfermedad, casa, compromiso, experiencia y escritura, constituyen una verdadera quimera. Una quimera real y compleja. Una quimera que posibilita jugar y construir *ad libitum*. Un esqueleto necesario, sobre todo en tiempos de clonación, de embarazos *in vitro* y de una tecnología en ocasiones despiadada y que avanza sin cesar. Compromiso, medicina y experiencia son una madeja indispensable que permite edificar, anudar y desanudar desde la modestia de la casa que se erige, ladrillo a ladrillo, entre enfermo y doctor, con el fin de equilibrar el valor de lo viejo contra la moda de lo nuevo.

¿Cómo construir la casa que albergue experiencia, medicina, compromiso, escritura y enfermedad?, ¿cómo, en tiempos de globalización y cuando el fulgor de la tecnología enceguece, emparentar esas realidades y darles el espacio suficiente a pesar de la cotidianidad y del acecho de algunos demonios de la modernidad?

Ordenar alfabéticamente las ideas aludidas permite mirarlas y sopesarlas: casa, compromiso, enfermedad, escritura, experiencia, medicina. Acomodarlas, de acuerdo a su peso relativo o a la importancia que tienen el día de hoy, es otra forma de entenderlas y de confrontarlas. Podría pensarse, por ejemplo, en las siguientes interacciones: de la medicina a la enfermedad, de la medicina a la experiencia, de la experiencia a la escritura, de la escritura a la casa, de la enfermedad a las letras, del compromiso a la casa y de la casa a la experiencia. Jugar con el orden y con la trascendencia de esos términos, palparlos y pensarlos, borrarlos y escribirlos, es un ejercicio sano e inagotable donde las piezas del rompecabezas se mueven y se reacomodan sin cesar.

La idea de la casa en medicina como un santuario que debe ir construyéndose peldaño a peldaño, aunada a la del galeno comprometido con los valores fundamentales de la profesión, es un viejo concepto que oscila entre el mito y la necesidad. Quizá tan viejo como el primer libro de medicina que subrayé con denuedo y sin piedad porque pensé que todo lo que leía era importante. O bien como el primer corazón auscultado, cuyos latidos intentaban explicar las razones por las cuales fluye la sangre, se abren y cierran las válvulas y con frecuencia, entre chasquido y chasquido, habla el alma. La idea de la casa en medicina es tan vieja, también, como la primera historia clínica que realicé y que finaliza casi con la vida del paciente después de cuatro o cinco horas de haberse iniciado el interrogatorio. Bien recuerdo al enfermo convertido en víctima que me sugirió, entre broma y broma, que las exploraciones efectuadas por el entonces imberbe aprendiz Krauss podrían llamarse algo así como "si desea someterse a una historia clínica con un médico joven, primero pregúntele si sabe dónde queda el corazón y cómo debe colocarse el estetoscopio (confieso que no sé si el paciente se refería a que lo coloqué en el lado derecho de su pecho o si fue porque lo utilicé sin percatarme de que no le había puesto las olivas)".

Las historias clínicas son una casa. No en balde se llama historia en vez de entrevista o cuestionario. Por fortuna, aún no se han diseñado robots para que interroguen al enfermo. Las casas, al igual que los pacientes y los doctores, tienen y son historia. La historia clínica es un documento que funciona como una morada habitada por dos o más personas, y que con el paso del tiempo se renueva, se modifica, se reconstruye, se pinta, se barre. Un hogar donde se funden legados y donde a partir de lo relatado se escriben episodios de la vida y de la muerte, del dolor y de la alegría. Un escondrijo donde la literatura es parte consustancial de esas vivencias y de esos testimonios. Un hogar donde la clínica suma angustias, nacimientos, muertes, tumores, pérdidas, encuentros y los reencuentros que conforman los cimientos del paciente. Cimientos que se hilvanan con la mirada del médico, con su propia historia, con su momento de vida y con todo lo que ha escuchado y que le permite ser doctor, no sólo de su enfermo, sino médico de sí mismo, de su entorno mediato y, en ocasiones, de algunos de los dolores que habitan el mundo.

Esa casa nace y se recrea en las historias clínicas, en las memorias de la vida y de la muerte. ¿No debería ser siempre el galeno primero historiador y después científico?, ¿no es verdad que se aprende primero por la piel y después por las radiografías?, ¿no dice más un silencio profundo cuando se inquiere sobre las pérdidas humanas que una resonancia magnética que diseca hasta el último intersticio anatómico?, ¿no habla más o diferente el llanto que los ultrasonidos al azar o que los nefastos perfiles de laboratorio, que en vez de individualizar a la persona la convierten en víctima de una compleja parafernalia comercial donde el ser humano enfermo se desvanece?

La casa de la historia clínica es hogar del enfermo y *habitat* del galeno. En ocasiones ambos conviven en sus cuartos, en ocasiones no. A veces se escribe, a veces se borra. Hay momentos donde basta una palmada y hay tiempos donde una llamada inesperada puede más que toda la magia del laboratorio. Hay ocasiones donde el suicidio anunciado del enfermo rompe la armonía y marca indeleblemente el alma del galeno. La historia clínica siempre es biografía y casa, siempre es suma, siempre es el cuerpo y el corazón del enfermo.

La palabra clínica proviene del griego *Clinós* y significa cama. "Al pie de la cama", decían los viejos y excelentes maestros, es como se hace y se aprende la medicina. No hay mejor palabra que clínica para describir la labor de los galenos, ni mejor espacio para quienes sufren, para verterse hacia fuera y abrirse desde adentro. Afuera implica la figura del médico y el cuarto del consultorio. Figura y cuarto son parte de la casa. Adentro significa pasear por el corazón, tocar el abdomen, pensar la noche hasta desembocar en el yo y en las personas del médico y del paciente. Para quien padece, sus enfermedades y sus historias son parte imprescindible de su existencia y una suerte de tejido indispensable para continuar con la épica y con la literatura de su propia vida. La historia clínica y las páginas que se escriben conforme pasan los años son testimonio para que enfermedades, pacientes y médicos tracen fragmentos de sus vidas y construyan sus casas.

Las historias clínicas son apéndices de vida. Son nichos donde doctor y enfermo escuchan y se escuchan. Son tiempos abiertos para regresar, por medio de la crónica, al tiempo viejo. Son momentos, sobre todo cuando las heridas del alma son muchas, para desnudarse, para detener el presente y para mirarse. Recuerdo bien lo que una vez me dijo un enfermo: "Acudo para escucharme primero y para oír después. Mi dolor se comprende mejor en estas paredes. Se vive diferente. Se percibe de otra forma. Se inventa la palabra complicidad. Todo es escucha. Todo sirve. Al hablar, el dolor lacera distinto".

Pasado el tiempo releo lo que anoté al margen de la historia clínica de ese enfermo: "Las paredes de los consultorios son espacios cubiertos por el mundo de los enfermos. Son ámbitos donde el dolor y las voces del binomio enfermo–médico se entrecruzan, se mezclan, se hablan. Son libros abiertos para que las letras y las voces se conviertan en medicina y para que el dolor se transforme en literatura". Eso es también la clínica: un espacio y una necesidad intelectual que fortalece y remueve el interior y que impide el enmohecimiento del galeno. Un espacio donde el habla es tiempo y el tiempo es casa.

En más de una ocasión he escuchado a algunos enfermos, en situación crítica y ante la llegada de su doctor, cavilar y decir: "Cuando se está muy mal se espera la visita del médico como lo hacen las parejas que serán padres por primera vez; con intranquilidad, con emoción, con deseo, con los brazos abiertos". ¿Qué significan las alusiones previas?, ¿qué quiere decir complicidad cuando las pérdidas y el dolor son la sustancia?, ¿a qué se refieren los enfermos cuando hablan del cobijo que ofrecen los consultorios y cuando, sin titubeos, confiesan la ansiedad que produce la espera de las noticias de su doctor?

Quizá aludan al significado amplio de la palabra casa. O mejor aún, al de las casas que uno va habitando durante la vida o a los cuartos que se arman y luego se desarman. O bien a las mesas de exploración donde las palabras suenan diferente o a las viviendas que se elaboran a partir de las descripciones de la enfermedad. Casas que se habitan, que se viven. Hogares que cobijan al enfermo cuando es el médico quien las traza. Casas que deberían fincarse desde el inicio de la carrera, a partir del contacto con los maestros, con los enfermos, con los libros, con el anfiteatro y con todo el inagotable universo que se esconde detrás de la palabra medicina. Refugios que se levantan al lado de lo que dicen y no dicen las voces de los pacientes y la literatura de la enfermedad.

Cito las palabras de dos médicos que entremezclaron los males ajenos y propios para fundir medicina y literatura. Para Chéjov y para Maugham, entre otros, sin medicina no habría literatura propia y sin enfermedades no habría literatura: una era morada, otra era alimento. Una era paz, otra era insomnio. Una dolía, otra curaba.

Al referirse a Antón Chéjov, William B. Ober afirmaba: "El éxito de Chéjov como escritor provenía de su capacidad de adoptar una actitud clínica objetiva, de observar la conducta de la gente, sus diversas motivaciones, sus compromisos con la realidad. En buena medida como lo hace un médico sensible con su paciente". Chéjov abandonado por el padre a temprana edad, Chéjov médico, Chéjov escritor, primero por necesidad económica y después por placer, y finalmente, Chéjov tuberculoso escribió: "Me dices que no persiga dos liebres a la vez y que abandone la práctica de la medicina (...) me siento más complacido y satisfecho cuando pienso en que tengo dos profesiones, no una. La medicina es mi esposa legítima y la literatura mi amante. Cuando me aburro de una paso la noche con la otra. Puede parecer escandaloso, pero no es monótono, y, además, ninguna sufre por mi infidelidad. Si yo no tuviera mi trabajo como médico, sería difícil poner mi pensamiento y libertad de espíritu en la literatura".

Los profesionistas de la salud pueden enriquecer sus habilidades a partir del análisis de las enfermedades y de los significados que el dolor produce en el cuerpo y en el alma; pueden mirar más adentro si logran caminar por las escaleras y por los peldaños que conforman los pilares de las casas que construye la enfermedad, sobre todo cuando la casa del médico se transforma en cobijo y las reflexiones de los enfermos en diagnósticos.

Hablo en plural y en singular, porque en ocasiones los enfermos se convierten, al menos "un poco", en médicos de sus doctores. ¿Cuántas veces el profesionista le confiesa a su interlocutor que ha vivido historias similares?, ¿cuántas veces el galeno recibe una palmada de su enfermo tras confesar alguna fractura? Eso es la historia clínica: una casa habitada por dos personas, una casa que va y viene.

Una casa donde los viejos armarios se rejuvenecen cuando nuevas historias se apilan sobre las viejas memorias. La casa de la historia clínica no fenece porque las enfermedades son antídotos contra el olvido.

Pensemos en el paciente como un ser cuya arquitectura se ha dañado. Como un ser que funciona bien hasta que los cimientos se modifican o el mastique de las ventanas envejece y permite el paso del aire. Regresemos a ese ser enfermo a quien sin duda le interesa más lo que palpan las manos del doctor que lo que revela la tecnología. Pensemos que la tecnología es sorda y que los médicos contamos con el don de la voz. Cavilemos en las Palabras como alimento. En la Palabra con mayúscula y en la casa del médico y del enfermo como memoria.

Recordemos las impagables gracias y sonrisas de los enfermos. Releamos las historias clínicas de nuestro consultorio y la literatura sobre la enfermedad. Reflexionemos en la enfermedad como literatura y entendamos que al lado de la parafernalia médica, la literatura y las artes son una de las vías para primero entender y luego penetrar en la patología. No en balde hay escuelas de medicina donde se incluyen talleres de teatro y lectura de poesía como materias obligadas en la formación profesional. Meditemos en el médico que puede jugar a estar enfermo, o ser enfermo, para así comprender y reinventar el significado de las palabras empatía y casa.

La pregunta obligada es saber cómo leer la enfermedad y como hacer del mal y de la relación entre dos seres una literatura y una medicina acompañada de recetas, una medicina que albergue el mobiliario del enfermo y las herramientas del galeno. Una profesión que remiende casas y que incluya, sobre todo en estos tiempos, la palabra compromiso. Compromiso con uno mismo y con quienes buscan ayuda. Compromiso con el tristemente perdido quijotismo, con los pilares de la medicina y con quien demanda cura para sus dolores y compañía para sus aflicciones.

Al cabo del tiempo, después de oír y palpar repetidamente, la imagen del primer paciente y la primera receta se hacen cada vez más presentes, más evidentes. Ese intercambio lo recuerdo con frescura, con tesón. La primera historia clínica ni duele, ni es mala, ni es completa, ni es diagnóstica. Es simplemente el encuentro primigenio entre dos seres humanos, cuyo sustento y continuidad se basa en el diálogo. En el diálogo que se construye a partir de las casas ora derruidas, ora edificadas. En las palabras convertidas en ladrillos y en las historias transformadas en habitaciones. En las heridas que miran la vida a través de los lienzos del pintor o de las zapatillas de la bailarina. En el intercambio de los sentimientos que crecen al lado del edificio ético cuyos escalones son el compromiso con el paciente, cuyos brazos son el rellano donde médico y paciente se encuentran y cuyas paredes son historias infinitas donde la literatura del dolor se convierte en la literatura de la vida.

2

Carta de una paciente

Es solo placenta...

Todo empieza un maravilloso día en el que me anuncian que ¡estoy embarazada! Tengo seis meses de casada y soy una mujer de 36 años, que toda mi vida la he dedicado a trabajar con y para los niños. Desde muy pequeña me empeñé en ser educadora y contra viento y marea lo logré, y los niños han sido mi razón profesional de ser y en una buena parte mi motor en la vida.

El día que me anunciaron mi embarazo la alegría salía de todo mi cuerpo y mi corazón, era la noticia más maravillosa que nunca nadie me había dado; a partir de ese momento la vida era completa para mí, pues estaba casada con el hombre que amaba y ahora esperábamos un bebé. ¿Qué le podía pedir a la vida?

Cuando veo el primer ultrasonido de nuestro bebé es solo un pedacito que casi no identifico, pero está ahí, y yo lo sabía porque mi corazón era el más feliz de todo el mundo, porque todo mi ser vibraba con su crecimiento, con su estancia en mí. Los días siguientes fueron de total alegría, platicábamos mi bebé y yo todo el día, él me acompañaba en todo lo que hacía, pensaba, imaginaba, etc.

Ya desde ahora pensaba cómo recibirlo, qué hacer para que viera al mundo como un lugar maravilloso en donde transitaría como un triunfador, que tendría todas las oportunidades para ser una persona feliz y podría hacer feliz a muchas personas más; de esto último estaba segura, pues ya desde ahora que era físicamente tan pequeño nos hacía muy felices.

Todos los días, después del difícil día de trabajo, nos recostábamos los tres; no teníamos muchos recursos económicos, estábamos empezando como pareja; sin embargo, en esos momentos, escuchábamos música para él, platicábamos los tres y hacíamos grandes planes, pero sobre todo le comunicábamos ¡¡¡cuánto lo amábamos!!!

Así pasaron los días y mi bebé tendría aproximadamente tres meses de edad; cada segundo de su vida la habíamos gozado y amado.

Aun con sus pocas semanas de vivir era un bebé amadísimo por sus abuelos, tíos, primos, amigos, conocidos y por supuesto por su papá y su mamá; sin embargo, había alguien muy importante que no sentía lo mismo por él, alguien para quien no era importante mi bebé, tal vez para él era..."uno más"... esta persona era... su médico (ginecólogo muy afamado).

Un día, un terrible día, descubrí un pequeño sangrado; corrí a mi casa a recostarme y, por supuesto, llamar a mi médico; aun y cuando dije que era una emergencia, tardó mucho en tomar mi llamada y al final dijo: "acuéstese y, si no pasa nada, nos vemos la próxima semana"; yo, queriendo no darme cuenta de las cosas, hasta me sentí tranquila, pues el médico no le había dado importancia; me quedé en cama, pero el sangrado no paraba y con cada gota de esa sangre mi corazón se partía de dolor pensando que algo podría pasarle a mi bebé.

Sin embargo, en siguientes llamadas al médico, él no le dio importancia; dijo que en algunos casos era normal, que no me preocupara. Así pasé más de 48 horas y cada vez sangraba más; finalmente una madrugada el sangrado era intensísimo; mi esposo y yo salimos al hospital y ahí me atendió un muy desvelado médico joven y me dijo que no me preocupara, que el cuello de la matriz estaba cerrado, que seguramente era algo sencillo.

La enfermera me trataba con frialdad y me dijo: "tiene que ser cuidadosa porque es un producto valioso"; cuando ella dijo esto me sentí muy contenta porque creí que pensaban que mi bebé era valioso, pero después con mucha frialdad me dijo: "así se les dice a los hijos de madres con riesgo, así que a ver si no lo pierde". En ese momento sentí que el mundo se me venía encima; no entendía cómo alguien podía hablar así de la vida de un bebé y no podía tocarse el corazón frente a una madre asustada, impactada por el dolor.

Pasaba el tiempo y el médico no se aparecía; fueron horas de terror, nos dejaron a mi esposo y a mí en una sala solos, parecía que a nadie le importaba qué estaba pasando, y ciertamente así era; paradójicamente, "los defensores de la vida, los médicos ginecólogos", no tenían el menor deseo de defender nada, por lo menos no la vida de mi bebé.

Finalmente, después de muchas horas, llegó el tan esperado médico para decirme sin antes haberme visto, revisado, hablado conmigo, nada... que tomarían un ultrasonido y... veríamos... En el ultrasonido otro médico me dice que no había nada que hacer, que el bebé había dejado de crecer hacía tres semanas y que tenían que operarme; cuando le pregunté al médico que me trataba qué podíamos hacer, me dijo, "no se preocupe ya podrá tener otro, éste finalmente era sólo placenta, si quiere la dejamos crecer y luego le doy su placentota para que cargue. Me pregunto: ¿estos momentos son propicios para bromear? ¿El sarcasmo es la forma más humana de tratar estos casos?...¿Eso les hacen jurar cuando se reciben de médicos? Si la respuesta es sí, qué pobre formación han recibido... y si es no, ¿por qué pueden romper un juramento con tanta frialdad?

Nuevamente el vacío cayó sobre de mí, la vida se me escapaba como la de mi hijo, pero a nadie le importaba; yo pregunté qué podíamos hacer, que me dieran una alternativa, que me explicaran qué pasó, pero únicamente explicaban términos médicos que no entendía y no quería entender, lo único que yo esperaba era un trato ¡HUMANO!, ¡una solución!... ¿Era mucho pedir?

Por supuesto yo lloraba sin consuelo; se llevaron a mi esposo para los trámites de la operación y me volvieron a dejar sola, sin esperanza, sin alternativa, no podía comprender qué estaba pasando, lo único que sentía era una amenaza horrible de que arrancarían al amor más grande de mi vida y que no podía hacer nada. Una vez en la sala de operaciones, el anestesista me dijo: "Cálmese, señora, si no deja de llorar no la puedo anestesiar". En ese momento pensé que era la única alternativa para conservar a mi hijito y me negué a dormir, era la lucha frontal contra la muerte, contra quienes no me ayudaban en nada para salvar la vida de mi hijo... sin embargo, la química pudo más que yo y lograron dormirme; sin lugar a dudas fue el sueño más amargo de mi vida, porque al despertar me habían quitado TODO, las ilusiones, la esperanza, y con mis entrañas las más maravillosas razones de vivir.

Nunca más volví a ver al médico, no por mi voluntad, sino porque nunca me dio la cara; seguramente caí entre los archivos de mujeres viejas, con abortos bien pagados.

3

¿Ética o bioética?

Lizbeth Sagols Salas

Estamos viviendo tiempos de cambio, hemos de prepararnos para ello. En la práctica médica uno de los detonantes de la transformación contemporánea es el surgimiento y fortalecimiento de la bioética, la cual parece dejar atrás a la "ética médica" tradicional, a excepción de la concientización particular del que ejerce la medicina.

A lo largo de los siglos, los médicos han contado con una "ética médica" que en Occidente ha estado marcada por el juramento de Hipócrates, cuyos criterios básicos, expresados de forma sucinta, son: se prohíbe intervenir en el cuerpo y en el curso de los procesos naturales (no eutanasia y no aborto); el médico tiene el poder del saber y ha de guiar al paciente, fidelidad irrestricta a la propia profesión; no dañar al enfermo: *primum non nocere*; respeto irrestricto al paciente sin nunca sacar provecho de él; guardar secreto sobre la historia clínica de quien lo consulta (confidencialidad). ¿Acaso no es suficiente esta ética para conocer el "bien" y el "mal" de la práctica médica, para conocer el deber de la "buena práctica"?, ¿por qué pensar en un cambio a la bioética?, ¿qué ha pasado en la práctica y en la teoría médica?, ¿y en qué consiste la bioética?, ¿se trata de un nuevo código que ha de regir al médico desplazando al juramento hipocrático? Tres son los disparadores del cambio: la revolución científica y tecnológica, el aumento desmesurado de la población mundial y la evolución de la conciencia ética de la humanidad occidental.

a. En la segunda mitad del siglo XX el avance del conocimiento biomédico ha sido exponencial, en particular la genómica, al acceder a las unidades microscópicas de la vida: los genes, transforman nuestra idea del cuerpo y de nosotros mismos. A la vez, se ha dado una auténtica explosión de las tecnologías médicas: desde potentes aparatos de imagenología y de intervención en el cuerpo (casi sin tocarlo) —como el láser— hasta potentes sustancias y procedimientos médicos. Entre las sustancias destacan —además de las sulfamidas y los antibióticos— las que actúan en los transmisores neurológicos y afectan el metabolismo de las proteínas. Entre los procedimientos están, por ejemplo, la diálisis, los trasplantes y genotrasplantes, la fertilización *in vitro*, la incipiente medicina genómica, así como la posible reconstrucción de tejidos mediante el trasplante de células troncales. Por otro lado, es un hecho que el mundo está sobrepoblado y que es creciente la escasez de recursos naturales para satisfacer las necesidades básicas. La práctica médica, al menos la financiada por el Estado, se ve afectada por la creciente pobreza social y por la gran cantidad de pacientes que tiene que atender un médico en un sólo día.

Las novedades tecnocientíficas tienen un carácter ambiguo e incierto: han ofrecido alternativas para la ampliación del conocimiento y para la calidad de nuestras vidas, para la liberación de la enfermedad y las limitaciones del destino. Hoy se discute si valen la distanasia y la eutanasia: no se aceptan los límites por completo, pero tampoco se quiere una prolongación sin sentido de la vida. Pero también las innovaciones tecnocientíficas han creado grandes problemas: aumento del afán de poder y de prestigio en científicos y tecnólogos, lo cual trae consigo un desplazamiento, si no es que el olvido, de los valores éticos generales presentes en la "ética hipocrática". Así, muchos médicos alemanes durante la Segunda Guerra Mundial realizaron experimentos con seres humanos, con el afán de mostrar "la superioridad de la raza aria", en los cuales rebajaban por completo la dignidad de las personas. Posteriormente, médicos de otras nacionalidades realizaron experimentos con humanos, con ancianos, con negros, por el afán de ampliar sus conocimientos y pasando por encima de la dignidad y la integridad de los pacientes. A la vez, el uso de instrumental moderno ha creado una distancia entre el médico y el paciente: parecen más importantes los resultados de un estudio paraclínico que el testimonio del enfermo. Los pacientes se quejan de que los médicos han perdido la capacidad de escucharlos y el interés por su persona. ¿Y acaso tiene tiempo el médico para escuchar? Asimismo, la aplicación de los procedimientos médicos y de los medicamentos tiene muchas veces consecuencias iatrogénicas inesperadas, las cuales plantean el grave problema de determinar en qué grado el médico es responsable de tales consecuencias y qué es lo que pudo hacer para evitarlas. Esto ha traído consigo una inevitable falta de confianza hacia los galenos y la duda respecto a su preparación.

b. El aumento desmedido de la población mundial ha originado problemas graves, como la escasez de agua, sobre todo en las tierras cultivables, así como la contaminación del aire, la polución de los mares, los cambios bruscos de temperatura, etc.
c. La sensibilidad ética de la humanidad ha evolucionado, a partir del siglo XVIII, hacia una creciente importancia de los valores de la libertad y la autonomía.

En cuanto a la medicina, los hechos fundamentales han sido la elaboración de la Carta de los Derechos del Paciente en EUA (1947), la realización de reuniones internacionales para reflexionar sobre el poder de la biomedicina y la revolución científica y tecnológica, como la famosa reunión de Asilomar en 1971; la creación de comités hospitalarios para discutir problemas relevantes. Y en íntima relación con la medicina está la preocupación general por la salud en cuanto a las condiciones de vida de la humanidad, de las otras especies y del planeta mismo. En este ámbito se han realizado también importantes reuniones internacionales para la búsqueda de soluciones ecológicas y del llamado "desarrollo sustentable" (Roma, Kyoto y Cartagena son algunos ejemplos).

EL DOBLE ORIGEN DE LA BIOÉTICA: PRÁCTICO Y TEÓRICO

Todo lo anterior sienta las bases para el origen práctico–existencial de la bioética. Es importante advertir que ésta surge, en realidad, en el seno mismo de la sociedad, en la conciencia de diversos sectores sociales, mucho antes de que surgiera su nombre y su establecimiento como una disciplina muy particular. Como afirma Gilbert Hottois, la bioética es un fenómeno que consiste en la preocupación por la salud en el ámbito médico y biomédico. Y es un fenómeno que a partir de lo existencial cobra forma teórica.

El origen teórico de la bioética tiene dos vertientes. Por un lado, en 1970 Potter publica un artículo: *Bioethics, the science of survival,* y en 1971 un libro: *Bioethics, the bridge to the future*, en los cuales advierte la necesidad de un diálogo entre los valores éticos y el avance tecnocientífico, a fin de lograr una mayor salud para la humanidad y asegurar la supervivencia de ésta en las generaciones venideras, así como la conservación de los ecosistemas y del planeta en general. Para Potter, la bioética es ecología y tiene que ver con la medicina en cuanto a su preocupación general por la salud. Por otro lado, en el mismo ámbito teórico, la bioética surge como una especialidad dentro de una rama de la ética filosófica iniciada en EUA que es la "ética aplicada". Ésta surge ante los retos que plantea el avance de la tecnología en distintas áreas de acción: en las profesiones, particularmente en la medicina, en los negocios y también en la conservación del ambiente. El objetivo de la ética aplicada es discutir los problemas de estas distintas áreas, señalar algunos criterios normativos, capacitar a los sujetos para realizar una toma de decisiones de acuerdo a valores y atendiendo casos concretos. En este contexto, es válido entender por bioética lo relativo a la guía normativa de la práctica médica y biomédica. De hecho, cuando Beauchamp y Childress escriben su famoso libro *Principios de ética biomédica,* se dedicaron a precisar los principios de tal práctica: autonomía, beneficencia, no maleficencia y justicia.

¿QUÉ ES ENTONCES LA BIOÉTICA Y POR QUÉ NO BASTA LA ÉTICA TRADICIONAL DE LA MEDICINA?

En tanto fenómeno, la bioética es mucho más que una mera disciplina y un simple "código", "juramento" o conjunto de principios; éstos son imprescindibles en tanto sigan los criterios generales que guían la acción, pero, en el fondo, los principios no son nada sin una actitud reflexiva y responsable, sin el esfuerzo permanente por pensar (en la teoría y en la práctica), en los problemas humanos ocasionados por la ambigüedad e incertidumbre tecnológica. La bioética tiene como eje, por tanto, la autoconciencia crítica, la revisión de la propia conducta ante el cambio contemporáneo, ante los múltiples retos de la práctica profesional. La bioética implica diálogo entre las ciencias y las humanidades, en ella confluyen las ciencias de la vida, la ética filosófica, el derecho, la sociología, la psicología, la antropología, la demografía, la economía y, desde luego, la biotecnología. De suerte que la bioética es, de forma esencial, interdisciplinar e incluso transdisciplinar: es necesario que unas disciplinas transiten hacia el punto de vista de las otras, sin que ninguna tenga la última palabra. Se trata precisamente de entender los problemas desde múltiples ángulos para enriquecer la comprensión de lo real y buscar soluciones viables. Y la transdisciplinariedad trae consigo la necesidad de diálogo, la discusión atenta y comprensiva, entre diversos profesionistas. Las disciplinas no dialogan, lo hacen los sujetos concretos que se sientan en una mesa: participantes de un equipo de trabajo, miembros de una comisión, de un comité de bioética, o simplemente el médico frente al paciente y la complejidad de su padecimiento. La bioética se da tanto en los libros, en los discursos y documentos, como en los comités hospitalarios, en las reuniones internacionales y, en particular, en la búsqueda consciente de valores del médico y de todo aquel en cuya profesión se encuentren en riesgo los valores, debido a la ambigüedad del avance tecnocientífico. En especial para el médico, la bioética implica una nueva actitud ante su práctica. Él ya no se compromete sólo con un código o conjunto de principios (aunque siempre serán necesarios como guías generales), sino que se compromete, ante todo, con su autorrevisión crítica, con una mayor autoconciencia y responsabilidad hacia el enfermo para tomar decisiones que conjuguen el respeto, la autonomía de éste y la voluntad de ayudarlo a sanar o a "bien morir". Finalmente, el médico se compromete con el avance del conocimiento, para enfrentar la incertidumbre de nuevas tecnologías y tomar decisiones acertadas, así como con la voluntad de diálogo con sus colegas. La autoconciencia en la relación médico–paciente y la apertura al diálogo y la escucha (a pesar de la escasez de tiempo) tienen la última palabra en la bioética clínica.

4

La bioética en México. Un bosquejo histórico

Carlos Viesca Treviño

La bioética hizo su aparición en México a principios del decenio de 1980. La preocupación por una renovación de la ética médica, disciplina muy arraigada en nuestra tradición profesional desde tiempo atrás, era entonces algo que ya estaba en el ambiente. De hecho, en la Facultad de Medicina de la UNAM se había comenzado diez años antes a introducir un mayor número de contenidos de ética médica en los cursos de Historia y Filosofía de la medicina y se impartieron, como materia optativa, cursos de ética médica que estuvieron a cargo de Fernando Martínez Cortés y Carlos Viesca Arrache. Sin embargo, la bioética como tal fue considerada sólo a partir del conocimiento de los planteamientos tempranos de los bioeticistas estadounidenses, en particular Beauchamp y Childress, a través de sus *Principles of biomedical ethics,* y de Tristram Engelhardt, quien participó en las conferencias sobre ética y filosofía de la medicina que fueron organizadas por la Sociedad Mexicana de Historia y Filosofía de la Medicina en 1984. Por esta misma época se reformaron los planes de estudio de las principales escuelas y facultades de medicina y fueron introducidos en ellos sendos cursos de ética médica y bioética, empleándose indistintamente ambos rubros y no pudiendo aún deslindarse entre sí el contenido de ambas disciplinas, hecho que no es de extrañar, dada su inmensa proximidad, sobre todo si se piensa en bioética médica. Es entonces cuando se refuerza el curso de Ética médica que de tiempo atrás venía impartiendo Julio Roldán en la Escuela Mexicana de Medicina de la Universidad La Salle, cuando José Kuthy Porter impulsó la creación del Instituto de Humanismo en Ciencias de la Salud en la Facultad de Medicina de la Universidad Anáhuac y que Carlos Viesca T. introdujo una unidad de Ética Médica y Bioética en el programa de Historia y Filosofía de la Medicina de la Facultad de Medicina de la UNAM. La configuración de grupos académicos que discernieran acerca de los temas y dilemas que debieran ser considerados en los programas y la formación de los cuadros docentes fue la principal tarea a emprender en ese momento. Al efecto fueron organizados cursos monográficos y programas de actualización de profesores y no faltaron quienes recibieron formación de posgrado en el extranjero, como fue el caso de Martha Tarasco y Óscar Martínez, que lo hicieron en la Universidad Católica del Sacro Cuore en Roma.

Para febrero de 1986, un grupo de profesores de la Escuela Mexicana de Medicina de la Universidad La Salle, encabezados por su entonces Director, Abdo Bisteni, se formó y constituyó legalmente la Academia Mexicana de Bioética, "consagrada —como lo dicen sus estatutos— para promover el estudio, la investigación y la divulgación de la ética médica y biológica". En ella se buscó tener una representación nacional, por lo que se ha hecho desde sus inicios hincapié en que es una institución abierta a "todos los médicos y profesionales ligados a la medicina" interesados que llenen los requisitos de aceptación y no limitada a la propia escuela que le dio origen. La Academia Mexicana es una institución que no ha dejado de trabajar en el curso de estos años y que se mantiene como uno de los núcleos cruciales para el desarrollo de la bioética en nuestro país.

En 1990, el Instituto de Humanismo en Ciencias de la Salud de la Universidad Anáhuac logró la publicación de una revista que al inicio tuvo el título de *Medicina y Moral,* hecha en colaboración con la Facultad de Medicina y Cirugía de la Universidad del Sacro Cuore y recibiendo por ello un comité internacional y una gran parte de su contenido, si bien traducido al español. A partir de 1993 cambió su título a *Medicina y ética*, conservando las mismas características.

Para marzo de1992 se alcanzó una meta importante, que fue la fundación de la Comisión Nacional de Bioética, por decisión del C. Presidente de la República. El Presidente de la Comisión fue el Secretario de Salud, que entonces era Jesús Kumate, y el Secretario Ejecutivo, Manuel Velasco Suárez; en octubre de 2000 fue ratificada en sus funciones mediante decreto publicado en el Diario Oficial, siendo mantenido en su cargo Velasco Suárez y sustituido el Presidente por el nuevo Secretario de Salud, Julio Frenk Mora. Desde sus inicios la Comisión fue definida "como un organismo permanente de estudio, discusión, análisis y capacitación para *emitir opiniones* y tratar de *normar* el comportamiento médico y de otros profesionistas afines..." Como se aprecia, todavía era considerada la bioética como fundamentalmente orientada hacia las profesiones e instituciones de atención de la salud, no obstante que en su discurso, al tomar posesión como Secretario Ejecutivo de la Comisión, Velasco Suárez señalara que su campo de operaciones era el de la vida, la salud y la medicina. Es claro que sus funciones son de asesoría y emisión de normas y que su vinculación directa con el Consejo Superior de Salubridad le da una operatividad nacional y que en este sentido la Comisión ha trabajado ardua y eficientemente fomentando la creación de comités de bioética en los estados de la República Mexicana y de comités de ética médica y bioética en los hospitales, asesorando a las instancias federales y locales para la solución de problemas y la emisión de normas que se ajusten a los requerimientos filosóficos y morales de la bioética. A la sentida muerte de Velasco Suárez, Fernando Cano Valle tomó el relevo como Secretario Ejecutivo, siéndolo en el momento actual Guillermo Soberón Acevedo.

Desde la Comisión Nacional fue organizado el I Congreso Internacional de Bioética, el cual se llevó a cabo del 24 al 27 de agosto de 1994, abriendo el camino a una serie ininterrumpida de eventos de tal género y creando un espacio de exposición del conocimiento bioético que se ha ido generando y evolucionando, así como para la discusión de soluciones posibles. Un año después se realizó una Jornada de Análisis y actualización de la Bioética en los Servicios de Salud y a ellas han seguido congresos nacionales, a veces simultáneamente internacionales, en las ciudades de México, Guanajuato, Guadalajara, Monterrey... También desde la Comisión surgió la Academia Nacional Mexicana de Bioética, fundada en 1995 y que tuvo a Manuel Velasco Suárez como su primer Presidente. La Academia de inmediato tomó a su cargo la función de difundir el conocimiento y el manejo de los dilemas bioéticos, siendo coorganizadora de los congresos y jornadas, pero también haciendo programas educativos de alta calidad. Destacan entre ellos las reuniones conjuntas con el grupo de bioética de la OPS, encabezado por Fernando Lolas, y las invitaciones a figuras internacionales de la talla de Jean Dausset, premio Nobel de Medicina; Diego Gracia, de la Universidad Complutense de Madrid; Fernando Mainetti, del Instituto Mainetti de Buenos Aires; Juan Carlos Tealdi, de la Escuela Latinoamericana de Bioética en La Plata, Argentina; Alfonso Llano Escobar, del Centro Nacional de Bioética en Bogotá; Francisco Javier León Correa, de la Universidad de Galicia, y otros más. Actualmente la Academia Nacional Mexicana de Bioética continúa en plena actividad bajo la presidencia de Horacio García Romero.

Durante los últimos años ha crecido notablemente el interés por la bioética al interior de diversas sociedades médicas. Además de existir un grupo para el estudio de dicha disciplina en la Sociedad Mexicana de Historia y Filosofía de la Medicina, en la cual esto era algo obligado, la Asociación de Medicina Interna de México, hoy Colegio y que es la que auspicia el presente libro, fue la primera en instituir una sección de bioética; sin existir sección como tal ha trabajado intensamente tanto en sus congresos como en eventos académicos de la más diversa índole que ha propiciado y realizado en varias instituciones públicas y privadas, destacando por su entusiasmo y seriedad el trabajo de Bernardo Tanur Tatz, Rafael Sánchez Cabrera y Víctor Huggo Córdova Pluma; la Asociación Psiquiátrica Mexicana ha abierto un espacio para la presentación y discusión de temas de esta naturaleza y la Academia Nacional de Medicina, tras haber formado un grupo de trabajo específico, ha abierto un sillón. Mas no se han limitado las actividades académicas en pro de la enseñanza y la investigación de la bioética a las apenas mencionadas. Desde hace ya un par de décadas el Instituto de Humanismo en Ciencias de la Salud de la Universidad Anáhuac organizó un curso de maestría en bioética, coordinado por José Kuthy Porter y Martha Tarasco, al cual se han sumado el de maestría y doctorado auspiciado por la Facultad de Medicina de la UNAM, desde 1999, y en 2004 el de maestría de la Escuela Superior de Medicina del Instituto Politécnico Nacional, coordinados respectivamente en sus inicios por Carlos Viesca T. y Octaviano Domínguez. En estas dos últimas entidades se han venido organizando regularmente cursos anuales con nivel de diplomados desde hace 12 años, coordinados en la primera por José Manuel Vidal Gual y Joaquín Ocampo y en la última por el propio Domínguez. Entre ellos merece muy especial mención el curso taller realizado conjuntamente por la Comisión Nacional de Bioética y el Departamento de Historia y Filosofía de la Medicina de la Facultad de Medicina de la UNAM, coordinado por Vidal Gual, destinado a la formación y actualización de miembros de los comités de Ética Médica y Bioética de diferentes instituciones en todo el país. En Guanajuato, Guadalajara, Monterrey y Toluca, por no citar sino los primeros que me vienen en mente, se trabaja activamente en el estudio de la bioética y en la investigación de sus problemáticas. Entre estas instancias académicas merece la pena citar el Seminario Permanente de Bioética encabezado por Ruy Pérez Tamayo y el Seminario de Bioética y Gen–Ética, con Juliana González como coordinadora y en el que participan Jorge Linares, Carlos Viesca, Teresa de la Garza, Graciela Rodríguez, Víctor Martínez Bullé–Goyre y Luis Felipe Abreu, entre otros.

Además de las revistas y boletines previamente citados, la Academia Nacional Mexicana desde 2003 publica su propio boletín cuatrimestral. Asimismo, se han publicado varios libros, habiendo sido los primeros *Introducción a la bioética*, editado por José Kuthy Porter, José de Jesús Villalobos, Martha Tarasco y Masami Yamamoto, en 1997 y *Bioética*, de Manuel Velasco Suárez y Fernando Cano Valle, un año después. De gran impacto ha sido la *Ética médica* de Ruy Pérez Tamayo, que ha defendido la idea de la necesidad de un espacio neutro, desprovisto del predominio de toda religión o ideología como fundamento indispensable para que la bioética y la ética médicas puedan ser operativas en las sociedades complejas de nuestros días. Puede afirmarse que en México la bioética, en estos veinte años de desarrollo, es una disciplina perfectamente establecida, que cuenta actualmente con un nutrido grupo de expertos de alto nivel académico que se ven a diario aumentados por los egresados de los posgrados, que dispone de las instituciones e instancias normativas y jurídicas para garantizar la aplicación de sus principios y sugerencias a un amplio nivel social y de instituciones académicas de primer orden, a fin de lograr la producción de nuevo conocimiento y su enseñanza a las nuevas generaciones.

5

Ética médica y humanismo

Alberto Lifshitz Guinzberg

Los vínculos entre ética y humanismo se perciben como evidentes al grado de que no pareciera necesario argumentarlos; sin embargo, dadas las diversas connotaciones del humanismo, conviene al menos explorar algunos de estos enlaces, particularmente a propósito de la ética clínica.

La ética médica va logrando poco a poco desprenderse de viejas ataduras, en especial las que la ligan a dogmas, preceptos, declaraciones y juramentos, para convertirse en una disciplina evolutiva; el humanismo, por su parte, ha sido relacionado con adjetivos diversos que tienen que ser diferenciados, entre ellos: humano, humanitario, humanístico y humanista. Este escrito aspira a examinar tales conceptos y sus vínculos conceptuales.

UNA ÉTICA MÉDICA CONTEMPORÁNEA

Al ampliarse la brecha entre el creciente desarrollo científico y tecnológico y la pendiente menos marcada del avance normativo y ético, se ha percibido que una visión tradicional de la ética clínica no está resultando suficiente ante la gran cantidad de situaciones inéditas que hoy en día enfrentamos los médicos, quienes nos vemos desarmados ante situaciones que no fueron previstas al conformarse el cuerpo de conocimientos históricamente construido. En efecto, no existen los referentes, por ejemplo, para la prolongación virtualmente indefinida de la vida, su creación en el laboratorio, la reproducción no sexual, la sustitución de funciones, órganos o tejidos, el determinismo genético, los intentos eugenéticos, la sociedad emancipada, los crecientes costos de la atención médica y para muchos otros dilemas contemporáneos. Es necesario, entonces, pensar en una ética diferente, que se aspira fuere secular, lógica, racional, prospectiva, transparente, sistemática, interdisciplinaria, previsible y global.

Por otro lado, se puede aludir a una ética normativa o, siguiendo a Savater, una ética de la libertad, en la que no se trata de fingir el seguimiento de los preceptos, sino de auténticamente involucrarse con la responsabilidad por la propia conducta. La ética como un asunto de conciencia más que de observancia de preceptos y reglas; el respeto irrestricto a los valores fundamentales de la humanidad más que el cumplimiento de requisitos, por ejemplo, de buenas prácticas. El énfasis en lo normativo puede propiciar una simple simulación de que se está teniendo un comportamiento moral apropiado, cuando en el fondo existe un menosprecio por lo normado.

EL HUMANISMO: UN CONFLICTO SEMÁNTICO

Humano es lo propio del hombre o lo perteneciente a él, sobre todo en tanto se distingue de lo que es característico de los animales o de las cosas. En inglés hay una distinción entre *human*, que se refiere a lo que pertenece o tiene las cualidades de la especie humana, y *humane* que significa bondadoso, benevolente, tierno, piadoso, tendiente a la civilización o al refinamiento. Para la primera connotación se reconocen como antónimos lo no humano, lo animal o lo divino; para la segunda lo inhumano, lo cruel. Las organizaciones "humanas" (en el sentido de *humane)* en Estados Unidos suelen ser, paradójicamente, sociedades protectoras de animales. Como tiende a ocurrir con otros vocablos, muchas traducciones del inglés no han hecho la distinción entre los dos términos y se han generado las correspondientes confusiones.

Humano es lo que pertenece al hombre o a la humanidad, y no sólo lo éticamente bueno. Cuando se dice que "errar es humano" se alude más bien a la imperfección del *homo sapiens*; la frase "es humano que quiera favorecer a su hijo (o a su hermano)" se refiere al atributo atenuante de una acción que, aunque no totalmente lícita, es disculpable por la debilidad de la naturaleza del hombre. Se suele utilizar este adjetivo para denotar el carácter benévolo, caritativo o solidario, pero en este caso probablemente resulte mejor el de humanitario. Obsérvese que, en el sentido moral, lo humano es tanto lo éticamente bueno como la justificación de ciertos actos no totalmente virtuosos. El maniqueísmo al que nos han acostumbrado nos dificulta entender que algo puede ser al mismo tiempo bueno y malo, pero lo humano tiene, precisamente, esta doble condición. En la filosofía moral se distinguen dos tipos de actos ejecutados por el hombre: los actos humanos y los actos del hombre. Los primeros son aquellos que se ejecutan consciente y libremente, y en forma racional mediante el uso de la inteligencia y la voluntad. Los actos del hombre, en cambio, son actos mecánicos y automáticos, que se realizan sin conciencia o libertad, o ambas. Estos últimos son, por esencia, amorales, mientras que los primeros son los únicos que pueden ser juzgados como buenos o malos en el sentido moral. Según este punto de vista, el calificativo humano se refiere a los actos ejecutados por el hombre que pueden ser calificados bajo un punto de vista ético.

El término humanidad se ha utilizado para referirse a la disposición para comprender y ayudar a los demás; cuando se habla de acciones que se realizan por humanidad se refiere a esta acepción del término. Pero aquí, nuevamente, la polisemia del vocablo puede provocar confusiones. Humanidad es también el género humano y la totalidad de los hombres, una muchedumbre ("huele humanidad") y la corpulencia y voluminosidad ("cayó con toda su humanidad"). En español se utiliza la misma palabra para referirse al atributo que tiene sólo una connotación puramente descriptiva como al que tiene un cierto significado moral. Humanidad es también el ideal del espíritu del hombre, la sustancia o esencia del hombre y la naturaleza racional del hombre; en este sentido, se le ha equiparado con la dignidad cuando ésta se refiere al valor que tienen los seres humanos por el solo hecho de ser seres humanos y al margen de su valor relativo. Respetar la dignidad del hombre, equivalente por lo tanto, a respetar su humanidad.

Para intentar reducir la confusión es necesario analizar también los conceptos de humanismo y de humanidades. Para quien cultiva cualquiera de los dos se ha utilizado el término humanista. El humanismo tiene dos acepciones: por un lado, el movimiento literario y filosófico originado en Italia en la segunda mitad del siglo XIV como parte del Renacimiento; de allí se difundió a otras partes de Europa y fue el origen de la cultura moderna. Por el otro, cualquier movimiento filosófico que tenga como fundamento la naturaleza humana, los límites e intereses del hombre. El movimiento humanista del Renacimiento tuvo como características el antropocentrismo —en vez del teocentrismo que significó a la Edad Media—, el retorno a los cánones griegos, la preponderancia de las artes sobre la ciencia y la filosofía, el fin del feudalismo, y se asoció con la Reforma protestante y con el desarrollo de inventos y descubrimientos. Sus fundamentos son: la totalidad del hombre, es decir, conformado por alma y cuerpo, reconociendo la importancia del cuerpo y lo mundano, a diferencia del medioevo, en el que lo único importante era el alma; se reconocen la dignidad y la libertad del hombre y su destino para dominar al mundo; el hombre es, pues, el rey del universo. La historicidad del hombre, es decir, una reconciliación con su pasado, sin las limitaciones y las ataduras de la Edad Media; el valor humano de lo clásico, con lo que se concede importancia a la educación del hombre para diferenciarlo de los animales;

la naturaleza del hombre, en la que el conocimiento de la naturaleza (inclusive de la biología humana) no es ya un pecado.

La segunda acepción del humanismo, la que se refiere a las corrientes filosóficas antropocentristas, señala, con Protágoras, que "el hombre es la medida de todas las cosas" e incluye, por ejemplo, el pragmatismo de Schiller y William James, algunas ideas de Heidegger y hasta el existencialismo de Sartré. Se pueden reconocer varias formas de humanismo: un humanismo cristiano que señala que la realización plena del hombre está en el más allá; el humanismo renacentista, cuyas características fueron descritas renglones arriba, pero que se basa en que el conocimiento eleva al hombre; un humanismo marxista que propone que de la sociedad ideal es de donde se originan las condiciones para el desarrollo óptimo del hombre; un humanismo científico–técnico que señala que de la ciencia y la tecnología es de donde surge el desarrollo humano; un humanismo existencialista en el que se supera la angustia y el hombre es el pastor de su propio ser.

Un humanista es tanto quien cultiva el humanismo como tendencia filosófica como aquél experto en humanidades. Este término probablemente procede de la división que a fines del siglo XIX hizo William Dilthey del saber humano en dos grandes campos: las ciencias naturales, tanto las que tratan de fenómenos no humanos como las que se ocupan de procesos biológicos y mentales del hombre y de su comportamiento, y las humanidades, que, para Dilthey, comprendían la historia y la biografía, la economía, la política, el derecho, la ética, la religión, la poesía, la arquitectura y la música. La organización de muchas universidades hoy en día se sustenta en esta división del conocimiento. La UNAM, por ejemplo, distingue una Coordinación de la Investigación Científica de una Coordinación de Humanidades. En una concepción moderna no podía definirse a las humanidades por exclusión, es decir, como todo aquello no estudiado por las ciencias naturales y sociales. Hoy en día se acepta que cualquier disciplina y área de la ciencia pertenece a las humanidades cuando se aborda filosóficamente con el fin de convertirse en una persona poseedora de una cultura general. En otras palabras, hoy en día se califica de humanista (en el sentido de cultivador de las humanidades) a quien posee una vasta cultura, tanto en el terreno de la ciencia como de las disciplinas no científicas.

Refiriéndose a los médicos, Arnold y col. hacen una distinción entre la actitud humanística, el conocimiento de temas humanísticos y la conducta humanística. La actitud humanística la definen como el compromiso con la dignidad y el valor de los seres humanos; el conocimiento de los valores humanísticos con el entendimiento de las disciplinas relacionadas con valores e interacciones; y a la conducta humanística como el comportarse con respeto, compasión e integridad. La distinción no resulta totalmente congruente con algunos de los conceptos aquí expresados, pero tiene la ventaja de que propone definiciones diferenciales, métodos de enseñanza y mecanismos de evaluación de cada uno.

Toda la argumentación anterior pretende tan sólo ubicar el sentido de las frases que relacionan a la medicina con el hombre, pues el sentido humano de la medicina y su relación con la ética clínica puede abarcar varios enfoques.

LA CONDICIÓN HUMANA DEL MÉDICO

La participación de intereses, sentimientos, actitudes, apreciaciones, valores y emociones ha sido reconocida como elemento factual incluso de la ciencia y, por supuesto, de la conducta humana. A partir del cambio paradigmático de la ciencia, en vez de una realidad objetiva que existe independientemente del observador se habla de una realidad con muchos ángulos, que incluyen el efecto de la manera en que uno observa y lo que uno observa. Los temores y deseos, por ejemplo, son elementos que participan decisivamente en la actuación cotidiana del médico. No se trata de un autómata capaz de realizar operaciones diagnósticas, prescribir medicamentos o efectuar intervenciones quirúrgicas, sino una persona capaz de sentir compasión y lástima, capaz de amar, aunque también de odiar. Lo subjetivo ha sido rejerarquizado, aun en las disciplinas que aspiran a ser científicas. El médico es un ser subjetivo con conocimientos, habilidades y destrezas especializadas, y esa subjetividad de ninguna manera puede ser jerarquizada por debajo de sus cualidades técnicas. El paciente requiere quien se preocupe por él, sufra con él, se alegre con él de los desenlaces venturosos; entre los muchos precios que el médico tiene que pagar por ejercer su profesión está el de confrontar sus propios afectos.

Su condición humana también se significa porque tiene necesidades propias. Se le han exigido sacrificios personales que no siempre resultan totalmente justos. De aquí ha surgido la propuesta de precisar los derechos del médico que tardaron en sacarse a la luz por miedo a que dejaran de supeditarse a los derechos del paciente.

En resumen, la condición humana del médico lo ubica como un ser sensible, reactivo y afectivo, no exento, por supuesto, de ambiciones y pasiones. Su responsabilidad profesional no lo margina de la vida mundana y secular, con todos sus prodigios y todos sus horrores; en la medida en que su interioridad sufra la influencia de sus variadas experiencias, su oficio reflejará las modalidades correspondientes. Cada médico es, pues, un ser humano individual, único, irrepetible y —ciertamente— frágil, precisamente por su condición humana.

EL CARÁCTER HUMANITARIO DE LA PROFESIÓN MÉDICA

La medicina es el prototipo de profesión caritativa, compasiva y solidaria. Sus valores más ponderados se relacionan con el bienestar de los enfermos y la salud de las personas. Por muchos años la relación del médico con los pacientes se ha sustentado en decisiones basadas en su conceptualización de lo que es mejor para el paciente. Este último enfoque, que considera que el paciente no tiene la capacidad para decidir lo que le es más conveniente, se ubica en el paternalismo. En los últimos tiempos la situación ha sufrido un cambio, desde el momento en que ha resurgido el paciente como protagonista del proceso de atención médica y se le concede la capacidad de autodeterminación. Lo humanitario no es, por lo tanto, sólo lo compasivo y caritativo, sino también el respeto a la autonomía de los seres humanos. El reconocimiento de los derechos del paciente, si éstos no entran en confrontación directa con los del médico, constituye una guía para el desempeño. En los conflictos de intereses tiene supremacía lo que propicia el bienestar del enfermo.

Conviene examinar el concepto de dignidad a propósito de dos circunstancias: como calificativo para conducta del médico y como abstracción que, ubicada en el paciente, exige el respeto por parte del médico. En su primera conceptualización, la dignidad se identifica con el decoro, con la grandeza en la manera de comportarse; es, por lo tanto, una cualidad de los seres humanos el poder tener o no una conducta digna.

En términos generales, actuar dignamente supone hacerlo de manera que no tenga uno que avergonzarse de ello, por el contrario, que pueda enorgullecerse. Una conducta digna de un médico es la que hace honor a una larga tradición de compromiso, responsabilidad y entrega, la que busca siempre el bien del paciente, la que traduce su vocación de servicio, la que le permite enorgullecerse de su historia, la que recoge el legado de generaciones.

No sería digna, en cambio, la que jerarquiza intereses personales, la que menosprecia las necesidades del paciente o de su familia y la que no respeta la dignidad del paciente.

El otro concepto de dignidad se aplica mejor a las condiciones del paciente y se refiere a la dignidad de la persona humana. Hace alusión al valor intrínseco que tienen los hombres, independientemente de su valor relativo, por el solo hecho de ser humanos.

La dignidad de la persona humana considera al hombre siempre como un fin y nunca sólo como un medio, de modo que no puede ser sustituido por otro, puesto que es superior a todo precio.

Esta cualidad diferencia a los hombres de las cosas y hasta de los animales y, como se señaló previamente, puede ser equiparado a la idea de "humanidad". Cuando a un paciente se le maneja como se hace con los animales o las cosas se le está desconociendo su dignidad como persona humana.

En resumen, el carácter humanitario del médico se expresa en los sentimientos de compasión, caridad, amor y ternura, pero, sobre todo, en la capacidad de respetar a los seres humanos con los que interactúa.

EL COMPONENTE HUMANISTA DE LA PREPARACIÓN DEL MÉDICO

De los médicos se ha dicho que "aquel que sólo sabe medicina, ni medicina sabe". La medicina está inscrita en la cultura, es parte de la vida. La enfermedad es protagonista de las vidas individuales y de la historia social. La influencia de su enfermedad en Edgar Allan Poe, de la tuberculosis de Anton Chéjov, de Franz Kafka y de Walt Whitman, del cáncer de Sigmund Freud y de Susan Sontag, de la depresión de la mayoría de los poetas, de la epilepsia de van Gogh, de los problemas ortopédicos de Toulouse–Lautrec, de las secuelas del accidente de Frida Khalo, seguramente fue fundamental en sus obras.

Si, como se dice, la vida no hace más que retratar el arte, en alguna escuela de medicina se enseña hoy en día la clínica a través de la literatura: la fiebre puerperal de Ana Karenina, la enfermedad terminal de Iván Illich en Tolstoi, la tuberculosis en *La montaña mágica,* por citar sólo unos cuantos ejemplos, han resultado extraordinariamente didácticos.

No es por nada que muchos escritores reconocidos han sido médicos: Rabelais, Chéjov, Oliver Wendell Holmes, Conan Doyle, Somerset Maugham, James Joyce, William Carlos Williams, Gertrude Stein, Elis Nandino, y no tengo duda de que es su profesión la que les permitió un contacto más estrecho con la vida e influyó en su obra literaria.

Una profesión que tan profundamente penetra en las vidas ajenas, tan cercana a las interioridades de las personas, con tantas oportunidades de visualizar las penurias sociales, testigo de las tragedias cotidianas, observadora de la vida misma en todo su dramatismo, no puede considerarse tan sólo como una actividad técnica, aséptica, descontextualizada.

La práctica de la medicina tiene que ver con la cultura tanto en su sentido del conocimiento universal como en el de las costumbres y tradiciones de un pueblo. La medicina se aprende en los textos especializados, pero también en las novelas, las biografías, la historia, la filosofía, la pintura y la música.

La enfermedad es una entidad personal, familiar y social; es un acontecimiento culminante, crítico, trascendente, en la vida de los individuos, las familias y las comunidades, y no puede ser enfrentado como un hecho aislado, circunstancial y trivial.

Aunque los planes de estudio de la carrera de medicina no suelen incluir asignaturas humanísticas, la orientación y el ejemplo de muchos docentes pueden salvar este vacío programático.

En todo caso, el médico tiene la responsabilidad ética de complementar su cultura mediante la formación extracurricular, a modo de cumplir mejor su función social.

EL CARÁCTER HUMANÍSTICO DE LA ORIENTACIÓN DEL MÉDICO

Partiendo de que el objeto de estudio y de atención por parte del médico es el hombre —frecuentemente el hombre enfermo—, la orientación filosófica de la medicina se enfoca a propiciar la mayor actualización posible de las potencialidades humanas. Considerando a la salud como el sustento básico para el desarrollo de los seres humanos, su aportación trasciende la simple recuperación de un mínimo de bienestar, para convertirse en la plataforma de despegue y que se expresen floridamente las aptitudes de las personas. La actitud mental de conceder suprema importancia al hombre y a los valores humanos, de ponderar las características específicamente humanas por encima de las puramente biológicas, de comprender y aceptar las fortalezas y las debilidades de los integrantes del género humano, de ofrecer amistad a los hombres y de valorar las oportunidades para que se expresen los frutos del espíritu humano, caracterizan al humanismo que subyace en las profesiones de servicio a la salud. Podría hablarse de un "humanismo sanitario" en el que el desarrollo pleno de las potencialidades humanas depende de la salud de los individuos y las sociedades.

En conclusión, el sentido humano, humanitario, humanístico y humanista de la medicina resultan sus características más distintivas. No puede visualizarse un médico carente de subjetividad creativa, vocación altruista, respeto profundo a lo específicamente humano, sentido de solidaridad, capacidad de comunicación interpersonal, inclinación benevolente y disposición al progreso propio para mejorar su ofrenda a la humanidad.

REFERENCIAS

1. **Rivero Weber P:** *Apología de la inmoralidad.* Seminario "El ejercicio actual de la Medicina". Facultad de Medicina, UNAM, 2005.
2. *New Webster Dictionary of the English Language.* Chicago, Consolidated Book Publishers, 1975.
3. *The Random House Thesaurus.* Nueva York, Random House, 1995.
4. **Gutiérrez Sáenz R:** *Introducción a la ética.* México, Esfinge, 1989:53.
5. **Abagnano N:** *Diccionario de filosofía.* México, Fondo de Cultura Económica, 1983:628–630.
6. **Gutiérrez Sáenz R:** *Historia de las doctrinas filosóficas.* México, Enfinge, 1988:95.
7. **James W.** *Pragmatismo y humanismo.* En: James W: *Pragmatismo.* Madrid, Altamira. 1984:193–214.
8. **Blanco Regueira J:** *Antología de ética.* 4ª ed. Toluca, Universidad Autónoma del Estado de México, 1995.
9. **Treviño–García Manzo N:** Humanismo y medicina. *Rev Med IMSS (Méx)* 1993;31:33–36.
10. **Adler MJ:** *La búsqueda de la sabiduría. Una guía para el aprendizaje.* México, Grijalbo, 1986:77–78.

11. **Arnold RM, Povar GJ, Howell JD:** The humanities, humanistic behavior, and the humane physician: a cautionary note. *Ann Intern Med* 1987;160:313–318.
12. **Bursztajn HJ, Feinbloom RI, Hamm RM, Brodsky A:** *Medical choices, medical chances. How patients, families, and physicians can cope with uncertainly*. New York, Reoutledge, 1990.
13. **Lifshitz A, Trujillo D:** Los derechos humanos del paciente hospitalizado. *Rev Med IMSS (Méx)* 1994;32:295–297.
14. **Lifshitz A:** Morir con dignidad. *Rev Med IMSS (Méx)* 1995;33:9–16.
15. **Pérez Tamayo R:** *Medicina y cultura*. Universidad Nacional Autónoma de México, 1988.
16. **Charon R:** The internist's reading: doctors at the heart of the novel. *Ann Inter Med* 1994; 121:390–391.
17. **Jones AH:** Literature and medicine: traditions and innovations. En: Clarker B, Aycock W: *The body and the text. Comparative essays in literature and medicine*. Lubbock, Texas Tech University Press, 1990:11–24.

6

La ética médica en la actualidad, una perspectiva

José Narro Robles

CONCEPTOS GENERALES

En materia de ética médica existen varios supuestos que no siempre son valederos. En primer término podría parecer que se trata de una materia más propia del pasado que del presente. Esto es, por supuesto, totalmente equivocado. Si en algún momento ha sido útil y aplicable a distintos problemas, es en la actualidad. Por otra parte, en razón de los avances científicos y tecnológicos notables, también podría parecer que se trata de una asignatura cuyo sentido es teórico y no práctico. Esto tampoco es real. Es probable que en el pasado se haya exagerado en cuanto a los contenidos que provienen de la reflexión filosófica, histórica o de la cotidianeidad. Sin embargo, la aplicación de los distintos conceptos derivados de la ética general, así como de los que son producto de la ética médica, tiene un reflejo directo sobre los temas a que se enfrenta el médico en su labor habitual.

En este ensayo se comentarán algunos de los temas más frecuentes en el asunto que nos ocupa. El abordaje se hará desde una perspectiva simple, de aquella que pretende conseguir el análisis de este capítulo por un estudiante de medicina o un médico general en ejercicio. Inicio con una referencia sobre la diferencia entre moral y ética, producto de un estupendo análisis formulado por la doctora Paulina Rivero. En su *Apología de la inmoralidad* plantea con sencillez una discusión de fondo. La moral tiene que ver con la costumbre, con lo habitual. En sentido estricto, apegarse a la moralidad es simple, únicamente hay que hacer lo que los demás esperan, hay que comportarse de conformidad con los dictados de la costumbre.

La moral demanda obediencia y respeto, no requiere reflexión, en su cumplimiento se mira al pasado y se juzga al presente.

Por su parte, una conducta ética reclama de forma indispensable de seres libres, racionales, críticos y propositivos. La libertad y el escepticismo son los terrenos en los que puede prosperar el comportamiento ético. En tanto que la moral en apariencia proporciona certidumbre en razón de que existe un camino previamente determinado, en la ética se duda y se exige valor para retar lo establecido. La moral nos conduce a lo que ha sido y la ética nos lleva al camino de lo que puede ser. La ética se aplica al presente, pero al hacerlo se mira al futuro.

También es oportuno recordar que la ética médica y la bioética no son lo mismo. La primera de ellas tiene que ver con la dimensión ética de los asuntos médicos y de la salud de las personas. Por su parte, la bioética tiene un campo de acción mucho más extenso, ya que los sujetos de su interés son todos los seres vivos. La ética médica involucra principalmente a médicos y a filósofos. La bioética, en cambio, además de esos profesionales implica también a biólogos, ecólogos, abogados, veterinarios, economistas, investigadores biomédicos, educadores, enfermeros y administradores, entre muchos otros profesionales.

LA ÉTICA MÉDICA Y SUS PRINCIPIOS

Veinticinco siglos atrás Hipócrates nos legó una reflexión profunda. Tal es la grandeza de su herencia que aún hoy tiene vigencia. Por supuesto, hago referencia al Juramento Hipocrático, a esa vieja oración laica que desde entonces ha guiado el desarrollo de nuestra profesión. En ese código de la conducta del médico se establecieron dos de los principios que todavía tienen plena validez: el del rechazo a cualquier tipo de maleficencia y el de beneficencia. En efecto, en pocas palabras, lo primero es no dañar y lo segundo procurar hacer el bien. A esos dos principios se sumaron el siglo pasado otros dos que responden a nuevas realidades: el que reconoce la autonomía del paciente y el que invoca la justicia en la administración de los recursos disponibles.

Es probable que estemos en el momento de plantearnos otros principios éticos que permitan abordar, entre otras, las nuevas interrogantes producto del desarrollo. La pregunta es qué hacer frente a muchos de los grandes problemas que inciden en la salud del individuo y de las poblaciones. Este es el caso, por ejemplo, de la pobreza en su relación con la salud, el del exceso de población, el de la contaminación ambiental o el de la exposición al tabaco, al alcohol y a otras sustancias que generan adicciones.

El actual marco de principios parece ser insuficiente siquiera para plantearnos las cuestiones, ya no se diga para encontrar posibles respuestas y menos para evaluar los resultados de los distintos cursos de acción.

La propia organización de los programas y servicios de salud amerita un nuevo acercamiento desde la ética médica contemporánea. ¿Cómo permanecer indiferentes frente a las realidades en materia de cobertura de salud?, ¿cómo aceptar que, en tanto un mexicano puede disponer de dos o más sistemas de atención a su salud, otro carezca de la mínima posibilidad de ingresar a uno de ellos?, ¿por qué reconocer como inevitable que se registren diferencias tan marcadas en el financiamiento de los servicios públicos de salud, a pesar de que las instituciones obtengan un alto porcentaje de sus presupuestos a partir de recursos fiscales?, ¿qué hacer frente a formas y condiciones tan dispares en cuanto a la manera de enfermar y de morir, según la condición socioeconómica de los mexicanos?

Los temas y los problemas no concluyen con lo anterior. Este es también el caso de la relación entre los profesionales de la salud, o el de los médicos con la industria farmacéutica y con proveedores de servicios complementarios, lo mismo de laboratorio clínico que de gabinete médico, o el de las que se establecen con las empresas que administran servicios hospitalarios. Por supuesto que también es el caso de las compañías de seguros médicos que intervienen y distorsionan muchos de los elementos clásicos de la relación entre médicos y pacientes. No hay duda de que en la actualidad las condiciones del acto médico son distintas a las que prevalecían hace apenas unas cuantas décadas, razón por la cual resulta indispensable convocar a una nueva reflexión en materia de ética profesional.

ÉTICA Y EDUCACIÓN MÉDICAS

Diversos estudios realizados en nuestro medio e incluso en otros países permiten aseverar que en la enseñanza de la ética médica existen fallas importantes. De hecho, es posible sostener que los estudiantes de medicina, tanto en la licenciatura como en las especialidades, en muchos casos no adquieren cabalmente los conceptos de la disciplina, y que tampoco manejan de forma adecuada los problemas que cotidianamente se viven en este campo. A manera de ejemplo, es oportuno citar el trabajo de Larios y col., en el que se presentan los resultados de una encuesta que muestra "...de manera evidente, que los egresados de la carrera de medicina de dos facultades no tienen los conocimientos necesarios para enfrentar y solucionar problemas que impliquen decisiones sustentadas en principios de ética médica y que la forma de enseñanza no ha dado los frutos deseados".

Es claro que el problema no se va a resolver con sólo incluir contenidos de la disciplina en el plan de estudios, y ni siquiera con incorporar una asignatura en el mismo. El asunto no quedará solventado al programar charlas, clases o conferencias. Es indispensable conseguir lo que en inglés se conoce como *knowledge translation*, que podría traducirse como aplicación del conocimiento. Conseguir un efecto verdadero tomará tiempo, y para ello se tendrá que modificar la forma en que se plantea y atiende este tipo de problemas entre los profesionales de la medicina, los enfermos y sus familiares, y otros trabajadores de la salud relacionados. Es probable que una manera útil y práctica de atender el asunto sea mediante la aplicación de la metodología de estudio de casos, con la participación de profesionales con distintas formaciones, experiencias y puntos de vista. El libro que el lector tiene en sus manos es un estupendo ejemplo de lo anterior.

ÉTICA MÉDICA Y DESARROLLO

La práctica médica contemporánea ha sido motivo de análisis críticos reiterados. Existe una profunda preocupación por los problemas que enfrenta nuestra profesión, por las fallas en la organización de los servicios de salud, por los niveles de salud que tienen mucho espacio para la mejoría y por la amenaza de graves asuntos de contenido ético. La apuesta a que la tecnología puede resolver todos nuestros problemas es una postura condenada de antemano al fracaso. La evolución de la medicina a lo largo de varios siglos así nos lo demuestra.

En efecto, si se analizan los enormes avances de la ciencia médica, se tiene que aceptar que son simplemente abrumadores. Los significativos desarrollos producto del genio y el trabajo de Vesalio y Harvey contrastan hoy en día con los resultados de estudios que pueden mostrar la estructura y la función de órganos y tejidos. La imagen romántica de la mano de la esposa de Röentgen obtenida en la primera radiografía por este extraordinario físico en 1895 no tiene punto de comparación con el viaje fantástico que se puede emprender en la actualidad a través de las nuevas tecnologías de endoscopia, de los estudios de resonancia magnética o de los realizados mediante distintas técnicas de tomografía.

Algo semejante podría decirse de los desarrollos en el campo de la prevención a través de vacunas, de la terapéutica farmacológica, de las intervenciones quirúrgicas mediante la robótica médica o de los adelantos en el conocimiento y aplicación del genoma humano. Sin embargo, muchos de los problemas de salud de hoy en día tienen poco que ver con todos esos logros magníficos de la ciencia y la medicina. El gran tema de la relación médico–paciente, comprendido a la perfección por el genio de la medicina griega de hace miles de años, continúa vigente. Siguen siendo de enorme utilidad para la curación, la confianza que se deposita en el médico por el paciente y sus familiares y los efectos derivados de la subjetividad de una mirada afectuosa, del tono de voz que traduce comprensión y que consuela, de la mano amiga que estrecha la del enfermo. Todos esos elementos no pueden ser sustituidos por un antibiótico de última generación o por los antidepresivos más modernos.

NUEVOS DESAFÍOS DE LA ÉTICA MÉDICA CONTEMPORÁNEA

Junto a algunos de los grandes retos de la ética médica que han sido analizados por diversos autores deberían incluirse otros que, si bien pertenecen al dominio de la bioética, tienen tal peso sobre la salud de las personas que tendrían que formar parte de la preparación de los estudiantes de medicina. Este es el caso, por ejemplo, del crecimiento demográfico, de la pobreza, de la contaminación ambiental y la destrucción del hábitat del hombre y de otras especies vivas, así como de las nuevas formas de dominación, explotación y exclusión de los seres humanos. Muchos de estos asuntos están íntimamente relacionados con la salud y también con el cambio de valores que caracteriza a la sociedad contemporánea. La variación, no siempre positiva, ha hecho que se transite frecuentemente al individualismo, a la competencia enfermiza y destructiva y a la insaciable aspiración de acumular bienes materiales y monetarios.

Uno de los grandes desafíos, de los que han acompañado al médico a lo largo de toda su existencia, es el relativo a la conclusión de la vida. Es claro que la muerte no es sino una de las fases de la existencia. Todos los seres vivos, tarde que temprano, sucumben frente a esa ley inexorable. Una de las luchas centrales en el quehacer del médico de todos los tiempos ha consistido precisamente en enfrentar ese trance. Hace siglos la naturaleza actuaba casi de forma única. En todo caso, correspondía al facultativo recomendar más rezos o invocaciones, más infusiones, mayores cantidades de incienso y otras gomas en el ambiente, o más pases con ramas de algún arbusto de supuesta eficacia mostrada por la experiencia empírica.

Por ello se entiende que el médico estaba comprometido a hacer todo lo que estuviera a su alcance. Hoy en día las cosas han cambiado. El cúmulo de equipo, de maniobras y de herramientas diagnósticas y terapéuticas es francamente extenso. Con frecuencia se pasa por alto que en la existencia no sólo importan los años que se viven, sino primordialmente la calidad que tiene la vida en esos años. Prolongar innecesariamente el dolor y el sufrimiento en un paciente y su familia puede equipararse a los actos negligentes y de olvido que a veces se cometen. Tan malo uno como los otros.

En la misma dirección de los grandes problemas hay que ubicar al caso de la globalización y su impacto en la salud. En un principio la salud se entendió como un don individual. Más tarde se interpretó como una condición social. Hoy en día no se puede dejar de considerar como un bien global. Las consecuencias de la polarización originada por este fenómeno de la vida actual son todavía impredecibles. Los efectos iniciales son muy contrastantes. De una parte, la maravilla de la ampliación del acceso a la información y al conocimiento, el disfrute de bienes y servicios, antes poco común, o las ventajas de la comunicación y el traslado con que contamos hoy en día. De la otra, una brecha cada vez más profunda entre pobres y ricos, entre educados e iletrados, entre poseedores y desprovistos. En la más grande de las paradojas, hay que decir que nunca en su historia el mundo había tenido tanto y que, simultáneamente, jamás había faltado lo esencial a tal cantidad de seres humanos.

Para algunos de nuestros pensadores, ha llegado el tiempo de dar menos importancia a asuntos que tradicionalmente han tomado preferencia en los espacios del análisis y la reflexión, para ocuparnos de otros que hoy tienen una trascendencia mucho mayor. Ruy Pérez Tamayo, por ejemplo, invita a conceder menos interés a temas como la remuneración del médico o el secreto profesional, a los llamados pecados del médico o al derecho del paciente a conocer la verdad de su enfermedad, para centrar el compromiso en la preparación científica del médico, la experimentación en hombres y animales, el aborto, la eutanasia, el suicidio asistido, los trasplantes o la terapia génica, todo en su relación con la ética médica laica.

Los problemas que afectan la salud de nuestra población tienen, directa o indirectamente, un contenido ético. En ocasiones lo tienen por la dimensión individual y en otros casos por su condición social. A veces pesa más el sustrato del problema y en otras oportunidades los aspectos de la organización de los servicios de salud. El caso es que resulta imposible dejar de pensar en la diabetes, en la mortalidad perinatal o en la comparación de logros y rezagos de México frente a naciones de nuestra región. En seguida, en unas cuantas líneas, se harán algunas consideraciones al respecto.

Inicio por el caso de la diabetes, que es, a mi juicio, la epidemia más grave que enfrentamos en la actualidad. Algunas cifras permiten documentar este argumento. En 2004 murieron a consecuencia de este padecimiento y sus complicaciones un poco más de 62 200 mexicanos. Esta cifra equivale a 13.2% de las defunciones o, lo que es lo mismo, explica la ocurrencia ese año de 10 de cada 76 fallecimientos. De hecho, en la última década han muerto a causa de la diabetes casi medio millón de mexicanos y su importancia en la mortalidad general se duplicó.

Por supuesto que existe una base genética en el origen de la enfermedad, pero es claro que esa base no ha cambiado en los últimos diez lustros. Lo que ha mutado, de manera radical, es el estilo de vida de nuestra población. En la dieta, las adicciones, el sobrepeso, la falta de ejercicio, los limitados niveles de educación para la salud y en la deficiente actitud preventiva de pacientes y de profesionales de la salud radica buena parte de la explicación de ese fenómeno. No puede quedar duda de que en muchos de los elementos referidos como parte del complejo de la causalidad de la diabetes existen argumentos de orden ético que deben atenderse si se quiere resolver este problema.

Lo mismo pasa con otros cuestiones, como es el caso de la mortalidad infantil y en particular de las defunciones que se registran en los últimos días del embarazo, de las que se presentan al momento del parto o de las que ocurren en los primeros días de vida de la persona. Comienzo por recordar que nuestra cifra de mortalidad infantil es casi seis veces la de Japón, tres la de Cuba o el doble respecto de la de Costa Rica. Por supuesto que esto es totalmente inadmisible y tiene tremendas implicaciones éticas. Estamos, además, hablando de 32 758 defunciones en menores de un año de vida, la mitad de las cuales se registran dentro de las cuatro semanas después del nacimiento. En adición a esto, la mayoría de estas últimas se deben a asfixia y dificultad para respirar al momento del nacimiento. Como es fácil de entender, se trata, en un alto porcentaje, de muertes evitables.

Y qué decir de las decisiones que toman los administradores de la salud en el país. Ahí está el caso del supuesto seguro popular, revestido de ficción y que concede prioridad a la atención terminal de los pacientes, en lugar de conferirla a la prevención y al tratamiento de lo frecuente. O el caso del convenio suscrito con la industria tabacalera, por medio del cual se otorgan ventajas a las empresas del ramo a cambio de que recauden de los fumadores algunos pesos para destinar dichos recursos al seguro popular. Sin duda se trata de un asunto que debería discutirse más, ya que no deben repetirse situaciones de esa naturaleza.

UNA ÚLTIMA MIRADA

Durante los últimos tres años hemos tenido que lamentar el fallecimiento de varios de los médicos más sobresalientes. De verdaderos líderes de nuestra profesión. De colegas y maestros capaces de abrir caminos, de convocar personas y conciencias, de formular preguntas inteligentes y de plantear soluciones prácticas y aplicables. La desaparición, entre otros, de Ramón de la Fuente, de Roberto Kretschmer, de Donato Alarcón y de Hugo Aréchiga nos ha dejado sin parte de nuestro capital intelectual más sobresaliente. Siempre los vamos a necesitar, invariablemente nos harán falta. Como un tributo a su memoria y para continuar su obra médica y humana, pocas acciones serían tan nobles e importantes como la de convocar a sesiones interdisciplinarias de revisión bioética de casos médicos complejos. Sesiones abiertas a estudiantes de medicina y de otras profesiones, a maestros de las carreras y a investigadores de la salud.

En materia de ética y salud el camino por delante no es sencillo. Recorrerlo es indispensable para mejorar nuestras condiciones. Nunca ha sido posible entender cabalmente este capítulo de la vida sin entrar en sus aristas humanas, en aquellas relativas al deber ser, en las relacionadas con el carácter y la libertad indispensables para plantear lo mejor para un enfermo, para la salud de una población.

Esto siempre ha sido cierto, pero hoy adquiere un rango superior. De aquí la urgencia de atender este asunto. El compromiso existe y los médicos tenemos que responder cabalmente a la demanda.

REFERENCIAS

1. **Rivero Weber P:** Apología de la inmoralidad. En Rivero Serrano O, Paredes Sierra R: *Ética en el ejercicio de la medicina.* 1ª ed. México, Médica Panamericana/Facultad de Medicina de la UNAM, 2006:1–12.
2. **Rivero Serrano O:** *Medicina NO equitativa. La situación en México.* México, Editores de Textos Mexicanos, 2006.
3. **Larios Mendoza H, Paredes Sierra R, Ortigas Ramírez JL:** Ética en la formación del médico. En: Rivero Serrano O, Paredes Sierra R: *Ética en el ejercicio de la medicina.* 1ª ed. México, Médica Panamericana/Facultad de Medicina de la UNAM, 2006:23–35.
4. **Davis D *et al.*** The case for knowledge translation: shortening the journey from evidence to effect. *BMJ* 2003;327:33–35.
5. **Narro RJ:** Un México mejor y más justo. En: Pérez Tamayo R (comp.): *Roberto Kretschmer in Memoriam.* México, UNAM, 2005:219–233.
6. **Chávez I:** *Humanismo médico.* México, Facultad de Medina de la UNAM, 2003.
7. **Quijano M:** *Disertaciones y repeticiones.* México, Siglo XXI, 2003.
8. **Valle González A, Fernández–Varela Mejía H:** *Arbitraje médico. Análisis de 100 casos.* México, JGH, 2000.
9. **Narro Robles J *et al.*:** Ética y salud. Retos y reflexiones. *Gac Méd Méx* 2004;140(6):661–666.
10. **Pérez Tamayo R:** *Ética médica laica.* México, Fondo de Cultura Económica/El Colegio Nacional, 2002.
11. **Villa Caballero L:** Globalización y bioética en los recursos para la salud. *Gac Méd Méx* 2004;140(1):103–106.
12. **Parker M, Dickenson D:** *The Cambridge medical ethics workbook.* Cambridge University Press, 2001.

7

Un punto crítico en la bioética: de la argumentación a la aplicación

Víctor Huggo Córdova Pluma

La certidumbre no es actualmente el sello de la repercusión del desarrollo científico médico sobre las personas. Lograrla es una prioridad de la bioética.

Ante las maravillas que la medicina moderna nos muestra, hay momentos en donde parece que la ciencia y la tecnología avanzan a velocidades vertiginosas, mientras que las humanidades ni siquiera han iniciado una nueva marcha y cuando lo hacen atraviesan por un largo periodo de desmesura antes de plantear un acuerdo entre los individuos. Por ello, necesitamos ir de la desmesura a la consistencia. Para los filósofos este tipo de ejercicios son comunes, para los médicos son tan novedosos que perciben en muchas ocasiones a la bioética como poco útil. Esto es falso.

En este capítulo intentaré enunciar algunos elementos que de forma habitual enmarcan el paso de la desmesura ideológica hasta el esbozo de alguna propuesta formal por filósofos, biólogos, abogados, sociólogos, educadores, psicólogos, teólogos y médicos, como son la aproximación interdisciplinaria, el *telos* del médico y el *ethos* del hombre.

UNA APROXIMACIÓN INTERDISCIPLINARIA Y ABIERTA

Sí la realidad es estructuralmente un sistema activo de elementos que se interrelacionan, la complejidad será una propiedad de la realidad. Por ello, no es posible creer en una ciencia tan poderosa que intente explicar todo con certidumbre. Las diversas ciencias van coincidiendo en pensar que la zona de realidad a la que se dedica cada una de ellas no puede ser entendida como un mecanismo simple que asegure un resultado invariable. Lydia Feito apunta: *"Las distintas aproximaciones epistemológicas nos ofrecen diversas visiones del mundo; ninguna de ellas es necesariamente falsa, pero tampoco completamente verdadera"*.

La bioética es una disciplina en la que se percibe la complejidad de la realidad. Este punto abre debates acalorados que llegan a ser poco mesurados, su imbricación con el mundo de los valores y la dificultad de elaborar leyes explicativas que eliminen la incertidumbre lo fomentan; sin embargo, es tarea de la filosofía argumentar sobre problemas de difícil solución, no siendo su obligación el ofrecer resultados concretos a ellos. Es claro entender que, si bien es cierto que el pensamiento positivista de aquellos que nos dedicamos a las ciencias biológicas nos orilla, por el *episteme* de nuestra formación, a buscar justo soluciones ordenadas en un razonamiento de causa–efecto, esta condición no siempre se puede cumplir. Asumo que en estos tiempos, con la sociedad civil que nos rodea, el acceso a la información mediante sistemas electrónicos y el tipo de problemas que todos los días enfrentamos quienes nos dedicamos a la medicina clínica, aspiraríamos a una filosofía menos contemplativa y más práctica, lo cual tampoco está renunciado del centro mismo del pensamiento universal: la aplicación del conocimiento, pero habrá que admitir que esto no siempre es posible.

Es en este escenario en donde la metodología debe orientarse a la búsqueda de una actitud prudente y tolerante, en la que, tratando de evitar dogmatismos e imposiciones desde las convicciones y creencias personales —eliminando los excesos— se busque, quizá extremadamente difícil pero necesario, un acuerdo en los mínimos de convivencia. Un laicismo entendido como defensa de los intereses civiles de la sociedad común a quienes profesamos una religión y a quienes no son creyentes, sin persecuciones de unos a otros, sin querer negarnos mutuamente y sin descalificarnos por ello. La complejidad requiere una aproximación interdisciplinaria y abierta.

EL *TELOS* DEL MÉDICO

Las humanidades son incluidas en las ciencias naturales en una profesión que debe ejercerse con "oficio vocacional", como lo es la medicina, acto en el cual el hombre se pone en manos del hombre, quien resulta su conductor en medio de una acción de la propia naturaleza. Compromiso de un humano con su prójimo. Finalmente, el valor supremo será lo relacionado con el acto humanitario al cuidar y acompañar a sanos y enfermos en el momento de nacer, crecer, reproducirse, padecer, sanar, morir, donar, etc. Oficio que requiere de un especial conjunto de virtudes vinculadas a esa práctica —la deontología— como la dedicación del médico, con el fin personal y social con el que se expresa esta profesión, esto es, el *telos* del médico. Una profesión que al ser propia construyó una serie de normas y reglamentos con los que los médicos aceptamos conducirnos, estos son los códigos. Esta codificación deontológica ha ido creciendo y complicándose como resultado de un pacto social: la sociedad ha entregado a los médicos la potestad de conceder, a quienes reúnan las habilidades y conocimientos, el ejercicio de la medicina mediante una guía de conductas —lo que se espera de ellos— hacia su gremio y hacia su sociedad. Por eso, es una especial responsabilidad aceptar que los médicos evolucionamos; por ejemplo, hace algunos años los cirujanos, internistas, ginecoobstetras y pediatras ejercíamos estas ramas directas o nos dedicábamos a una segunda especialización como la gastroenterología, la neurología, la neonatología, la urología, en fin, delimitando nuestro actuar por esa formación a campos que tradicionalmente se conocieron bien. Así, los organismos civiles a los que la sociedad les ha encomendado acompañar a las universidades en ser los garantes de la actualización de conocimientos deben aprender ahora que estos mismos profesionistas, como parte de su *telos* en los momentos de este siglo XXI, pueden ocupar otros lugares que hace poco ni siquiera eran conceptualizados, y por ello ahora tenemos pediatras o internistas dedicados a una rama específica de la investigación clínica, ginecólogos o cirujanos dedicados a la alta dirección que no dejan de ser especialistas en sus áreas, que no se abstraen en zonas obscuras, por el contrario, han modificado su entorno en bien del crecimiento intelectual con una formación académica. Injusto sería cerrar sus opciones a mantener vigentes sus certificaciones académicas si los instrumentos con los que son medidos resultan anacrónicos y obsoletos. Esto es oscurantismo.

Así, hay temas que a la comunidad médica la marcan con gran influencia en la actualidad. Durante años, siglos más bien, resultan parte de la deontología de la profesión médica: el respeto a la vida, el crecimiento intelectual innovador, la constante actualización, la honradez, el compromiso, entre algunas otras virtudes que nos arrastran a la desmesura en las disertaciones de la eutanasia, el aborto, el manejo de embriones, el suicidio, la donación de órganos, la vida societaria, las compañías aseguradoras, la investigación en seres humanos, la fertilidad asistida, los xenotrasplantes, los monopolios de la industria farmacoquímica, la economía de la salud, la ingeniería molecular y la conducta despreciable de algunos colegas.

Metodológicamente contamos con un instrumento exponencial en el *telos* y, tal vez por eso, la bioética encuentra en la medicina clínica un espacio y un foro milenario, en especial porque la ética dentro del ejercicio de la clínica —su majestad la clínica— es ya una disciplina autónoma que hace del juicio orientado una de sus más altas cualidades y que cada momento intenta alejarse de atavíos dogmáticos. Los médicos hacemos esto desde antes que se llamara bioética, lo conocíamos como parte de la ética médica. Arnoldo Krauss es muy claro: *"es inevitable pensar que si una profesión debe tener nexos estrechos con la ética, ésta es la medicina. Y la ética, como se le denomine, como se le viva, como se le piense, es, simple y sencillamente, la disciplina que busca procurar el bien para los más y el mal para los menos"*.

EL *ETHOS* DEL HOMBRE

La bioética se mueve de manera sobresaliente en ámbitos de nosotros los creyentes; esto no le impide entrar en un diálogo plural, aunque manteniendo el *ethos* de su propia perspectiva. Con respecto a las doctrinas esenciales de la religión realiza un reconocimiento al fideísmo al afirmar que no es posible —ni necesaria— una demostración racional de nuestra fe, posición contraria al ateísmo, pero así como estos dos tipos irreductibles de creencias, el ateísmo y el fideísmo comparten un enunciado en común, el que *Dios existe,* también dibujan una conjunción irrenunciable: el bien común. La ética revela, y éste es su principal sentido, que el bien propio puede, y debe, coincidir con el bien de los otros. En la conjunción de ambos bienes se cifra, en última instancia, el sentido ético. La bioética, ese neologismo cuyo principio proviene del mismo sentido ético, se ha estructurado como una viva respuesta a los acontecimientos modernos de la vida apuntalada por otras disciplinas del quehacer intelectual humano, por eso su bicefalia magnánima aborda temas difíciles que deben ser injertados en lo más profundo del hombre mismo: sus creencias. Y desde ahí dar por entendido que los actos de fe y el humanismo no se pueden comprobar, sólo respetar. He aquí a la tolerancia como garante de consistencia. Pero este proceso, por las mismas razones, necesariamente enfrentará argumentos no prudentes, pasiones. Debe suceder así. ¿Cómo entonces llegamos a un acuerdo? Desde una ética que se fundamente en la propia condición humana, ya que es la naturaleza del hombre donde radican tanto el bien como el mal. Una ética que —en voz de su autoargumentación— ha transitado por los caminos teóricos de la filosofía moral, como por los prácticos de la moral filosófica. Una argumentación final en la cual el hombre desde el hombre mismo haga de sí la razón de su evolución cuidando de sí, evangelizamos así, teorizamos así, nosotros los católicos, los miembros de otras iglesias, aquellos que no creen, cuidadosos de las ideas generadas desde la morada última del hombre: él y lo de él mismo enmarcado en un escenario de tiempo y espacio determinado que le permitirá trascender, el *ethos*.

Juliana González nos aproxima al entendimiento del *ethos*, que en su origen más arcaico significó "morada" o "guarida" de los animales, y que sólo más tarde, por extensión, se referiría al ámbito humano, conservando, de algún modo, ese primigenio sentido de "lugar de resguardo", de refugio o protección; de "espacio" vital seguro, de "habitar" que nos remite al hábito y la costumbre, para finalmente decir en particular que el *ethos* se expresa de manera eminente en la condición espaciotemporal del hombre.

Ese *ethos* nos es indispensable como comunidad para mantener la libertad de un pensamiento ante el peligroso avance de la ciencia que nos sorprende a tal grado que saludamos con entusiasmo a lo que sea. George Orwell fue categórico al afirmar: *"la libertad del intelecto significa libertad para dar cuenta de lo que se ve, se escucha y se siente, sin estar obligado a fabricar hechos y sentimientos imaginarios"*; por eso la reflexión bioética no puede eludir el análisis ético de todo lo que ese avance conlleva y mantenerse en silencio, aunque su misma naturaleza le exige preguntar cuestiones duras que pueden aparentar desmesura en el tránsito de la argumentación a la aplicación.

Platón ya había observado que: *"Diké, la ley sabia, es hija de Ubris, la desmesura"*.

REFERENCIAS

1. **Morín E:** Los siete saberes necesarios para la educación del futuro. Barcelona, Paidós, 2001.
2. **Feito L:** La nueva alianza entre las ciencias y la filosofía. En: Blanch A (ed.): *La nueva alianza de las ciencias y la filosofía.* Madrid, UPCo, 2001.
3. **Feito Grande L:** La imposible posibilidad de los acuerdos en bioética. En: Guerra MJ, Feito L, Gómez Y, Velázquez JL: *Bioética: la cuestión de la dignidad.* Madrid, UPCo, 2004.
4. **Sobrino S, Córdova VH, Pedraza L:** La clínica: ¿arte o ciencia? *Gac Méd Mex.*
5. **Savater F:** *Despierta y lee.* Madrid, Alfaguara, 1998.
6. **Krauss A:** *Una receta para no morir. Cartas a un joven médico.* México, Alfaguara, 2005.
7. **Gafo J:** *10 palabras claves en bioética.* Navarra, Verbo Divino, 2002.
8. **González J:** *El* ethos, *destino del hombre.* México, Universidad Nacional Autónoma de México/Facultad de Filosofía y Letras/Fondo de Cultura Económica, 1996.

8

El principio de beneficencia

José María Alonso Aguerrebere

El Informe Belmont, en el decenio de 1970, describió los tres grandes principios para la bioética que se habían investigado por petición de la Comisión Nacional de Estados Unidos, los cuales son no maleficencia–beneficencia, autonomía y justicia. Para el habla española su mejor expositor es Diego Gracia.

Es importante diferenciar claramente el principio de no maleficencia del principio de beneficencia. El primero nos obliga a todos de modo primario, y por tanto es anterior a cualquier tipo de información o de consentimiento. El principio de no maleficencia no tiene nada que ver con el consentimiento informado, en tanto que el de beneficencia sí. Nunca es lícito hacer el mal, pero a veces no es lícito hacer el bien. En cualquier caso, ambos principios pueden reunirse en uno solo, que mande no hacer mal a nadie y promover el bien. Así entendido el principio de beneficencia, no hay duda de que ha sido y seguirá siendo el santo y seña de la ética médica. Las dos partes de este principio están perfectamente documentadas desde el tiempo de los hipocráticos. La parte negativa se halla formulada en la máxima *primum non nocere*, la segunda en la expresión, presente por dos veces en el juramento hipocrático, "en beneficio del enfermo".

A lo largo de la historia de la medicina se ha dado de esta fórmula una interpretación paternalista; no es necesario que así suceda. Y, si el favorecer se entiende conforme a los principios del consentimiento informado, no se ve por qué no ha de seguir siendo el santo y seña de toda la ética médica. Frente a los intentos de las últimas décadas por fundamentar la ética médica sobre el principio de autonomía, se reivindica el principio de beneficencia, pues en la relación médico–paciente cada parte tiene su propia responsabilidad moral: el enfermo, de actuar conforme al principio de autonomía, y la sociedad y el Estado, de acuerdo con el de justicia, pero el médico y la familia han de seguir aportando a esa relación el principio ético de beneficencia.

La ética médica actual no se diferencia de la clásica en que esté basada en la autonomía y no en la beneficencia, sino en que el médico ya no puede, debe ni quiere ejercer esa beneficencia de modo paternalista y absoluto. Al médico no se le pide que renuncie a su criterio moral de beneficencia, sino que lo entienda como "un" principio moral, que debe articularse con los propios de las otras partes de la relación médico–enfermo, la autonomía del paciente y la justicia de la sociedad. Sin renunciar a su principio de beneficencia, el médico tiene que aprender a no dar la espalda a la autonomía. Lo que el tiempo nos ha hecho descubrir es que el principio de beneficencia ha de compaginarse con las exigencias, en alguna medida opuestas a él, de la autonomía, mediante el diálogo, el acuerdo y la concertación.

Con ello hemos logrado definir, al menos negativamente, el perímetro del principio moral de beneficencia. Una beneficencia no paternalista es aquella que intenta hacer el bien o ayudar a los demás en sus necesidades, siempre que ellos voluntariamente lo pidan o lo acepten. Por tanto, en las personas adultas y responsables este principio nunca permite hacer el bien o ayudar sin el "consentimiento informado" del paciente. Cuando el consentimiento informado es imposible, ya por falta de información (p. ej., en los casos de urgencia), ya por defecto en la capacidad (p. ej., en los niños, en los comatosos o en algunas enfermedades mentales), entonces el imperativo moral de beneficencia lleva a buscar siempre el mayor bien del paciente y, por tanto, a prestar toda la ayuda posible.

Profundizando estos temas, es necesario fundamentar la obligación ética del médico "en la noción de tradición moral, enraizada en la historia viviente de la profesión", siguiendo la ética de la virtud propuesta por A. MacIntyre, que subraya la importancia de las "narraciones" de las que los hombres y, en concreto los médicos, forman parte. La historia o "narración" de los médicos es la de una profesión que ha asumido riesgos a favor de los enfermos como uno de los elementos constitutivos y que corre en paralelo con el gran prestigio social del que ellos mismos han gozado. Ésta es también la postura de A. R. Jonsen, que subraya que la expectativa popular apunta a la existencia de una dimensión moral que está en el fondo de la cuestión. Indiscutiblemente, esta línea de reflexión es importante y muestra cómo el ideal y el principio de beneficencia han estado presentes en la tradición médica.

Esto nos lleva a una segunda línea de fundamentación basada en la filosofía, no sólo en la historia de la medicina. Este planteamiento toma como punto de partida la afirmación de que los conocimientos médicos no son propiedad suya, sino que los han conseguido a través de los privilegios, no sólo económicos que ha recibido de la sociedad en su formación médica, privilegio que tiene como base el bien de los enfermos. Habría que añadir, además, el privilegio del monopolio médico, al que son tan sensibles estos profesionales y que se les concede igualmente para beneficio de los pacientes. Siguiendo ideas de Diego Gracia, podemos decir que la medicina ha sido una "profesión" en el sentido fuerte del término, algo que históricamente ha definido, además de los médicos, a los sacerdotes y a los jueces. Son profesiones que han gozado de una cierta impunidad jurídica, porque se ha esperado de ellas una gran responsabilidad ética.

Todo esto significa que los profesionales médicos, así como los de enfermería, tienen deberes éticos que otros no tienen. La sociedad les ha concedido una serie de prerrogativas que están ordenadas al bien de los ciudadanos. Cierto grado de sacrificio personal y de altruismo son obligatorios, y no meramente supererogatorios, en los médicos. Pero además, el bioeticista estadounidense subraya todo lo que la enfermedad implica de dependencia, ansiedad y vulnerabilidad en el paciente. De ahí surge una especie de alianza, que se expresa públicamente en la ceremonia de graduación, por la que los nuevos profesionales manifiestan públicamente su obligación de usar su ciencia al servicio del enfermo y por la que los médicos hacen profesión de beneficencia, de su vinculación hacia el principio de ese nombre, y al que no se debe renunciar, es "el santo y seña de la ética médica".

Aplicando el paternalismo a otros ámbitos, cabría preguntarse si el Estado actual no es tan paternalista o más que el antiguo. Nunca el Estado ha sido tan poderoso como hoy frente al individuo. A partir de la crisis económica de 1973 no ha sido infrecuente llamar crítica y despectivamente al *Welfare State* (Estado de bienestar), "Estado benefactor" o "Estado de beneficencia". Para el pensamiento neoliberal, en efecto, el *Welfare State* sigue siendo paternalista, ya que sigue restringiendo gravemente la libertad de sus súbditos. Tal vez en el caso del Estado debamos pasar de un Estado de bienestar a un Estado de solidaridad, pero ahora entre toda la sociedad.

REFERENCIAS

1. **Gafo J:** *10 palabras clave en bioética.* Verbo Divino, Estella, 1997.
2. **Gracia D:** *Fundamentos de bioética.* Madrid, Eudema, 1989.

9

Primero es no dañar: su vigencia en el siglo XXI

Bernardo Tanur Tatz

El insigne Hipócrates, cinco siglos antes de la era cristiana, en sus famosos aforismos de permanente texto de consulta por su inigualable ejemplo de humanismo y talento, consideró, como base del ejercicio médico que él inició a través de la insistencia de que dicho ejercicio impide conocer el diagnóstico de una persona sana o enferma sin observar con "ojo clínico" las características del individuo, su examen físico, pero inevitablemente presidido por un interrogatorio que en nuestros tiempos seguimos llamando historia clínica; sin estos dos requisitos fácilmente, inclusive sin quererlo pero por omisión, sería por lo menos el principio de un daño al enfermo y al médico. Por esta razón, el llamado padre de la medicina consideró que ésa sería la primera agresión hacia un paciente, la falta de conocimiento para efectuar una historia clínica completa y un examen físico exhaustivo y monitoreado por un profundo conocimiento para efectuar dicha acción.

La historia de la medicina al través de los tiempos nos ha mostrado que, de acuerdo a las circunstancias que rodean al médico, hubo épocas, sobre todo en el siglo XIX, que mostraron claramente la extraordinaria importancia que el interrogatorio y la observación del individuo tienen en la acción médica.

En 1972, publicamos ya el significado de iatrogenia a través de mostrar que nuestra ignorancia fácilmente puede perjudicar al paciente, haciendo ver nuestro desconocimiento en relación a las interacciones de los medicamentos. La falta de preparación se conjunta con la posibilidad de cometer una negligencia, impericia, omisión, error, defecto o exceso.

Es importante comunicar a los estudiantes nuestra definición de iatrogenia: *iatros*: médico, génesis: creación. Esto se interpretaría como cualquier acción benéfica o no producida por el médico; frecuentemente en la práctica médica se populariza un término y luego se entiende como que la costumbre lo dictó; en el caso de la iatrogénesis debemos ampliar su definición en la siguiente forma: *iatros*: médico, paramédico, y ambiente y génesis: creación nociva por el que ejerce en una o en otra forma, incluyendo la medicina alternativa naturista o empírica.

La iatrogénesis debe ser sinónimo de crear "algo" incorrecto (por el médico, personal paramédico, medio que lo rodea); o sea, aplicada a la practica médica, se podría describir como alterar la evolución de un paciente sano o enfermo. En el enfrentamiento con el paciente, inclusive el médico bien preparado deberá estudiar el caso de su paciente en forma exhaustiva, equilibrar la balanza de su actuación y vislumbrar su acción detectando los pros y contras de la aplicación de su tratamiento, que puede ser erróneo, a pesar de bien intencionado, por lo que es esencial el distinguir a la persona con un índice de salud y determinar en forma escalonada de grado y la naturaleza de la enfermedad para poder ejercer la terapéutica con pleno conocimiento recogiendo datos al máximo de lo que puede dañar al paciente, potencialmente, para así efectuar labor preventiva en la esfera integral, o sea en la biopsicosocial. La definición podría concretarse en lo siguiente: "La aparición de síntomas, signos o estados patológicos ocasionados por la administración a veces errónea o innecesaria de medicamentos, o la aplicación de terapéuticas médicas, quirúrgicas, instrumentales o psíquicas, capaces de originar enfermedad o modificar el curso de un cuadro clínico original".

El que estudia la carrera médica deberá obtener los conocimientos básicos, teóricos y prácticos que todo programa tiene, deberá desarrollar una amplia madurez humana y social para que, al estar frente al paciente, piense en su bienestar físico, psíquico, social, cultural y biológico, que contribuya no sólo a la felicidad del paciente sino también del núcleo familiar comunitario y del país mismo.

La contribución del maestro, del estudiante y del mismo gobierno es vital. Mientras ejerza en esta forma se actuará con ética, producto de la concientización y comportamiento del que ejerce. Así, el daño que propicia el facultativo será menor y deberá ir más lejos en hacer el esfuerzo de conocer y palpar el misterio del que pretende curar.

REFERENCIAS

1. *Iatrogénesis y ecología I.* Prensa Médica Mexicana. Año XI,2. 9–10, septiembre–octubre de 1976:284–296.
2. **Tanur B:** Conceptos prácticos sobre iatrogénesis. *Rev Fac Med* 1974;XVII(2):28–42.
3. **Lifshitz A:** *¿Primum non nocere? Rev Este País* 2006:70–74.

10

Un código ético médico basado en los objetivos de la medicina

Ruy Pérez Tamayo

En mi opinión, para definir a la ética médica no conviene partir de una tradición antigua, de algún documento memorable o de un decálogo de mandamientos dogmáticos y no razonados. Creo que, como se trata de una ética profesional, es mejor centrarse en la profesión misma y derivar de su práctica específica aquellos principios de comportamiento que mejor contribuyan a alcanzar sus objetivos.

Los objetivos de la medicina son solamente tres:

1. Preservar la salud.
2. Curar, o cuando no se puede, aliviar, y siempre consolar y acompañar al enfermo.
3. Evitar las muertes prematuras e innecesarias.

Estos tres objetivos pueden condensarse todavía más en uno solo, que es lograr que hombres y mujeres vivan jóvenes y sanos toda su vida y mueran lo más tarde y dignamente que sea posible.

Desde un punto de vista histórico, la actividad médica gira alrededor de una relación que funciona como su centro y a partir de la cual se derivan todas sus diferentes modalidades: la relación médico–paciente. La medicina probablemente se inició antes de la aparición de nuestra especie, en tiempos prehistóricos, cuando algún primate precursor del *Homo sapiens sapiens*, sintiéndose enfermo, se acercó a otro miembro de su misma especie, le pidió ayuda, éste aceptó dársela y procedió a hacerlo; quizá esto no fue un diálogo, porque seguramente el lenguaje se desarrolló mucho después, pero sabemos que existen otros medios de comunicación interindividual. De cualquier manera, desde entonces la relación médico–paciente es el punto de partida de todas las acciones médicas, es el eje que determina la dirección que tomarán todas las medidas diagnósticas y todas las intervenciones terapéuticas, constituye el núcleo esencial del arte de curar. Es lo que Ignacio Chávez gustaba de caracterizar, citando al gran clínico francés Potain, como "una confianza frente a una conciencia". Pienso que la ética médica también debe construirse en función de la relación médico–paciente, en vista de que, cuando ésta se da en forma óptima, se facilita al máximo el cumplimiento de los tres objetivos ya mencionados de la medicina.

¿Es posible integrar una ética médica completa y racionalmente aceptable, basada en sólo dos principios generales, que son los tres objetivos de la medicina, por un lado, y la relación médico–paciente, por el otro, y que excluye a toda influencia ajena a ellos, sea sobrenatural, de ética normativa o de dogma religioso? Mi respuesta es que sí, a pesar de que el sistema propuesto no se basa en conceptos como la "santidad de la vida", la existencia del alma, la identificación del genoma diploide con la "persona", la "dignidad" del ser humano, o hasta las opiniones del Papa y de otras autoridades eclesiásticas en asuntos médicos técnicos. La ausencia de estos conceptos y opiniones en la estructura de la ética médica propuesta no obedece a una fobia personal antirreligiosa, sino más bien a una inclinación que favorece a la racionalidad por encima de la fe. Por ejemplo, cuando se señala que "la vida es sagrada", mi primera reacción es preguntar qué significa el término "sagrada" y por qué se le atribuye esta propiedad a la vida, cuáles son los hechos que apoyan esta afirmación. De igual manera, cuando se dice que el "derecho a la vida" es el primer derecho del ser humano, sin el que todos sus demás derechos no pueden ejercerse, me pregunto cuál es la justificación racional de este postulado, en qué se basa tal proposición, si sólo se trata de una afirmación obvia ("para tener derechos hay que estar vivo"), si se refiere al derecho legal que se viola cuando se "priva de la vida a otro", o sea cuando se comete un homicidio, o si se trata de un dogma religioso que se acepta porque sí, porque es un dogma.

Las acciones éticas derivadas del código ético médico propuesto tienen que ver exclusivamente con la realización óptima de la relación médico–paciente, que es cuando mejor se cumplen las funciones de la medicina. Por lo tanto, todo aquello que favorezca una relación médico–paciente franca y abierta, basada en la confianza inspirada en el enfermo por la actitud afectuosa e interesada del médico, así como por sus conocimientos técnicos profundos y constantemente actualizados, es bueno dentro de la ética médica; lo contrario, o sea todo aquello que interfiera con el desarrollo de una relación médico–paciente óptima, es malo dentro de la ética médica.

De aquí se desprenden cuatro recomendaciones generales, que se tratan de manera más extensa en las páginas siguientes. Lo que sigue es un resumen de cada una de estas cuatro recomendaciones, incluido con objeto de redondear la presentación del Código de Ética Médica basado en la medicina:

1. **Estudio continuo.** El médico tiene la obligación moral de estudiar continuamente para mantenerse al día en los avances de su especialidad, con objeto de poder ofrecerle al paciente lo mejor que existe hasta ese momento para el diagnóstico y el tratamiento de su enfermedad. Estar al día en los conocimientos científicos en cualquier rama de la medicina no es cosa fácil, pero puede intentarse echando mano de los diferentes mecanismos que existen para ello, como leer sistemáticamente las principales publicaciones periódicas relevantes y los libros que se publican sobre el tema, asistir a cursos y congresos de la especialidad, pertenecer a las agrupaciones académicas pertinentes y participar en sus actividades, formar parte de grupos de estudio y discusión de problemas especiales, etc. Es necesario mantenerse en preparación continua porque la medicina científica está avanzando y transformándose todo el tiempo; de hecho, ésta es una de las características que la distinguen de las medicinas llamadas "tradicionales", en vista de que comparadas con la primera estas medicinas no progresan, no aprenden de sus errores ni buscan mejorar sus resultados explorando nuevas posibilidades; sus estructuras tienden a conservarse y sus cambios (cuando ocurren) son mucho más lentos y más bien corresponden a las transformaciones propias de las culturas de las que forman parte integral. Cuando el médico deja de estudiar y de mantenerse informado de los progresos en el conocimiento de su especialidad, también deja de contribuir a que la relación médico–paciente se dé en las mejores condiciones posibles, con lo que comete una falta de ética médica que se califica como incapacidad, ignorancia o negligencia, que además puede tener consecuencias penales. Muchos códigos de ética médica contienen la recomendación de que el médico ofrezca a sus pacientes el mejor manejo posible, lo que sólo se logra estando familiarizado con él; sin embargo, otros códigos médicos no lo mencionan (está ausente del Juramento Hipocrático y de la Declaración de Ginebra), lo que sorprende, pues es un elemento indispensable para cumplir con las funciones de la medicina. El médico que deja de ser un estudiante de su profesión comete una grave falta de ética médica y no sólo es un mal médico y un médico malo, sino que además es un médico inmoral.
2. **Información y docencia.** El médico tiene la obligación moral de escuchar con atención, paciencia y comprensión todo lo que el paciente y sus familiares quieran decirle, y a su vez de explicarles con claridad y en lenguaje sencillo, tantas veces como sea necesario, todo lo concerniente a su enfermedad y su pronóstico, su evolución y su tratamiento. Ésta no es una regla de etiqueta médica porque la intención no es crear una relación de autoridad sobre el paciente para fijarlo y evitar que cambie de médico (como se menciona en otros códigos éticos, especialmente el de Percival), sino de ética médica porque contribuye a establecer una relación médico–paciente sóli-

da, basada en la confianza y el respeto mutuo de ambas partes, lo que a su vez facilita el cumplimiento óptimo de las funciones de la medicina.

Un número importante de las quejas y demandas presentadas por pacientes y familiares en contra de médicos se deben a la falta de comunicación adecuada, frecuentemente debida a que los profesionales de la medicina no supieron o no quisieron explicar con todo detalle su pensamiento y los diferentes aspectos de la terapéutica a seguir y sus posibles consecuencias o complicaciones. Ésta es otra forma importante de ser doctor, porque recordemos que el término proviene de la voz latina *doscere*, que significa enseñar; en otras palabras, el médico tiene la obligación moral de enseñar su arte y su ciencia a su enfermo, a sus familiares y amigos, a sus alumnos (si los tiene) y a todos aquellos que puedan beneficiarse con su información. No hacerlo es una falta grave de ética médica, porque interfiere con el establecimiento y la conservación de una relación médico–paciente constructiva y positiva. Incidentalmente, este requerimiento de ética médica no sólo no ocurre en el Juramento Hipocrático, sino todo lo contrario, pues ahí se señala claramente que el médico sólo enseñará su arte a sus hijos, a los hijos de sus maestros y a todos aquellos que hayan prestado el Juramento, *y a nadie más.*

3. **Investigación científica.** Otra regla de ética médica es la obligación moral de contribuir a aumentar los conocimientos en que se basa la profesión, con objeto de mejorar cada vez más la calidad de la atención que se proporciona a los pacientes y el contenido de las explicaciones y de la enseñanza que les comunica a ellos y a todos los demás que se beneficien de esta manera. Por lo tanto, la investigación científica, sea básica o clínica, es también un requerimiento ético del médico, lo que significa la obligación de mantener los ojos y la mente bien abiertos a cualquier hecho novedoso o interesante, hacerse preguntas sobre lo que se observa y formular posibles respuestas, para después cotejarlas con la realidad; en otras palabras, cultivar la actitud científica no sólo repitiendo lo que hacen los maestros y los colegas, sino intentando siempre mejorarlos. No se trata de abandonar la práctica de la medicina para dedicarse a la investigación científica pura, sino de ejercer la profesión desde una postura científica, con curiosidad y escepticismo bien equilibrados, que es precisamente como debe practicarse la medicina. La investigación se puede hacer en forma individual o, como ahora es más común, como parte de un grupo, y lo que sobran en medicina son problemas, cuyas respuestas contribuirían a mejorar los conocimientos y, como consecuencia, a hacer que la relación médico–paciente permita alcanzar con mayor eficiencia los objetivos de la medicina.
4. **Manejo integral.** El médico debe tener siempre presente que el enfermo acude a solicitarle ayuda para que lo cure o lo alivie de su *padecimiento*, lo que es algo distinto de su *enfermedad,* aunque el primer término incluye al

segundo. Para poner un ejemplo, el enfermo puede tener una tuberculosis pulmonar, pero lo que lo lleva a ver al médico son la astenia, la falta de apetito, la palidez, el insomnio, la febrícula, la tos, la disnea, y además el miedo a lo que pueda pasarle, a que lo tengan que operar, la angustia por su familia, por dejar de trabajar, por interrumpir su vida habitual, y naturalmente el terror ante la posibilidad de la muerte. Todo esto es lo que el enfermo *padece*, y es lo que espera que el médico le quite al curarlo. El paciente no es un *caso* de tuberculosis pulmonar, como seguramente sería clasificado y referido en los registros de las instituciones hospitalarias, y como se comentaría entre colegas médicos; el paciente tiene un *padecimiento* que incluye a la tuberculosis pulmonar y también a otras muchas cosas que forman parte de su persona, de su existencia como ser humano. Es con este carácter con el que se presenta en la consulta, y no como par de pulmones infectados por el bacilo de Koch. Es claro que, si la enfermedad se trata en forma adecuada, buena parte o todo el padecimiento se irá aliviando, pero así como la tuberculosis requirió de pruebas diagnósticas y de prescripción de fármacos eficientes, también el resto de la carga que agobia al paciente necesita ser identificada, examinada y manejada por el médico con delicadeza, discreción y respeto, porque el enfermo acudió a solicitar ayuda para que le resolvieran su problema porque él no podía hacerlo solo. El médico que no se involucra en su atención con el padecimiento integral del paciente, sino que se conforma con diagnosticar y tratar la enfermedad, está cometiendo una grave falta de ética médica al no cumplir con los objetivos de la medicina, está ignorando su obligación profesional de *curar*, o *aliviar* cuando no se puede curar, pero *siempre apoyar y consolar al enfermo*; es un médico inmoral.

Creo que la síntesis anterior puede funcionar como un código de ética médica. Los cuatro principios mencionados (estudio continuo, información y docencia, investigación científica y manejo integral) contribuyen a que la relación médico–paciente sea óptima, lo que a su vez favorece que se cumplan los objetivos de la medicina. No se han invocado *derechos* de ningún tipo, no se ha mencionado la *santidad* de la vida ni se ha hablado de *humanismo* o del *honor y las nobles tradiciones* de la profesión. Estos y otros conceptos semejantes provienen de campos ajenos a la medicina y, aunque han influido (y siguen influyendo) en el comportamiento de muchos médicos, pertenecen a la esfera de la ética general, aplicable a todos los hombres (incluyendo a los médicos, pero no porque sean médicos sino porque también son seres humanos). Para una ética médica basada en la naturaleza de la medicina no sólo son irrelevantes, sino que con frecuencia interfieren con los objetivos de la profesión, disminuyendo la calidad de la relación médico–paciente, por lo que conviene mantenerlos al margen del ejercicio del arte de curar.

Sección II

La práctica médica y la bioética

11

El internista y los límites de su actuación

Víctor Huggo Córdova Pluma, Enrique Juan Díaz–Greene, Guadalupe Castro Martínez

Los límites de un especialista en medicina interna al ejercer su actividad se encuadran en la ética general —que incluye su obligación técnica y jurídica—, la alteridad, su *telos* y su definición conceptual dentro de una sociedad.

Repercusión del desarrollo social, político y económico; el progreso en todas sus acepciones lleva a los oficios a diversos matices. Éste es uno de los primeros retos de la bioética clínica, que esas nuevas peculiaridades de la profesión médica no pierdan la esencia del humanismo a pesar del impresionante desarrollo tecnológico, en donde quizá los límites del internista dependen de dos puntos importantes: la limitación que él mismo se impone dentro de un universo clínico y humanístico, y la enorme y custodiada frontera que establecen los diferentes niveles de atención que existen a lo largo de nuestra República, en donde la obligación del clínico es la misma y sus medios tan distintos, lo que limita la ejecución de su esencia.

En Alemania, en 1880, Strumpell escribe un tratado de enfermedades internas; dos años después se celebra un congreso de medicina en el cual la orientación fue la explicación interna e integral de diversas alteraciones cuyas disciplinas guías eran la fisiología, la bacteriología y la patología general. En 1885, en EUA, se fundó, por profesores de diversas facultades de medicina interesados en la investigación clínica y en la práctica del ejercicio privado, la *Association of American Physicians.* En el siglo XIX, W. Osler utilizó la denominación "medicina interna", enfatizando como su ejecutor al médico que ostentaba una formación académica de extraordinario nivel e intentaba favorecer el desarrollo de habilidades semiológicas.

Don José Terrés y Don Ricardo Cicero, en México, planearon la primera Sociedad de Medicina Interna, nunca lograda, pero fue en el decenio de 1940 cuando prominentes médicos de esa época, como Don Salvador Zubirán, Don Ignacio Chávez, Don Teófilo Ortiz Ramírez, Don Raúl Fournier y otros, registran ante notario público a la Sociedad Mexicana de Medicina Interna, que no llegó ni a un año de existencia, posiblemente por discordancias entre estos insignes maestros. En 1974, después de tres años de intensa labor, se fundó la Asociación de Medicina Interna de México (así llamada porque legalmente no podía usarse el nombre de la inmediata anterior). En 1975 se funda el Consejo Mexicano de Medicina Interna. En la Asociación y en el Consejo firmaron como fundadores, entre otros, Don Rafael Sánchez Cabrera, Don Bernardo Tanur Tatz, Don Juan Cruz Crohn y Miguel Angel Garcés. En el año 2003, bajo la Presidencia de la Dra. Olga Vera Lastra, la hasta entonces Asociación se transformó en el actual Colegio de Medicina Interna de México.

La medicina interna es una especialidad dedicada a la atención integral del adulto sano y enfermo excluyendo cualquier práctica quirúrgica. La acción médica del internista es consecuencia de un episteme y una definición conceptual provenientes de su educación: es un generalista integrador.

A principios del siglo XVII la lengua inglesa instaló *generalist* para designar a quien poseía destreza para hacer cosas muy distintas, no médicas, por supuesto. Una argumentación dual fue capaz de originar la denominación "generalista" *—se dice de quien resulta un especialista en la generalidad—*. Al aceptar esta trama se acepta también la característica que perdería esa amplia *visión concluyente.*

La designación *generalista* procede de irradiación estadounidense, concedida por diversas escaramuzas lingüísticas de aquel médico *de cabecera* en el entonces entorno de una medicina cotidiana, ajena aún a la fragmentación de la misma profesión. A mediados del siglo XX es la lengua francesa la que acuña de la inglesa para extraer el *généraliste* en la medicina, cuando el vínculo entre los enfermos y sus médicos había cambiado tanto. En ese mismo siglo, en el decenio de 1970, cuando en Europa la medicina hospitalaria impulsada por el Estado modificó el tipo de atención contribuyendo en diversos aspectos a la conformación de instituciones, pero sin duda impulsando un giro irreversible e influyente aun en terrenos no gubernamentales, en tal sintonía esa figura del médico en casa, consolador, íntimo, poseedor de la total confianza, escaseó. De esta apoteótica nueva currícula de la etiqueta de los doctores, los internistas fueron, por su vinculación alrededor de la clínica —su majestad, la clínica—, en quienes recayó la virtud de la generalidad. Los enfermos habían pasado del *médico de cabecera* al *hospital de cabecera.*

En estos diversos escenarios, el especialista en esta disciplina ha sido protagonista de cambios insospechados de los alcances de su actividad; el progreso le ha permitido ocupar un destacado lugar como un líder integrador, que ejecuta su actividad asistencial directamente, que procura el consejo ante un enfermo crónico al que no puede curar o como el conductor de un equipo multidisciplinario en casos especiales. Lo anterior no limita al internista para efectuar trabajos colaterales, inclusive en algunos casos los debe efectuar, como la investigación y la administración públicas o privadas. Se considera imperativo que el internista ofrezca sus conocimientos a la enseñanza teórica y práctica de la medicina. Como ciudadano y por vocación natural, debe participar en el desarrollo social de su comunidad. Como experto en enfermedades crónicas y degenerativas, debe participar en la planeación de la salud pública. Como ejecutor de la atención directa, sería imperdonable alejarlo de la asistencia primaria. Por su particular estructura al abordar los problemas, su compromiso es con el paciente antes que con nada y que con nadie, pero debe ocurrir en un escenario de respeto mutuo. Aquí se ancla claramente la alteridad, fundamento de la bioética. Médico y enfermo son iguales, corresponde al primero cuidar del segundo, el evitar a toda costa el sufrimiento innecesario, acciones superfluas o excesivas; pero este compromiso, ápice de todo código en la ética médica, es resultado de la libertad de ejercer la autodeterminación vocacional; de antemano se acepta el otorgar tolerancia y benevolencia a cambio de la satisfacción del propio hecho humanístico, mas no como autoflagelación ni penitencia. En este espacio filosófico existe gozo, no entreguismo, y debe ser analizado desde el laicismo.

El conjunto de virtudes que acompañan a la dedicación médica es el origen de la justicia en la coalescencia del clínico, el enfermo y sus terceros involucrados. Un internista debe diagnosticar con detalle la mayoría de los casos; en cambio, el tratamiento que puede ofrecer es menor. Lo importante de esta praxis es poseer la habilidad y destreza de saber con precisión cuándo se requiere de la asistencia de otro especialista médico o quirúrgico. Una obligación racional del internista ante cualquier problema es la eficiente valoración del caso, que por consecuencia le permita saber si es él quien debe tratar al enfermo o, si hay una persona más apta para referirlo, solicitarle asesoría, consejo o supervisión. El hacerlo no es una simonía, es razón de equilibrio para todos y de sumo conocimiento de la generalidad que se ejerce, no con ello se alcanza el límite sino la esencia. El límite es sencillo: justo el espacio en que las decisiones y acciones del internista no trastocan la dignidad, la oportunidad equitativa y el máximo beneficio de una persona que en ese momento depende totalmente de él.

REFERENCIAS

1. **Carreter Fernando L:** *El nuevo dardo en la palabra.* Madrid, Aguilar, 2003.
2. **Viesca Treviño C:** *La medicina interna en el México prehispánico.* México, AMIM, JGH, 2000.

3. **Córdova VH, Vera Lastra O:** *La historia de los expresidentes de la Asociación de Medicina Interna de México.* México, Universidad Nacional Autónoma de México, Departamento de Historia y Filosofía de la Medicina, 2003.
4. **Ramiro M:** Posibilidades futuras del ejercicio de la medicina interna. *Med Int Méx* 2005; 21(5).
5. **Lifshitz A:** El significado actual de *primum non nocere. Med Int Mex* 2003;19;36–40.

12

El internista y las enfermedades crónicas

María del Carmen Cedillo Pérez, Julián Espinosa Rey

En el ámbito de la medicina interna, uno de los objetivos del internista es la atención de las enfermedades crónico–degenerativas; todos sabemos que estas enfermedades son incurables.

El impacto que una persona tiene al conocer la noticia de que padece cierta enfermedad crónica es fatal; la pena que le embarga, la depresión, la tristeza, la angustia, son inevitables; y peor aún, el saber que tarde o temprano se va a morir es terrible e irremediable.

Mencionaremos en primer lugar que las enfermedades crónicas son previsibles. Las medidas preventivas son un arma importante para el médico general, el internista y hasta el subespecialista; la prevención no sólo del inicio de la enfermedad, sino de la progresión de ésta hacia otras complicaciones crónicas que también son terminales.

Las implicaciones de la prevención van más allá de las políticas de un sistema o de un gobierno; involucra principalmente el cuidado de la salud, la atención médica oportuna, el alivio de un síntoma, o más aún, de una enfermedad, claro, cuando es posible.

En esta época de transición epidemiológica el gasto en estas enfermedades es alto y, a medida que aumentan los costos de la atención médica, se hace necesario establecer prioridades en este gasto de recursos y, por lo tanto, las medidas preventivas son las más útiles para disminuir la problemática.

La prevención es una de las prioridades en nuestro actual sistema de salud en México. Por lo tanto, como internistas debemos tomar conciencia y retomarla, así como la educación para la salud en todos nuestros pacientes.

Otra situación que se percibe es que cuanto más escasos sean los recursos, será más la necesidad del internista de utilizar la clínica para el diagnóstico en sus pacientes, y más aún disminuir al mínimo los procedimientos costosos, así como la hospitalización. Tan es así que el médico debe determinar si está justificado realizar procedimientos caros que proporcionan esperanzas de vida muy limitadas.

Existe una gran diversidad en la problemática de estos pacientes. En este momento podemos dar entrada en este sentido a una problemática del internista ante el paciente cuya enfermedad crónica muchas veces causa invalidez antes de llegar la muerte; o bien la muerte inevitable, que muy probablemente sea prematura o súbita e inesperada.

El trato de estos pacientes implica varios aspectos; no es fácil decirle a él y a la familia la situación que tiene que enfrentar; se pretende que el médico se comunique y conduzca en cada caso con la ética y los principios deontológicos que nos caracterizan, con humanismo, sensibilidad, responsabilidad para determinar primero qué les va a decir, y si les dice todo lo que el paciente y la familia deben saber y en qué momento explicarlo; debemos tener la inteligencia de analizar en cada caso la capacidad de los individuos para enfrentar esta realidad; en muchos casos el enfermo es el padre de familia, que es el sostén de la casa, y es prácticamente un drama el que se sepa todo de inmediato; en la comunicación hay que tomar en cuenta cómo se informan las cosas. Son comunes los conflictos con los familiares cuando se les dice fríamente: "su madre está muy grave, no se puede hacer más y se va a morir"; esto no es ético; en cambio, si les explicamos "me apena mucho lo que tengo que comentarles, pero su madre desgraciadamente está muy grave, estamos haciendo todo lo posible en su tratamiento, no hay muchas esperanzas, existe el riesgo de fallecer, hay que esperar, hasta el último momento atenderemos como se debe a su madre". Las palabras que utilicemos para dar una mala noticia son imprescindibles. Ahora bien, cuando uno piensa que es lo mejor para él y la familia tenemos que enfrentarnos al siguiente paso, el apego al tratamiento, la dieta, el aspecto económico que es de gran importancia, y para ello debemos involucrarnos un poco con nuestro paciente; por ejemplo, no puedo darle la última "moda" en su medicamento cuando sé que el paciente no lo va a poder comprar, y eso lo sabré si me interesa un poco mi paciente y platico con él. Nos preguntaremos: ¿qué haremos para mejorar su calidad de vida?, y entramos a los dilemas bioéticos del paciente terminal. ¿Vamos a prolongar su sufrimiento, agonía y muerte?, o ¿le prolongamos la vida?; decisiones tales como que se interna al paciente a pesar de que sabemos que va a morir, y muere con su familia acompañado o en un hospital lleno de tubos, solo sin su familia. Debemos dar al paciente todo el apoyo físico, emocional y espiritual, incluso conocer sus creencias religiosas para poder otorgarle al paciente el mayor conocimiento posible de su "padecer" y, junto con su derecho de autonomía, decidir qué quiere él para su futuro, que puede ser tan corto como unas horas o tan largo como algunos años. Y tratar como médico del enfermo que se cumpla su última voluntad, que es como así lo decidió.

Otro tipo de problemas al que nos enfrentamos es con la familia, lo difícil que es para ellos primero el entender que su ser querido se quedó ciego, que no le funcionan los riñones, que en cualquier momento le da otro infarto, que está inválido por una trombosis cerebral; y este enfermo es una persona que requiere de atención que sólo su familiar le puede dar.

Uno de los problemas es el rechazo a ellos, no sólo en su casa, dónde tienen que darle todos los cuidados, también en los hospitales es común la conducta del abandono familiar, el rehusarse a ir por su paciente cuando se le da de alta, dan teléfonos y direcciones erróneas para no ser localizados, y mil pretextos con tal de dejar al paciente en el hospital, y muchas veces nos dicen a los médicos: "no sea malo, cuídemelo por favor otros días más, mientras consigo dónde llevarlo".

En fin, muchas son las experiencias que un internista vive con sus pacientes con enfermedades crónicas; lo difícil que es a veces el decirles bien "las malas noticias"; por ello y para ello debemos prepararnos y nunca olvidar nuestros principios éticos, primero como personas y después como médicos; médicos que muchos en teoría y otros en la práctica tenemos un humanismo con el que nos identificamos para apoyar y ayudar a las personas que atendemos, respetando sus derechos e involucrándolos en sus obligaciones en la atención de su enfermedad, tanto a ellos como a la familia.

Que estas reflexiones nos sirvan para pensar si el trato que les damos a nuestros pacientes es o no es ético.

13

El internista ante las enfermedades psiquiátricas

Gonzalo Alemán Ortiz, Miriam Feria Miranda, Víctor Huggo Córdova Pluma

La interacción del internista con otras especialidades clínicas es frecuente. Los trastornos de la mente son evaluados y tratados en su mayoría por médicos no psiquiatras. Cada día se describen con mayor precisión los componentes anatómicos y fisiológicos de la enfermedad psiquiátrica desde el punto de vista de la neurología, lo cual podría abrir una discusión sobre la sutil frontera entre estas disciplinas; a pesar de estas aportaciones interesantes, parece que en la práctica cotidiana al clínico sin entrenamiento adecuado, aunque sea un teórico de la psiquiatría, le resulta difícil interactuar en el marco del respeto natural con las personas que padecen de estos males, porque su afección nosológica deja de serlo para convertirse en un fenómeno altisonante de aquello aceptado como habitual o normal. A partir de ese diagnóstico se le desdeña de antemano, ya que pende sobre él "la espada de Damocles" de la locura.

¿*Mea culpa*?, tal vez, pero también un recordatorio de las obligaciones del médico para con su paciente, como son la no maleficencia y la dignidad. Terrible mal se le hace al paciente que se estigmatiza, ya que esto dificulta su atención desde el punto de vista médico, y tiene sin duda un gran impacto social desde el punto de vista no médico. Indudable, la agresión a la dignidad de la persona cuando un diagnóstico es percibido como injuriante, o peor aún, como causal de anulación de cualquier otra queja, síntoma o malestar que el paciente presente, pues "está loco", es la lápida final que destruye cualquier argumento del paciente que pide atención.

Sin embargo, el desconocimiento de la bioética, y al mismo tiempo de las enfermedades de la psique, es el primer obstáculo para terminar con este estigma, ya que no podremos explicar ni remediar aquello que no conocemos y nos atemoriza, pues se encuentra rodeado de un velo de misterio y de leyendas.

Al dedicarnos al ejercicio de la medicina aceptamos compromisos que nos llevan más allá de los hechos e intenciones comunes, como el ofrecer a nuestro paciente la mejor cura, o por lo menos, el consuelo para su mal (no olvidemos que paciente viene de *patere* [gr. padecer, sufrir]); no podemos negar la obligación de, si bien no dominar, sí conocer y ser capaces de identificar aquello que en una persona pueda provocar sufrimiento, hacerlo padecer. Si bien el internista no pretende ocupar el lugar del psiquiatra, sí debe trabajar con él, pues difícilmente podríamos encontrar dos ramas más afines, en razón de que los grandes síndromes psiquiátricos pueden ser causados por alguna enfermedad "médica", como se menciona en los criterios diagnósticos del DSM IV–TR, útil clasificación de las enfermedades psiquiátricas de diferentes características tanto primarias como aquellas que son consecuencia de una entidad nosológica no atribuible exclusivamente a la mente. Estos grandes síndromes, diríamos los internistas, son llamados trastornos por los textos de psiquiatría, por no poseer signos, sino sólo síntomas. Tal es el caso de la depresión, la ansiedad y los trastornos psicóticos, que bien pueden ser secundarios a diversas patologías que aborda el internista o presentarse como complicaciones de los tratamientos para ellas prescritos. Fármacos de uso tan extendido como los corticosteroides pueden generar cualquiera de los tres trastornos mencionados, la clara relación entre betabloqueadores y depresión, entre simpaticomiméticos y ansiedad o entre anticolinérgicos y sintomatología psicótica, la metoclopramida, que potencia los efectos extrapiramidales de los antipsicóticos, así como el efecto de los psicofármacos sobre síntomas diferentes a los psiquiátricos, como la obesidad y la dislipidemia causada o aumentada por la olanzapina.

Bien esperada es la depresión en el paciente portador de neoplasia, y no como una respuesta afectiva ante la noticia triste o la pérdida del objeto amado (¿la salud?), sino como una respuesta fisiológica aun antes de que el paciente conozca su diagnóstico, y que es mencionado como parte del síndrome paraneoplásico. La ansiedad se considera, inclusive, dentro del cuadro clínico de la tirotoxicosis, y la hiponatremia bien puede provocar *delirium*, que con facilidad alcanza a la sintomatología psicótica. Los cuadros psiquiátricos, que están más cerca de nuestra práctica cotidiana de lo que en realidad pensamos; la patología psiquiátrica es, además, tan frecuente como cualquier otra; podemos encontrar pacientes que además de ser diabéticos o hipertensos presenten algún cuadro psiquiátrico que amerite nuestra atención.

Pero si bien ya tocamos el tema de las enfermedades "médicas" simulando a las psiquiátricas, lo contrario es posible, y no poco frecuente, ya que al conocer el espectro clínico de la depresión, enfermedad apenas menos frecuente que la caries y considerada actualmente un verdadero problema de salud pública, no podemos sino empezar a dudar de la pureza de nuestros diagnósticos. ¿Qué costo económico le infligimos al paciente que refiere cansancio crónico? Incluso hay quien pretende "castigar" al paciente que se queja de cansancio y tristeza, enviándolo a la realización de estudios complejos y caros, para terminar demostrándole que no tiene nada, puesto que los estudios anatómicos más finos así lo dictaminan, y como sus determinaciones sanguíneas de las sustancias más diversas son también normales, el paciente debe estar mintiendo.

Entretenerse, buscarse una distracción y "echarle ganas" —esperpento lingüístico en nuestro idioma— son recetas más socorridas que el paracetamol. Menospreciar el dolor o el decir de un enfermo es privilegiar nuestra arrogancia por sobre el bien de otra persona, ya que no nos atrevemos a suponer siquiera que el paciente tiene en verdad algún problema, sólo que no lo hemos aprendido a ver. Por eso tantos pacientes con fatiga, dolores óseos o musculares, visión borrosa, olvidos, falta de concentración, insomnio, ansiedad, pesadillas y ganas de llorar andan por ahí, siendo objeto de burlas, vejaciones y descrédito, no sólo de quien convive con ellos, sino del médico de quien esperan una solución. Al sufrimiento de la enfermedad se le agrega el de la incomprensión, e inclusive el de la culpa que su entorno se encarga de inculcarle, ya que no está en realidad enfermo, se le dice, sino su problema es una falla de carácter, llegando a ser discriminado.

Hay ocasiones en que nos involucramos tanto en la mecánica cotidiana del trabajo, de actualizarnos y de leer, que no distinguimos qué es lo verdaderamente necesario. Siempre existirá el símil que se hace entre el conocimiento del internista y un océano de un centímetro de profundidad, contra lo que se pudiera considerar al verdadero especialista, quien "sabe casi todo acerca de casi nada". Nos toca encontrar el justo medio.

REFERENCIAS

1. Ethics manual. *Ann Intern Med* 1998;128:576–594.
2. **Jacobson:** *Psychiatric secrets.* 2ª ed. Hanley and Belfus, 2001.
3. *Diccionario médico–biológico (histórico y etimológico) de helenismos.* www.dicciomed.es.

14

El internista ante la mujer con un embarazo de alto riesgo

Eliana Cejudo Carranza, Héctor Alfaro Rodríguez

A la mujer embarazada que presenta una enfermedad o patología médica o quirúrgica asociada la catalogamos como un embarazo de alto riesgo. Este problema de salud pública plantea para los médicos un gran dilema cotidiano por los cuestionamientos éticos y debates científicos encaminados a decidir lo mejor para la mujer y para el producto de esa concepción, pero que a la vez respeten su autonomía. La opinión de estas señoras debe ser escuchada por el equipo médico, propiciando en todo momento la privacidad y el respeto total a sus manifestaciones emocionales, ubicación sociocultural e inclinaciones religiosas.

Este respeto engloba temas difíciles en cada historia; así, por ejemplo, sucede ante el establecimiento del momento adecuado y la vía de interrupción de un embarazo cuando la vida de la madre está en peligro o el rechazo total de esta propuesta termina con la muerte de la paciente. O cuando es complicado decidir sobre el futuro de los órganos reproductores ante una histerectomía derivada de una condición de origen obstétrica, con la consecuencia inmediata de nunca poder lograr otro embarazo. Cuestionamientos que rodean al principio de la teleología en cuanto al futuro del feto, ya que la práctica de la medicina maternofetal es dual, en donde debe preservarse hasta donde sea posible la vida de dos organismos que iniciaron una convivencia equilibrada desde el principio del embarazo, que se unen más allá de lo orgánico en el orden del humanismo vivo. Ésta es la necesidad de un abordaje desde la óptica de una reflexión sistemática, a la luz de los valores y principios de la bioética laica.

La práctica clínica cotidiana del internista involucrado en problemas médicos de mujeres embarazadas de alto riesgo puede ser en el consultorio, en las salas de hospitalización y en las unidades de cuidados intensivos. Tradicionalmente, el embarazo crea expectativas positivas tanto para la mujer como para la familia, el esposo e incluso para el mismo médico. Todo el mundo espera que el resultado final sea el nacimiento sin contratiempos de un nuevo ser, sano, sin defectos o malformaciones, sin accidentes ni complicaciones, esto es, sin dolor para la mujer gestante y su pareja. Un final feliz, el dictado por la naturaleza de preservar la especie.

En ninguno de los participantes cabría la distante posibilidad de pensar que ese embarazo termine en el fallecimiento del bebé o en la aparición de complicaciones graves que sean atendidas en una unidad de cuidados intensivos; de hecho, estas situaciones toman por sorpresa a todos los involucrados, y muchas veces los familiares de la paciente se sienten impactados y sin explicación de por qué, si la mujer embarazada sólo venía al hospital a tener un hijo, ahora les anuncian que está grave; simplemente no tiene lógica. Las sospechas aparecen, los familiares piensan en malas prácticas, médicos inexpertos o irresponsabilidades profesionales e institucionales; la posibilidad de una demanda civil o penal es fuerte.

En caso de la aparición de complicaciones médico–quirúrgicas en una mujer embarazada se plantean decisiones médicas en las que, con juicio extremo, debe valorarse el riesgo o beneficio, pues éstas pueden modificar el desarrollo fetal, además de existir siempre el espectro de la teratogénesis o del daño directo que provoquen la muerte fetal. Es por eso que el médico que trabaja con este tipo de pacientes debe mantenerse alerta. Un ejemplo clásico es la imprecisión en el diagnóstico de preeclampsia severa o eclampsia en una señora embarazada en la semana 28 o 30, a quien se le aplican medidas terapéuticas "agresivas" y en muchas ocasiones, si no es que en todas, la paciente debe manejarse adecuadamente en una unidad de cuidados intensivos con sedantes, anestésicos, relajantes musculares, antibióticos, vasodilatadores potentes por catéteres centrales, anticonvulsivantes, medicamentos para el edema cerebral, transfusiones de productos hemáticos, corticoides y una amplia gama de fármacos con sus respectivas interacciones farmacológicas. Por supuesto, invadir con sondas, procedimientos quirúrgicos que pueden llegar hasta la interrupción del embarazo.

Se comenta de una regla no escrita entre el personal médico y de enfermería de estas unidades: se guarda cierto silencio con respecto a la pregunta de qué tanto de estas maniobras, destrezas, fármacos y procedimientos afectan el desarrollo del embarazo, y si éste puede continuar después de la recuperación de la mujer tratada.

Por un lado, si no se aplicaran todos estos procedimientos médicos "agresivos" en el momento indicado con el objetivo de salvar la vida de la paciente que cursa con un estado crítico, cabe la posibilidad de tener dos pacientes en riesgo de muerte: madre e hijo. Y por el otro, si solamente el grupo médico opta por medidas contemplativas, no tan agresivas, con un criterio "de observación", y además no se quiere que se interrumpa el embarazo, existe el riesgo potencial de que la paciente muera en su domicilio sin atención médica especializada y, en caso de que llegue al hospital, sería siempre demasiado tarde. Vaya dilema ético.

¿Qué debemos hacer?, ¿dejar a la paciente sin tratamiento agresivo para no dañar al feto, pero con riesgo de agravar el padecimiento, o iniciar un tratamiento agresivo para salvar la vida de la madre, sabiendo que los procedimientos instaurados pueden dañar la vida del bebé?

Lo mismo podríamos disertar en otras situaciones cuando la mujer decide embarazarse sabiendo que padece diabetes mellitus tipo 1 con retinopatía y nefropatía, hipertensión arterial descompensada, lupus eritematoso sistémico, asma bronquial no tratada, cardiopatías graves, cáncer, síndrome antifosfolípidos, enfermedades pulmonares o renales terminales, trasplantes recientes, SIDA, hepatitis crónica, cirrosis hepática, trastornos tiroideos, enfermedades neuropsiquiátricas, prótesis mecánicas valvulares con anticoagulación crónica... ejemplos podrían sobrar. Las preguntas son las mismas: ¿qué debemos hacer?, ¿qué actitud y conducta debe tomar el grupo médico ante una mujer embarazada con alguna de estas enfermedades que quiere que su embarazo llegue a término y que, de ser posible, sea parto natural?, ¿se debe interrumpir ese embarazo inmediatamente?, ¿se deben iniciar estudios invasivos o no invasivos, resonancia magnética nuclear, tomografía, medicina nuclear?, ¿se deben iniciar tratamientos farmacológicos agresivos y prolongados para controlar los signos y síntomas de estos padecimientos, que en la mayoría de los casos se pueden descompensar en el embarazo?

¿Qué se debe hacer ante el caso de una mujer de 38 años, primigesta con ocho semanas de gestación, con un carcinoma de mama de rápido crecimiento que requiere cirugía y quimioterapia en el posquirúrgico?, ¿qué se debe hacer ante el caso de una mujer que quedó con encefalopatía anoxoisquémica posterior a paro cardiorrespiratorio, en estado vegetativo con un embarazo de 25 semanas?, ¿qué se debe hacer ante una mujer portadora de síndrome de Eissenmenger y embarazo de 15 semanas?, ¿qué se debe hacer ante el caso de una mujer con tres pérdidas gestacionales y embarazo actual de 26 semanas complicado con síndrome de HELLP?

Por todo lo anterior, se requiere que nuestra actuación médica sea con un alto sentido de ética y responsabilidad, así como vanguardista en los constantes giros de la ciencia moderna que nos permitan una adecuada toma de decisiones terapéuticas para el binomio madre–hijo. Y también se requiere de una modificación de actitudes médicas ante la mujer embarazada, para la detección oportuna de complicaciones que la pongan en riesgo de muerte, y de preferencia mediante consejo preconcepcional, la planeación de embarazos deseados en el mejor momento o bien su diferimiento o contraindicación del embarazo en aquellos casos en los que la valoración así lo sugiera, y si a pesar de ello continúa el deseo natural por la maternidad, que en algunas mujeres es demasiado fuerte, tendremos que enfrentar los dilemas que se plantean ante situaciones como las ya mencionadas.

REFERENCIAS

1. **Alfaro RH, Cejudo CE, Fiorelli RS:** *Complicaciones médicas en el embarazo.* 2ª ed. McGraw–Hill, 2004.
2. **Daar AS, Khitamy A:** Bioethics for clinicians. *CMAJ* 2001;164:1.
3. **Platts M:** *Dilemas éticos.* 1ª ed. México, Universidad Nacional Autónoma de México/Fondo de Cultura Económica, 2000
4. **Vázquez R:** *Del aborto a la clonación.* 1ª ed. México, Fondo de Cultura Económica, 2004

15

Aspectos bioéticos en relación con la infección por el virus de la inmunodeficiencia humana (VIH)

Sandra Treviño Pérez

La infección por el VIH es un problema de salud pública tanto a nivel nacional como mundial. Hasta fines de 2005 se había informado de aproximadamente 39 millones de casos en todo el mundo, ocurriendo 95% en países en vías de desarrollo. En la actualidad la enfermedad puede afectar a cualquier persona independientemente del género, la edad y la orientación sexual. Esta epidemia posee características que la hacen singular si se observa desde diferentes perspectivas, incluyendo el punto de vista ético.

Es un hecho que muchas personas que viven con el VIH experimentan algún tipo de rechazo o discriminación por parte de algunos sectores de la sociedad, o incluso del personal médico o paramédico, por el solo hecho de tener la infección, aunque también es cierto que esta actitud se ha modificado con el paso del tiempo y el mayor conocimiento del tema. Es frecuente que el diagnóstico de seropositividad se vincule de inmediato con conductas como promiscuidad sexual o adicción a drogas intravenosas, y aunque éstos son, en efecto, factores de riesgo para adquirir la infección, no están presentes en la totalidad de los sujetos afectados. Lo anterior, sin embargo, contribuye a la estigmatización que sufren algunos de los pacientes.

De los datos anteriores, puede entenderse que la discusión de los aspectos éticos en lo concerniente a esta enfermedad podría ocupar volúmenes enteros, pero, por lo extenso del tema, en este capítulo nos enfocaremos en las implicaciones éticas desde el punto de vista médico. Para comprender mejor estos aspectos se discutirán inicialmente las cuestiones legales relacionadas con la enfermedad y posteriormente algunas actitudes médicas.

DERECHOS HUMANOS Y ASPECTOS LEGALES

Al igual que cualquier ciudadano, las personas que viven con el VIH tienen derechos universales que se mencionan a continuación: el derecho a la vida, al más alto estándar físico y mental de salud, a la no discriminación e igualdad ante la ley, a la libertad y seguridad de la persona, a la libertad de movimiento, a solicitar asilo, a la privacidad, a la libertad de expresión y opinión, a la libertad de asociación, al trabajo, a casarse y formar una familia, a la educación, a un adecuado estándar de vida, a la seguridad social, a gozar de los beneficios y avances científicos, a participar de una vida pública y cultural, y el derecho a estar libres de tortura, tratos inhumanos, crueles y denigrantes. Además de los derechos universales, ONUSIDA, organismo creado por la ONU para combatir la epidemia del VIH/SIDA, ha efectuado algunas recomendaciones adicionales, como son el derecho a la confidencialidad, a un trato digno y respetuoso, y sugiere también acciones específicas para lograr una atención médica adecuada, acceso universal a los medicamentos antirretrovirales y a protocolos de investigación, así como acciones preventivas específicas por región.

En México no hay una legislación específica sobre la infección por el VIH, aunque en el Código Penal del Distrito Federal existe un capítulo destinado a la no discriminación, que aplica por igual a todo ciudadano mexicano.

Por su parte, la Norma Técnica para la Prevención y Control de la Infección por Virus de la Inmunodeficiencia Humana, creada en 1993 y modificada en 1999, se refiere específicamente a ciertos aspectos de atención médica y de confidencialidad.

Desde el punto de vista ético, es de singular importancia el apartado 6 en relación con la detección del VIH/SIDA, que establece en algunos de sus puntos lo siguiente:

- 6.3.2. Que las pruebas de detección deben utilizarse exclusivamente para fines de protección de la salud, y no para fines ajenos, a menos que sea acato a una orden judicial.
- 6.3.4. Que las pruebas de detección no deben ser consideradas como causal para la rescisión de un contrato laboral, la expulsión de una escuela, la evacuación de una vivienda, la salida del país o el ingreso al mismo.
- 6.3.5. Que las pruebas deben realizarse de forma voluntaria, con firma de autorización o huella dactilar, y respetando el derecho a la privacidad y a la confidencialidad en el expediente.

Finalmente, otros puntos en la norma señalan que la entrega de resultados debe hacerse de manera individual por el médico, y que la notificación de los casos debe realizarse de forma confidencial con fines de vigilancia epidemiológica.

A simple vista, parece que no existirían conflictos éticos si se respetaran los derechos humanos de los pacientes con VIH/SIDA, pero éstos se vulneran diariamente y con mayor frecuencia de lo que pudiera esperarse, contribuyendo a un panorama ético de elevada complejidad.

ACTITUDES MÉDICAS

La siguiente discusión se efectúa tomando como referencia los principios ético–jurídicos que rigen la práctica de la medicina en general y retomando algunos de los derechos de los pacientes mencionados previamente.

Diagnóstico

En este punto es obligatorio tomar en cuenta el principio de la confidencialidad de la información de la salud, en el que se establece un manejo especial para revelar los datos e historiales médicos a terceros. Considerando este principio y los antecedentes de la sección previa, queda claro que debería solicitarse el consentimiento informado a todo sujeto que vaya a ser sometido a una prueba de escrutinio para VIH. La realidad es que frecuentemente se realiza la prueba sin haber siquiera informado al paciente del procedimiento. Es bien cierto que en muchas ocasiones la prueba se realiza sin consentimiento, pensando en el beneficio del paciente si éste tiene una condición clínica sugestiva de supresión inmunitaria, pero aun en este caso debería solicitarse la autorización del enfermo aludiendo al principio de la autonomía de la voluntad, que le solicita a los profesionales en el ámbito de la salud el no interferir con la decisión del paciente y respetarla, sin influenciar en su conducta, aunque si el conocer el diagnóstico de infección por el VIH modifica de forma trascendente las acciones médicas en bien del paciente, debe sopesarse el beneficio clínico contra la privación del principio de autonomía.

Una situación en donde realizar la prueba sin consentimiento es éticamente correcto es cuando ha ocurrido algún accidente ocupacional con personal de la salud o si la persona con probable VIH tuvo una relación sexual de riesgo, ya que en este caso se aplica el principio de protección y beneficio, que solicita a los profesionales de la salud realizar sus acciones buscando en todo momento evitar causar un daño a sus pacientes, y en un caso como éste el médico es responsable tanto del paciente con la presunta infección como del sujeto expuesto de manera accidental. Los beneficios de la profilaxis posexposición también justifican sobradamente esta conducta.

Trato digno y respetuoso

Interviene aquí el principio de la no discriminación y la justicia, que tiene como finalidad el que los beneficios sociales sean distribuidos sin privilegiar o segregar a sectores de la sociedad, y éste es justamente uno de los principios que con más frecuencia sufren violaciones. Es incuestionable que el ser portador de la infección por el VIH no debe ser de ninguna manera causa de maltrato o discriminación, aunque frecuentemente los pacientes experimentan algún tipo de rechazo por parte del personal médico o paramédico, generado en parte por el desconocimiento de la enfermedad y de los mecanismos de transmisión. Si además el enfermo pertenece a un grupo específico, como por ejemplo los hombres que tienen sexo con hombres, es probable que sufra de discriminación tanto por tener la infección por el VIH como por su orientación sexual. En este caso en particular se le etiqueta como "culpable" de haber adquirido la infección y, por lo tanto, ser merecedor de las consecuencias. Desde el punto de vista estrictamente médico, son pocas las situaciones en que un paciente con infección por el VIH requiere de aislamiento inverso. Sin embargo, bajo el argumento de la supresión inmunitaria —que no siempre existe— es habitual que los pacientes queden en cubículos aislados y se dejen hasta el final de las listas de procedimientos diagnósticos y terapéuticos.

También es frecuente que la ruta diagnóstica, en caso de que el paciente con VIH requiera de atención médica, se limite exclusivamente hacia los padecimientos relacionados con supresión inmunitaria y se omita considerar los diagnósticos no relacionados con ella. Esta omisión médica es una forma de segregación que finalmente tiene consecuencias en la vida del paciente. Una actitud éticamente correcta en este sentido es considerar cada caso de manera individual, tomando en cuenta la cifra más reciente de células CD4.

Atención médica

Este punto se liga directamente con el anterior, tomando en cuenta dos principios: el de protección y beneficio y el de la no discriminación y la justicia. Resulta común que los pacientes con VIH no sólo sean encasillados desde el punto de vista de la ruta diagnóstica, sino que también son catalogados como irrecuperables por el solo hecho de tener VIH, independientemente del motivo de consulta. Este tipo de conducta puede provocar omisiones graves tanto diagnósticas como terapéuticas, lo que constituye sin duda un conflicto ético.

En la actualidad, el uso de la terapia antirretroviral altamente activa (TARAA) ha modificado el paradigma de la infección por el VIH, de ser una enfermedad rápidamente mortal al de una crónica y manejable. De esta forma, lo que da la pauta para establecer un pronóstico de salud no es el VIH *per se,* sino las condiciones clínicas e inmunitarias individuales. Es decir, el criterio para juzgar si un paciente es recuperable o no debe ser similar al de los sujetos seronegativos.

En el caso de un paciente no recuperable con VIH, la ética médica dicta apegarse nuevamente al principio de protección y beneficio para evaluar hasta cuándo debe continuarse con un tratamiento dado. Este punto en particular puede ser uno de los más difíciles de concluir, ya que el momento en que una maniobra médica se vuelve fútil está sujeto muchas veces a criterios de interpretación. Finalmente, debe comentarse que, si el paciente decide no recibir algún tipo de tratamiento en cualquier periodo de su enfermedad, la actitud éticamente correcta es respetarlo, invocando el principio de la autonomía de la voluntad, que le solicita a los profesionales en el ámbito de la salud no interferir con la decisión del paciente y respetarla, ni influenciar en su conducta. Lo anterior tiene una aplicación muy amplia, desde la decisión de suspender un esquema de antirretrovirales hasta elegir no recibir maniobras de reanimación en caso necesario. En este sentido, el médico tiene la obligación ética y médica de proporcionar al enfermo toda la información pertinente sobre la decisión, así como las consecuencias de sus actos.

También debe asegurarse de que el sujeto toma la decisión sin presiones y que está en plenitud de sus facultades mentales. Por supuesto, la excepción a esta regla son los pacientes con alteraciones psiquiátricas, incluyendo la depresión mayor; en este caso será conveniente sopesar la decisión con los familiares cercanos.

Prevención

En la tarea de la prevención de nuevos casos de VIH/SIDA están involucrados diversos sectores de la población, incluyendo a los médicos, educadores, gobierno y sociedad civil en general. En lo tocante a los médicos que atienden a personas con VIH, la ética médica obliga a fomentar las prácticas sexuales de bajo riesgo, pero esto no siempre ocurre. Debe también alentarse al paciente para informar sobre su condición de seropositividad si llega a tener relaciones sexuales, pero será el paciente y no el médico quien deba tomar esta decisión, apegándose al principio de la confidencialidad. El conflicto ético surge cuando el médico tiene conocimiento de la persona en riesgo, a la cual el paciente no le ha informado que es portador del VIH. Es entonces cuando el médico deberá poner en la balanza el riesgo de conservar la confidencialidad contra el beneficio de que el sujeto en riesgo sea diagnosticado y tratado de forma oportuna poniendo en práctica el principio de protección y beneficio. Una situación en donde literalmente la terapia antirretroviral resulta de gran utilidad es en la profilaxis maternofetal.

La discusión de algunos aspectos de la infección por el VIH desde el punto de vista ético resulta compleja y con frecuencia involucra decisiones difíciles en donde el paciente asume el papel protagónico. A diferencia de lo que ocurre con otras enfermedades, en el caso del VIH/SIDA la resolución de los conflictos no sólo está guiada por el mayor beneficio para el paciente, sino para aquellos que pudieran resultar afectados, lo cual explica el alto grado de complejidad desde el punto de vista ético.

REFERENCIAS

1. UNAIDS/WHO: *AIDS Epidemia Update.* December 2005.
2. **Muñoz de Alba Medrano M, Cano Valle F:** *Derechos de las personas con síndrome de inmunodeficiencia adquirida SIDA–VIH.* 1ª ed. México, Instituto de Investigaciones Jurídicas, 2000.
3. *NOM–010–SSA2–1993 Para la prevención y control de la infección por virus de la inmunodeficiencia humana.*
4. **Palella Jr *et al.*:** Durability and predictors of success of highly active antiretroviral therapy for ambulatory HIV–infected patients. *AIDS* 2002;16:1617–1626.

16

Somatización en medicina interna

Víctor A. de la Garza Estrada, Ricardo Cabrera Jardines, Víctor Huggo Córdova Pluma

La somatización, o trastorno somatomorfo, es la centralización por el doliente en las manifestaciones corporales de una alteración emocional que carece de una base orgánica demostrable. Es difícil diferenciar entre hipocondriasis y somatización. Este trastorno es un escenario claro de la teleología del ejercicio de un clínico, siendo la ética del médico el único "bastidor" para continuar con el pentaedro moral: *Lo primero es no dañar.*

La información publicada en este tema es discreta, pero la experiencia de los clínicos es inmensa. Estos enfermos son difíciles de tranquilizar o complacer. Su atención consume gran cantidad de tiempo, son individuos muy demandantes, inestables e inseguros, que en su mayoría debutan antes de los treinta años de edad, con una incidencia mayor en mujeres, con tendencia acentuada en grupos económicos de ingresos medios y altos. Muestran una gama de síntomas fuera de toda proporción o sin una explicación. Carecen de fidelidad a un médico, consultan a una gran cantidad de ellos, además de hechiceros, charlatanes e indiscutiblemente ritos o religiones; por ello, son sometidos a un número espectacular de procedimientos diagnósticos y terapias ordinarias e inusitadas. Son renuentes a reconocer como causa de sus síntomas a las emociones. A menudo provocan gran antipatía en los médicos que los atienden, pues confluye una serie de elementos que tornan difícil la relación, como cuando con prudencia se les ofrece una explicación razonada y científica de sus molestias, a la que ellos responden con ira, especialmente en aquellos que perciben perder la forma de manipular a sus cercanos por ser descubiertos. Su tratamiento es desalentador y frustrante, aunque se ha demostrado que hay mejoría con fármacos antidepresivos. Una característica poco explorada es que tanto el paciente como el médico que lo atiende en ese momento se quedan siempre con la "duda" de si en realidad no habrá "algo" que se esté pasando por alto. Hay varios síndromes bien conocidos que pueden considerarse parte de esta entidad: el síndrome del colon irritable, la dispepsia no ulcerosa, la fibromialgia y la fatiga crónica. Hay otras alteraciones que coinciden con periodos de estrés; así sucede con el dolor torácico de origen no cardiaco, la hipoglucemia, la hipotensión, el broncoespasmo, los despeñes diarreicos, la distensión abdominal, inflamaciones de la vía respiratoria alta, cistitis, proctitis o vaginitis no supurativas, múltiples alergias, lumbalgia crónica, aquellos que sufren demasiados accidentes, el síncope en jóvenes y otros más. Otros padecimientos psiquiátricos que cursan con síntomas coincidentes o traslapados son: ansiedad generalizada, depresión y pánico.

El buen cuidado, puntual elemento de la bioética, se instala como la guía de actuación ante un enfermo con somatización. Hay que acompañarlo en adquirir la información adecuada, ejercer la compasión al no menospreciar sus incomodidades, hacer de la comunicación una gala que ofrezca espacios de tranquilidad para ser racional al solicitar estudios o indicar tratamientos —en ocasiones será mejor que salga de su consultorio sin receta, pero atendido—. En cada visita examínelo por completo, aunque usted esté seguro de que nada encontrará, esto es esencial para la comunicación no verbal: el contacto y el acercamiento físico. Periodos agudos de somatización pueden resolverse con una intervención verbal o presencial del médico de confianza.

El reconocimiento de la persona y de su autonomía debe ser admitido con la maestría que sólo obsequia la experiencia; por ello los autores de esta sección intentamos transmitirla reconociendo los riesgos de la circunstancia. Por lo anterior, las explicaciones ofertadas a los pacientes deben ser lo más científicas posibles e involucrar a sus familiares o amigos, en especial con los individuos de preferencias sexuales diferentes, miembros de familias no funcionales o quienes padecen enfermedades crónicas devastadoras. Realistas también, pues mentir intentando tranquilizar con un amable "usted no tiene nada, son sus nervios" es muy grave para todos.

Aun así, el paciente hará lo que quiera. Conservar la empatía y las consideraciones con "ellos" es un acto de equidad, pero no de tolerancia desenfrenada a insultos, retos grotescos, exigencias fuera de la coherencia y mucho menos a la evasión del pago al médico. Tanto respeto merecen ellos como nosotros; reconocer al "otro" como "yo mismo" plantea el límite de la buena relación con estos personajes polémicos. Las ideas más importantes en la bioética clínica desde la mitad del siglo pasado reconocen esta frontera como la alteridad. Este principio le permite al médico, inclusive fuera de una situación que ponga en peligro la vida o la integridad del "otro", renunciar a ser su tratante; en el caso de un acuerdo para continuar la relación, exigir que se reconozca que el médico no permanecerá a

17

Elementos de la bioética alrededor de los pacientes ancianos

Rosa María Cortés González, Joaquín Zúñiga Madrazo, Víctor Huggo Córdova Pluma

La despersonalización y la disminución de los núcleos familiares han hecho un mundo moderno consagrado a las virtudes de aquel sujeto capaz de producir bienes, al propio tiempo que han olvidado la parte final de la vida sólo por el motivo de no continuar como actor económico. Este problema social deja visibles polaridades preocupantes; tal es así que en las grandes ciudades los ancianos suelen ser relegados —excepto en las familias tradicionales—, mientras que en las comunidades rurales continúan siendo respetados y considerados un factor de concordia. Las consideraciones para los ancianos han observando una serie de cambios a lo largo de la historia, que van desde la veneración hasta el rechazo en medio de una justificación como sociedad que construye una serie de ideas para darle una explicación a esa conducta; el ageísmo (*ageism*) o viejismo es el conjunto de contravalores y actitudes peyorativas que vienen a marginar y excluir en todos los órdenes de la vida social a los ancianos. Este grupo nos exige modificar sustancialmente los modelos de convivencia con ellos, personas humanas que enfrentan —sólo antes que nosotros— un periodo intenso de su vida: la senectud, que se entenderá con ópticas dependientes de la enseñanza familiar, la pertenencia o no a alguna religión, la raza, el origen social e incluso el momento de la historia. Menudo tema de aplicación de la filosofía actual, de la economía moderna y, por supuesto, de la razón de un Estado responsable que debe construir una de las razones sociales prioritarias.

Las características especiales del adulto mayor que incluyen los aspectos intrínsecos del envejecimiento y la disminución de la reserva funcional aumentan su vulnerabilidad ante situaciones de estrés o enfermedad, por lo que no pueden ser atendidos como cualquier grupo de pacientes. La valoración geriátrica integral es la herramienta o metodología de diagnóstico global en que se basa la medicina geriátrica, es un proceso diagnóstico multidimensional para identificar y cuantificar problemas físicos, funcionales, mentales, psicoafectivos y sociales con el objeto de desarrollar un plan de tratamiento y seguimiento de dichos problemas, así como la óptima utilización de recursos para enfrentarlos. Hay que conceder igual atención a los aspectos funcionales, cognitivos, psicológicos y sociales para tener un conocimiento integral de la situación del adulto mayor y establecer un plan de atención individualizado de prevención, tratamiento o rehabilitación, con el objeto de mantener al máximo su independencia, es decir, la mejor calidad de vida posible.

- La separación por enfermedad o muerte de individuos que se han acompañado por años como esposos, hermanos, amigos o parientes.
- El costo emocional de una persona que aprecia violada su intimidad y autonomía al depender de terceros, no siempre cercanos, para sus necesidades fundamentales, como moverse, dormir, orinar, defecar o sencillamente conversar.
- La dependencia económica para la atención médica y compra de utensilios.
- El ingreso involuntario a una residencia geriátrica.
- El ser subestimado en su capacidad mental y poder de decisión con implicaciones afectivas, de herencia o posesión de espacios y compañías.
- Principio de autonomía y consentimiento informado en medio de una evaluación inadecuada del estado mental.
- Problemas clínico–asistenciales, como utilización de restricciones físicas, empleo de sondas o catéteres, cuidados del anciano con incontinencia.
- Intensidad del tratamiento médico (encarnizamiento).
- Sobreutilización de fármacos.
- Cuidados en la fase terminal de la enfermedad.
- Abuso y maltrato. Hay características que el proceso de envejecimiento confiere a la persona y que pueden hacerla susceptible de maltrato y abandono; adicionalmente, cuando se agrega una enfermedad como la demencia, se pueden propiciar ambas cosas, por ignorancia tanto del médico como de la familia.
- Deberes y obligaciones de la familia; los límites de la responsabilidad moral de parte de los hijos no está escrita, pero el médico, en conjunto con la trabajadora social, puede promover organizar la red de apoyo para el acompañamiento del tratamiento del anciano.
- Vivir y morir con dignidad. En este rubro se debe considerar lograr conservar la mejor calidad de vida para el anciano, no sólo cantidad; por otra parte, debe analizarse cuando el caso lo amerite, después de una valoración geriá-

trica integral, lograr una buena calidad de muerte, sin que esto quiera decir que se adelante (eutanasia) ni irracionalmente se retrase (distanasia), pero además hay que superar el hecho de que se considere un fracaso cuando el valor del morir sobrepase el valor del vivir.

En la atención de los ancianos en los servicios de medicina interna existe la posibilidad de enfrentar alguna de las situaciones enunciadas; no quiere decir que no se lleven a cabo las intervenciones; lo propio es jerarquizar las decisiones, y para ello es fundamental realizar la valoración geriátrica integral, pues permite un conocimiento de la situación basal.

Hay que evitar el ageísmo, pues ayuda a que excluyamos de una atención de calidad a los ancianos o que favorezcamos su sentimiento de minusvalía y conciencia de ser un estorbo. Es necesario humanizar la asistencia social y privada. Debemos reflexionar que las sociedades que supravaloran la eficiencia, juventud y cultivo del cuerpo son especialmente insensibles en apreciar los profundos valores de humanidad y de experiencia de los ancianos, y que es urgente replantear una actitud de responsabilidad social para no hacerlos morir como personas antes de que se presente su propia muerte física.

REFERENCIAS

1. **García Férez J:** Bioética y personas mayores. Madrid, 2003. http//:www.imsersomayores.csic.es/portal/senileg/documentos/garcia–bioética–01.pdf.
2. **Salvarezza L:** Viejismo. Los prejuicios contra la vejez. En: *Psicogeriatría*. 2ª ed. Paidós, 2002:19–45.

18

Discapacidad: una afrenta pendiente en la sociedad moderna

Aurora Orzechowski Rallo, Víctor Huggo Córdova Pluma

Hasta el año 2006 la Organización Mundial de la Salud estimaba que existían aproximadamente 600 millones de personas con algún tipo de discapacidad, la gran mayoría viviendo en países en vías de desarrollo, condición que les impide un adecuado acceso a los servicios de salud y rehabilitación, al margen de severas desventajas para una integración social que los ubique como independientes, productivos y funcionales. La vergüenza ante un hecho, esta afrenta que se sintetiza por un camino interrumpido, pues cada día se vive más en este mundo globalizado, nos morimos viejos, la prevalencia de las enfermedades crónicas es alta, tenemos victorias sobre enfermedades infecciosas y aprendemos los rincones de la genómica, pero somos incapaces de ponderar el bien particular con el bien común, en un grupo de personas a las cuales, *de facto*, les suspendemos el elemental derecho de la igualdad. Los mismos gobiernos no contratan a los ancianos, aún hay empresas que no permiten discapacitados entre sus trabajadores e inclusive es una proeza que un invidente transite por su ciudad.

En México, desde el año 1983, el derecho a la protección de la salud quedó plasmado en la modificación del artículo 4° de la Constitución; sin embargo, hasta la fecha los individuos con algún tipo de discapacidad enfrentan discriminación y la inequidad en la asistencia sanitaria, debido a que no se cuenta con los recursos humanos y la infraestructura necesarios para su atención. La discriminación ha sido tono de diversos momentos entre aquellos que pertenecen a una minoría, pero que además padecen alguna enfermedad severa. Como caja sin resonancia real, a la sociedad mexicana nos ha faltado compromiso e impulsar los esfuerzos y logros gubernamentales. El Consejo Nacional para Prevenir la Discriminación (CONAPRED) es un órgano de Estado creado por la Ley Federal para Prevenir y Eliminar la Discriminación, aprobada el 29 de abril de 2003 y publicada en el Diario Oficial de la Federación el 11 de junio del mismo año. El Consejo es la institución rectora para promover políticas y medidas tendientes a contribuir al desarrollo cultural y avanzar en la inclusión social para garantizar el derecho a la igualdad, que es el primero de los derechos fundamentales en la Constitución Federal.

Los profesionales de la salud tenemos una responsabilidad más allá que otros grupos ante los pacientes con discapacidad. En primera instancia, debemos establecer con ellos una relación médico–paciente de colaboración, donde la comunicación con ellos y su familia sea bidireccional. Es importante en este sentido que estemos abiertos al diálogo, que se les ofrezca el tiempo necesario para aclarar todas las dudas respecto a su tratamiento y rehabilitación; de esta manera se fortalecerá la adherencia terapéutica. El primer paso es enseñarles a aceptar su padecimiento, y es nuestra labor coadyuvar a que se integren, no sólo a la sociedad, sino a su estilo de vida, de la mejor manera posible.

Esta sociedad actual cada vez más excluyente parece olvidar el cultivar la solidaridad como humanidad para los grupos vulnerables; cuántas veces los padres dejan en sus hogares a sus hijos que tienen enfermedades neurológicas que estigmatizan a la familia, niños que son privados de la esfera afectiva. Gente anciana que es separada del núcleo familiar, en un país que antaño veneró a sus ancianos como parte de su cultura. Hasta los niños zurdos ganan reprimenda en los colegios que no entienden la existencia de esa diversidad generada por un evento de neurotransmisión. Los ejemplos son avasalladores e imponentes, pero los riesgos lo son aún más; hay quienes en estos asuntos desean hilvanar de mala forma a las posturas proeutanásicas. ¿Quién puede no hacer digno a alguien, sólo porque la enfermedad o el tiempo lo convierten en no hábil o débil? La dignidad atribuida a las personas es un valor incondicional e incomparable, lo cual implica que es un valor independiente de las condiciones sociales o interpretaciones subjetivas, pero que no se puede establecer en grados o diferencias cuando se habla de la "dignidad de las personas", pues no hay quien tenga más o menos dignidad. El principio de no maleficencia abraza desde su conceptualización hipocrática el no causar daño alguno adicional. Esto es no discriminar.

REFERENCIAS

1. **Asatashvili A, Borjón I (Coords.):** *Panorama actual de los derechos humanos de las personas con discapacidad: la situación de México frente a los compromisos internacionales.* México, Comisión Nacional de los Derechos Humanos, 2003.
2. **García Ramírez S:** *La responsabilidad penal del médico.* México, Porrúa/UNAM, 2001.
3. **Moctezuma G:** Derechos de los usuarios de los servicios de salud. En: Muñoz de Alba M (Coord.): *Derechos de los usuarios de los servicios de salud.* Secretaría de Salud, Cámara

de Diputados del Honorable Congreso de la Unión, LVIII Legislatura, Instituto de Investigaciones Jurídicas/UNAM, 2001.
4. Organización Mundial de la Salud: *Disability and rehabilitation, WHO action plan 2006–2011.* http://www.who.int, marzo 13 de 2006.
5. **Soberanes J:** *Presentación*. Fascículo 6. Los derechos de las personas con discapacidad. *Prevención de la violencia, atención a grupos vulnerables y los derechos humanos.* México, Comisión Nacional de Derechos Humanos, 2003.
6. **Soberón G:** *Políticas públicas y desempeño de los sistemas de salud.* En: Rodríguez G (Coord.): *Bioética, legislación, políticas públicas y derechos humanos.* México, Comisión Nacional de los Derechos Humanos, 2004.

Sección III

La medicina interna y la bioética clínica

19

La ética en la enseñanza clínica

Julián Espinosa Rey, María del Carmen Cedillo Pérez

La medicina, tanto en el aspecto asistencial como en la enseñanza, no ha escapado a la enorme influencia de la tecnología moderna; las escuelas de medicina utilizan cada vez con mayor frecuencia material audiovisual y maniquíes simuladores que remedan no sólo la anatomía y la fisiología del ser humano, sino también algunas enfermedades de mayor prevalencia a nivel mundial. Estas máquinas, que son un alarde de tecnología moderna, son de gran utilidad como complemento en la enseñanza clínica de nuestros alumnos; pero en lo personal creo, como muchos otros, que no existe hasta la fecha un método que tenga mayor trascendencia en la formación de nuestros estudiantes de medicina que la enseñanza frente a un paciente verdadero, puesto que, si queremos ser expertos en atender enfermos, tenemos que aprender con enfermos. Por lo tanto, la enseñanza con el paciente en su cama es el método más propicio para lograr los conocimientos, destrezas y habilidades clínicas que requieren nuestros estudiantes.

Desafortunadamente, para quienes nos formamos como médicos y aún enseñamos como maestros con este método, y probablemente para fortuna de los pacientes, hoy en día nos enfrentamos a ciertas normas legales y códigos de ética que hacen cada vez menos permisible este tipo de enseñanza.

El presente escrito no es una crítica, tiene como principal objetivo hacer una o varias reflexiones en relación a algunos aspectos éticos, de cómo hasta ahora hemos desarrollado la enseñanza clínica en algunas instituciones y, sin afán de desprestigiar la noble y generosa actividad docente que desarrollamos como médicos y maestros de la clínica, y que el paciente, el hospital y la escuela nos permiten realizar dentro de nuestro horario de trabajo como médicos asistenciales, considero importante mencionar y reflexionar sobre algunas experiencias vividas durante mi etapa de estudiante, que en otros tiempo resultaban "normales" y hasta ejemplares, pero que ahora se cuestionan cada vez más desde el punto de vista de la bioética y la deontología, y en las que tienen que ver no sólo el maestro y el alumno, sino las escuelas de medicina, los hospitales y, por supuesto, el paciente.

En mis tiempos de estudiante, durante la rotación clínica por algunos hospitales, el maestro solía llevar de cinco a diez de sus alumnos frente a la cama de un paciente, hombre o mujer, daba igual, o llevaba al enfermo al salón de clases, frente al grupo de 20 estudiantes, o lo presentaba en la sesión frente a 30 médicos; en cualesquiera de los casos, el paciente era interrogado durante 30 minutos o más, después lo explorábamos prácticamente todos, poniendo especial atención en el sitio donde tenía el dolor, la lesión, el tumor o la patología que fuera; el paciente obedecía fielmente las órdenes que el profesor le daba: siéntese, acuéstese, respire profundo, puje, tosa, etc. Al terminar, con un "gracias, don Fulano", se hacían los comentarios y se discutía el caso. Mientras, el paciente quedaba con cara de dolor, de vergüenza o de impotencia y temblando de frío se apresuraba a vestirse; no era infrecuente que, si se trataba de un "caso interesante", llegase otro grupo, los internos de pregrado, los residentes y otros médicos de base, todos a enriquecer su experiencia a costa de la enfermedad y el sufrimiento del agobiado paciente.

En la mayoría de las veces que esta actividad cotidiana se llevó a cabo, el maestro no pidió permiso ni consentimiento al paciente para ser utilizado como objeto de enseñanza. Tampoco importó si estaba triste, angustiado, cansado, preocupado o adolorido, y que hubiera quedado peor; lo importante había sido que el maestro había cumplido cabalmente con su compromiso académico.

Otra actividad clásica de los "hospitales–escuela" era el paso de visita conjunto: la enfermera, cinco estudiantes, ocho internos de pregrado, seis residentes, cinco médicos de base, el subjefe y el jefe: todos pasando la visita paciente por paciente, comentando y discutiendo el padecimiento actual, los antecedentes, el pronóstico, el tratamiento, lo que se había hecho bien y lo que se había hecho mal, y algunos aspectos de la vida personal del enfermo que, si bien formaban parte de su historia clínica, en muchos casos no era necesario referirlos frente a todos, más que por puro interés académico. Luego venía "el bombardeo" de preguntas para el estudiante, el interno y el residente, en ocasiones creemos con el único propósito de exhibir la inexperiencia o la ignorancia de los mismos frente a un paciente que previamente había puesto en dichos médicos, ahora humillados o ridiculizados, toda su confianza y esperanza para recuperar su salud, y que por supuesto ya no sucedería igual.

En ambas situaciones los resultados logrados desde el punto de vista de la enseñanza habían sido todo un éxito; sin duda que ello contribuyó a formar los grandes médicos clínicos y maestros de hoy, pero actualmente, con los consabidos y tan difundidos derechos del paciente, surgen la interrogantes: ¿dónde había quedado el derecho de confidencialidad, o el de consentimiento informado, o de trato digno y respetuoso y el de atención médica adecuada?, ¿qué derecho tiene el maestro (médico) para utilizar a su paciente como objeto de enseñanza clínica?, ¿qué obligación tiene el paciente de participar o prestarse en dicha enseñanza?, ¿mantendrán los pacientes en el futuro la misma disposición u obediencia con su médico para ser utilizados o exhibidos como se hacía antes?, ¿debe existir un formato de consentimiento informado para apoyo a la enseñanza?

En mi experiencia, cuando la relación médico–paciente es armónica, de confianza y respeto, el paciente permitirá contribuir a la enseñanza e incluso quedará agradecido por sentir que "se presta un poco de mayor atención a su enfermedad"; en este caso sólo basta pedirle que firme un formato de consentimiento como el que a continuación se propone.

CARTA DE CONSENTIMIENTO INFORMADO PARA APOYO A LA ENSEÑANZA CLÍNICA

Institución________________________Lugar y fecha________________
Nombre____Edad______
No. de expediente_______Servicio________________________________
Cama______

Por medio de la presente manifiesto que he sido informado de las actividades de enseñanza e investigación que el hospital____________________________ realiza en convenios con universidades y escuelas de medicina, con el propósito de contribuir a la formación de recursos humanos para la salud, por lo que autorizo a los médicos del servicio______________________________________ a que, bajo los principios éticos y deontológicos de la práctica médica, puedan realizar sus actividades de enseñanza en mi persona, en el entendido de que no seré dañado por ello y que podría ser en beneficio de mi salud.

________________________________ ______________________________
Nombre y firma del paciente Nombre y firma del médico

DE LA ÉTICA DE ALGUNOS MAESTROS

También viví la experiencia de tener al ilustre maestro de reconocido prestigio y con apellido de gran abolengo que se presentaba a recibir al grupo, a establecer las normas de trabajo y disciplina, pero que nos dejaba en manos del residente y no lo volvíamos a ver hasta la clausura del curso; eso sí, seguramente como consecuencia de un sentimiento de culpa y para que no hubiera quejas, a todos no calificaba con diez.

Podría comentar también sobre los profesores comprometidos hasta con escuelas de medicina en su mismo horario de médico asistencial y que, por lógica, no cumplían ni con el trabajo asistencial ni con el de maestro. De los que utilizan a los estudiantes para realizar actividades que sólo satisfacen a sus intereses personales y que en nada contribuyen a su formación. De los que intentaban extorsionar, negociar la calificación con algunas compañeras, etc. Desconozco con qué frecuencia pase esto, pero existe y obliga a la reflexión.

¿Es necesario establecer normas o reglamentos más estrictos que permitan una mayor evaluación, supervisión o vigilancia de tales comportamientos no éticos? ¿Están bien establecidos no sólo los derechos sino las obligaciones del maestro? ¿Es lícito el doble compromiso maestro–médico o escuela–institución?

DE LOS ALUMNOS

Hoy en día muchos de nuestros alumnos parecen más preocupados por conseguir una buena calificación que por adquirir nuevos conocimientos o mejorar sus destrezas o capacidades; se observa poco compromiso y casi nula actitud de sacrificio, mucho menos actitudes humanistas o éticas; cada vez hacen valer más sus derechos, pero desconocen prácticamente sus obligaciones; no es difícil que intenten imponer ellos las normas y disciplinas o terminen culpando al maestro, a la escuela o a la institución de su mala preparación.

¿Qué obligaciones tiene el alumno ante el paciente, ante el profesor, ante la institución y ante su escuela, y cuáles son sus derechos?

DE LAS INSTITUCIONES

Y qué decir de las instituciones, más preocupadas por cumplir con los indicadores de atención sin que les interesen los programas de enseñanza, y que por tradiciones académicas, en ocasiones propiciadas por limitaciones presupuestales o mal manejo de recursos, terminan utilizando al estudiante, al interno o al residente para realizar trabajos que le corresponden al médico de base, a la enfermera, al camillero o al mensajero. ¿Qué responsabilidad tienen las instituciones, las escuelas o el maestro ante un accidente del alumno dentro del hospital?

DE LAS ESCUELAS DE MEDICINA

Y de las escuelas de medicina con programas poco apegados a nuestras necesidades nacionales en cuestiones de salud, en ocasiones con autoridades demasiado tolerantes ante los hechos antes mencionados, bien conocidos por ellas, que se preocupan más por intereses políticos y por resultados convenientes en porcentajes de aprobados y reprobados que por la verdadera preparación del alumno y que nunca promueven los aspectos éticos de su personal.

¿Cuáles son los derechos y obligaciones de las escuelas de medicina y de las instituciones en relación a la enseñanza?

Quizás la respuesta a muchas de estas preguntas ya exista; si así es, seguramente ha faltado difusión y se tendrá que trabajar en ello.

REFERENCIAS

1. **Rivera RHH:** *Ética en la enseñanza de la medicina.* Comité de Ética Médica y Bioética, Colegio de Medicina Interna de México.
2. **Ortiz GM, Portuondo AO, Ahuar LL, Rodríguez RI:** La ética y la enseñanza de la pediatría. *Educ Med Super* 2004;18(2).
3. **Vidal G JM:** La enseñanza de la ética moderna. *Rev Cubana Salud Púb* 1999;25:166–177.
4. **Barreiro RH, González PJ, Lasanta MM, Barreiro PA:** Criterios sobre la enseñanza de pregrado de la asignatura medicina legal y ética médica. *Rev Cubana Educ Med Super,* ISSN.
5. **Larios Mendoza H, Paredes Sierra R, Ortigosa Ramírez JL:** *Ética en la formación del médico.* Seminario El Ejercicio Actual de la Medicina, Facultad de Medicina, UNAM.

20

El razonamiento ético en la clínica

Octavio Rivero Serrano, Irene Durante Montiel

Con motivo de una encuesta realizada por funcionarios del posgrado de la Facultad de Medicina, en la que se interrogó a alumnos que cursan estudios de especialización en diversos hospitales, y después de conocer las respuestas, que en su mayoría señalaban no encontrar problemas éticos en el ejercicio de sus actividades académico–asistenciales hospitalarias, se consideró que estos resultados contrastaban con numerosos artículos que en la bibliografía señalan la preocupación de responsables de diferentes niveles de educación médica acerca de los problemas de ética médica actual.

Por ello, y con la finalidad de mejorar la formación integral de sus estudiantes en el área humanística, la División de Estudios de Posgrado de la Facultad de Medicina de la UNAM encargó al Seminario sobre el Ejercicio Actual de la Medicina, con ocho años de trabajo y publicaciones sobre el tema, que estructurara un programa para sensibilizar a estudiantes y profesores de las especializaciones médicas acerca de los problemas éticos que surgen en el ejercicio actual.

La medicina y la práctica médica de nuestros días han tenido cambios sustanciales. El más profundo conocimiento acerca de la patología que enferma al ser humano y los innumerables recursos tecnológicos para el diagnóstico y tratamiento oportuno de las enfermedades hacen hoy a la medicina más capaz y eficiente para ayudar al médico a combatir la enfermedad. De manera paradójica, muchos de estos avances vienen acompañados de nuevos dilemas éticos, como aquellos referidos a la inseminación *in vitro*, la investigación con células madre embrionarias y adultas y la medicina defensiva. Sin embargo, no son los únicos cambios: el encarecimiento del acto médico; la necesaria participación de terceros para financiar un acto médico cada vez más costoso; el abuso en la utilización de recursos tecnológicos que en ocasiones parece sustituir a la clínica tradicional, no rara vez inducidos por la "productividad" como concepto de nivel en nosocomios privados; y la debilitación de la relación médico–paciente por sí misma curadora.

Estos no son sino ejemplos de los muchos conflictos que se presentan en forma cotidiana en el ejercicio médico y que lo han modificado de tal manera que en muchas circunstancias los valores y principios éticos tradicionalmente aceptados en la medicina se han puesto en tela de juicio o se han visto alterados. Por ejemplo, ¿es ético recetar anticonceptivos a una menor de edad?, ¿es ético discontinuar las medidas extraordinarias ante un enfermo con muerte cerebral?, ¿es ético que un médico reciba una parte del honorario de un colega al que le ha referido un enfermo?, ¿es ético que los hijos de un paciente definan el no informarle sobre su diagnóstico sin tomar parecer al paciente? Como éstos, otros dilemas éticos surgen en la medicina actual.

En nuestro medio, la Comisión Nacional de Arbitraje Médico (CONAMED) ha señalado que los problemas entre prestadores y usuarios de los servicios de salud involucran, entre otros aspectos, el actuar ético y la habilidad de comunicación e interacción del profesional de la salud. Por ello, el médico no logra cumplir su cometido clínico ni la satisfacción del paciente y menos el mejorar los resultados de salud que, en consecuencia, disminuirían las demandas que le son presentadas o las que son llevadas a juicio. Esto es preocupante si consideramos lo que representa en términos del beneficio para el paciente y el médico. También preocupa la repercusión en quienes se encuentran en los diferentes niveles (licenciatura, especialidad, subespecialidad) de formación médica, debido a que en esas etapas observan, aprenden y aplican los principios de la ética médica.

La literatura internacional nos aporta datos interesantes, como:

- Hasta el 47% de los estudiantes del último año de pregrado se sintieron presionados para actuar con falta a la ética en alguna de las rotaciones clínicas.
- Cada vez más escuelas de medicina promueven la incorporación a la currícula, no sólo de la enseñanza de la ética médica, sino también de los aspectos legales relevantes para la detección y atención de estas situaciones en el ejercicio médico.
- La enseñanza y el aprendizaje de la ética requieren de la participación decidida de profesores y alumnos y aportan el lenguaje y el abordaje estructurado necesarios para atender los conflictos éticos.
- Más allá de la retención del conocimiento, cambios de actitud y la capacidad para identificar los conflictos éticos, la complejidad de los dilemas éticos exige del médico habilidad para analizar y sintetizar información que le permita evaluar los conflictos éticos desde una variedad de perspectivas.

- A quienes han completado cursos curriculares de ética médica se les facilita:
  a. Reconocer la autonomía del paciente.
  b. Detectar los conflictos éticos.
  c. Identificar y atender los aspectos de índole económica y de responsabilidad legal.
  d. Analizar los beneficios y efectos nocivos de sus acciones sobre los pacientes, sus familiares o los demás profesionales de la salud.
- El aprendizaje del razonamiento ético (un abordaje estructurado para la detección, análisis y atención de un conflicto ético) permite al alumno reflexionar para fundamentar sus decisiones médicas.
- Los diversos programas de ética médica poco se enfocan en la actividad clínica cotidiana (solicitar al alumno el realizar una exploración rectal a un paciente inconsciente o indicarle el realizar un nuevo procedimiento sin supervisión) y se limitan a algunos de los temas tradicionales (la ética del individuo y de la vida humana; el rol de la familia y la sociedad en la ética médica; el morir y la muerte; el testamento en vida; el consentimiento informado; la confidencialidad; la verdad en el ejercicio de la medicina; la ética profesional y la ética en la investigación).
- Para la enseñanza de la ética médica y su fortalecimiento, las instituciones educativas (universidades de Toronto, Kansas, Washington y Johns Hopkins, además de asociaciones diversas, como el AMA y los Colegios Reales de Médicos y Cirujanos tanto de Canadá como del Reino Unido) han generado respuestas diversas tales como cursos, seminarios, sitios web, discusiones en línea y la presentación de casos.

Es importante considerar que el alumno aprende en condiciones que le exigen equilibrar el aprendizaje de la medicina con la actividad clínica propiamente dicha y la interacción con pacientes y colegas. En estas circunstancias, ¿cuántos alumnos cuentan con los fundamentos para refutar una decisión **no** ética?, ¿cuántos optarían por no realizar un procedimiento bajo elementos éticos?

Es indudable que el médico en formación requiere aprender y aplicar el razonamiento a los problemas éticos. Sin embargo, el caso particular del médico residente es todavía más complejo debido a que también suele enseñar, a quienes se encuentran en formación médica o en alguna otra área de la salud a través de su actividad médica en las instituciones asistenciales.

En este contexto, los médicos residentes de cualesquiera de las especialidades de la Facultad de Medicina de la UNAM realizan actividades académico–asistenciales en diversas instituciones de salud en nuestro país y requieren del razonamiento ético para establecer una decisión ética clara y fundamentada, que redundará en beneficio de su ejercicio clínico y desarrollo profesional y, por ende, en la atención de sus pacientes e indirectamente en la formación de los educandos que frecuentemente se encuentran bajo su tutela.

DESCRIPCIÓN DEL CURSO

Con la colaboración de integrantes del Seminario y de la División de Posgrado, hemos desarrollado un programa en línea para residentes de las 74 especializaciones médicas, llamado "Aplicación del razonamiento ético en la clínica", que desarrolla sus tres niveles progresivos a lo largo de 20 horas de trabajo en línea e induce a los residentes a identificar y atender los aspectos éticos de su diaria tarea.

Es indudable que la "ética" como estructura conceptual se puede aprender en forma teórica, a diferencia del "ser ético", que se aprende desde la niñez al observar y vivir los diversos sucesos y contextos de nuestra vida cotidiana.

El ejercicio de la medicina requiere aplicar el razonamiento clínico para estudiar al paciente, establecer un diagnóstico, un tratamiento y un pronóstico, y así lograr atender y resolver un problema de salud. Si el estudio del paciente es correcto, entonces las probabilidades de que el diagnóstico sea correcto son muy altas; lo mismo sucede con el tratamiento y el pronóstico. Por lo tanto, en la clínica un elemento (p. ej., interrogatorio, exploración, estudios de laboratorio y gabinete) bien seleccionado, aplicado e interpretado fundamenta al siguiente.

Frecuentemente la clínica presenta problemas o conflictos éticos que, al igual que un problema de salud, tendrán que ser atendidos y resueltos por el médico. Para ello resulta útil el razonamiento ético (como elemento del razonamiento clínico). Así, este razonar implica el elaborar y conjuntar proposiciones de tal manera que la conclusión o producto de este proceso se afirme sobre la base de las otras proposiciones, llamadas premisas. Esto requiere no sólo de conocimiento y experiencia médica, sino de la voluntad personal de ejercer la medicina con ética.

El centrarnos en el razonamiento ético como elemento del razonamiento clínico, y no sólo en la ética, tiene la finalidad de asegurar que el aprendizaje sea de carácter aplicativo en la práctica médica.

Por lo tanto, se diseñó un sitio en la página web de la Subdivisión de Especializaciones Médicas de la División de Estudios de Posgrado de la Facultad de Medicina aplicativo para las especialidades, capaz de dar acceso individualizado a los residentes con un abordaje programático de lo sencillo a lo complejo y cuya estrategia se basa en casos clínicos generales, por áreas troncales y por especialidad.

En función de la saturación de actividades académico–asistenciales que viven los residentes, la página es autosuficiente en su contenido teórico a través de documentos originales en formatos html, PDF o Word e hipervínculos relevantes

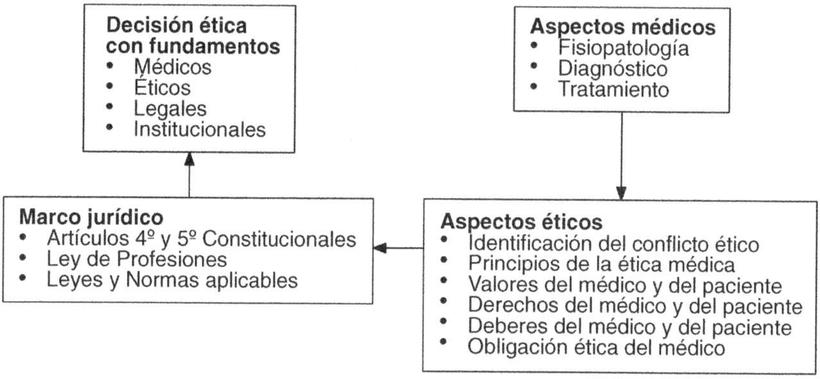

Figura 9–1. El razonamiento ético. Fuente: Curso en línea "Aplicación del razonamiento ético en la clínica". Facultad de Medicina, UNAM.

sobre la temática, así como citas bibliográficas sobre fuentes teóricas complementarias, además de que permite la autoevaluación y realimentación del residente.

Con base en lo anterior, el curso desglosa el razonamiento en el contexto de la ética médica de tal manera que el residente cuente con una guía para analizar un conflicto ético y establecer una conclusión o decisión ética cuando sea necesario en su ejercicio clínico. Así contará con el fundamento teórico y reflexivo que le permita sustentar esa decisión ética (figura 9–1).

Para ello, la estructura del curso consta de textos cortos, viñetas clínicas para ejemplificar los conceptos, hipervínculos para profundizar en la información, cuestionarios de opinión, casos clínicos como ejemplos de aplicación y ejercicios de autoevaluación y la simulación de casos. También se incluye una gran cantidad de definiciones de términos filosóficos y médico–legales que, debido a su importancia, se ponen a disposición del residente para su consulta en el curso, además de un espacio de distracción, denominado *Relax*, para los niveles básico e intermedio.

Se inicia con una evaluación diagnóstica, al término de la cual se le informa al residente sus aciertos y errores sobre la materia para continuar al primer nivel, denominado "Básico".

Aquí se busca homogeneizar los conceptos teóricos básicos de la ética; contextualizar su utilización al abordar sus ámbitos de aplicación; caracterizar el conflicto ético y su análisis, para concluir con la conceptualización y aplicación del razonamiento ético. El residente puede autoevaluarse y/o evaluarse cuando así lo decida, siendo esta última opción obligatoria para continuar al siguiente nivel (figura 9–2).

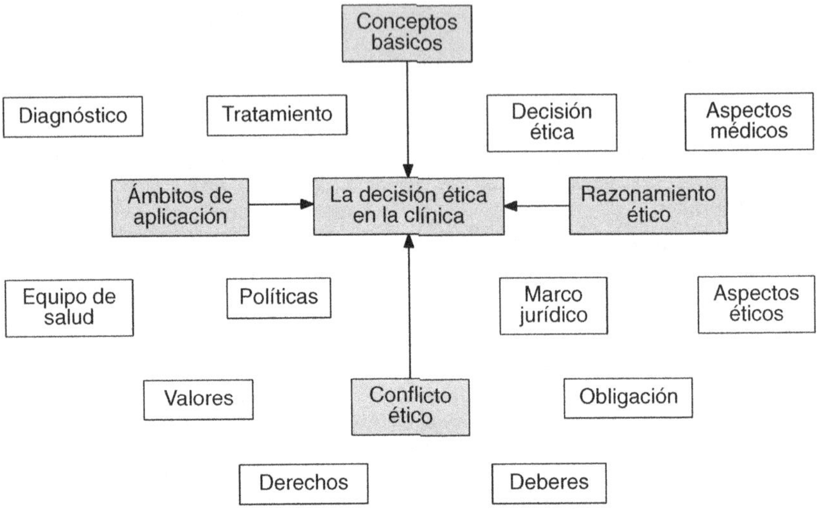

Figura 9–2. Contenido teórico del curso. Fuente: Curso en línea "Aplicación del razonamiento ético en la clínica". Facultad de Medicina, UNAM.

Una vez que se encuentra en el nivel "Intermedio", se le presentan casos clínicos de las cuatro áreas troncales con un conflicto ético para su revisión como ejemplos de la aplicación del razonamiento ético a esos casos. Al terminar esa revisión, y con fines de evaluación, el residente presenta un conflicto ético por medio de un caso clínico de su especialidad proveniente de su actividad académico–asistencial. Para ello cuenta con un formato electrónico en línea diseñado con base en los elementos presentados durante el curso.

A la fecha se han inscrito 3 194 residentes y 141 docentes, de los cuales 1 005 han completado el segundo nivel con la entrega de su caso clínico.

Próximamente se dará inicio al tercer nivel, denominado "Avanzado", que estará conformado por casos clínicos seleccionados por especialidad. Es importante aclarar que, en congruencia con el objetivo del curso, la evaluación final consistirá en la aplicación del razonamiento ético a un caso clínico de la especialidad que curse el residente.

Con la finalidad de cubrir puntualmente las necesidades de los médicos residentes, estudiamos cuál es la autopercepción de los residentes sobre su dominio de:

a. La identificación de "situaciones éticas" en su actividad clínica con el paciente.
b. Sus conocimientos y experiencia ante determinadas situaciones éticas en la práctica clínica.

Esto será un elemento más que nos permitirá atender las necesidades de aprendizaje de los residentes en las versiones subsecuentes de este curso en línea.

COROLARIO

Estamos convencidos de que este esfuerzo debe considerarse complementario a la labor educativa que recibe a diario el residente por parte del profesor del curso y sus adjuntos. Las sesiones en vivo de casos clínicos que presenten algún problema ético y que sean discutidos por el profesor y sus adjuntos son indispensables para contrarrestar la tendencia a minimizar o soslayar los problemas existentes.

Así, tenemos que los conflictos éticos están siempre presentes en la práctica y su conocimiento debe convertirse en requisito para la finalización de los programas de las residencias médicas.

REFERENCIAS

1. **Hayes RP:** Ethics course increases medical students' awareness. *Gen Hosp Psych* 1999; http://www.cfah.org/hbns/newsrelease/ethics9–8–99.cfm.
2. **Hernández AJL:** *Ética de la investigación biomédica.* México, El Manual Moderno, 1999.
3. **Hicks LK, Lin Y, Robertson DW, Robinson DL, Woodrow SI:** Understanding the clinical dilemmas that shape medical students' ethical development: questionnaire survey and focus group study. *BMJ* 2001;322:709–710.
4. **Kinghorn W:** New debates, old lessons: why the history of medical ethics matters. *JAMA* 2000;284(9).
5. **Kushner TK, Thomasma DC (eds.):** *Ward ethics: dilemmas for medical students and doctors in training.* Cambridge University Press, 2001.
6. **Hernández JL:** Prólogo. En: Malacara HJM: *Ética de la investigación biomédica.* México, El Manual Moderno, 1999.
7. **Núñez ME:** La formación humanística del médico del siglo XXI. *Presencia Médica* 2000;3 (7):11.
8. Página Web de la Comisión Nacional de Arbitraje Médico: www.conamed.gob.mx.
9. Página Web del Seminario del Ejercicio Actual de la Medicina: www.facmed.unam.mx/eventos/seam2k1/libro_pdf.html.
10. **Rajendran PR:** Ethical issues involved in disclosing medical errors. *JAMA* 2001;286: 1078.
11. **Rivero SO:** IV. La vocación humanística: motivación permanente para el estudiante de medicina. *Gac Méd Méx* 2004;140(1):55.
12. **Rivero *et al.*:** *Ética del ejercicio médico.* Seminario "El ejercicio de la medicina", 2004.
13. **St. Onge J:** Medical education must make room for student–specific ethical dilemmas. *Can Med Assoc J* 1997;156:1175–1177.
14. **Tanur TB:** Por una medicina humanística. *Revista CONAMED* 1999;4(12):7.
15. **Tedeschi C:** *Revamped ethics class confronts medical students with tough issues.* Vol. 2, No. 8, March 15, 1996. Artículo publicado en la revista de internet HSC de la Universidad de Southern California. http://www.usc.edu/hsc/info/pr/1vol2/208/ethics.html.

16. **Veatch RM:** *Medical ethics.* 2ª ed. Jones and Bartlett, 1997.
17. **Wusthoff CJ:** Medical mistakes and disclosure: the role of the medical student. *JAMA* 2001;286:1080–1081.

21

La enseñanza de la bioética en la clínica

Néstor Velasco

El Dr. van Rensselaer Potter, profesor de Oncología de la Universidad de Wisconsin, es a quien se le atribuye la creación de lo que entonces constituía un neologismo: bioética o ética de la vida. En su libro *Bioética. Puente al Futuro*, publicado en 1971, el Dr. Potter pone en evidencia el abismo existente entre las ciencias empíricas y las humanidades, manifestando su esperanza de que estas disciplinas se unan en la creación de una nueva, que él propone llamar bioética.

El término bioética tiene origen griego. Está compuesto por la palabra *bios*, que significa vida, y por la palabra *ethos*, que significa comportamiento o conducta. Con el término se quiere designar el estudio de los problemas éticos que plantea hoy en día el desarrollo de las diferentes ciencias y tecnologías que pueden aplicarse —y por tanto influir o modificar— a la vida humana. De ahí la particular relación que tiene con la biología y con la medicina. El objeto de la bioética puede entonces definirse como el discernimiento de la bondad o no de las acciones que sobre la vida humana pueden ejercer las ciencias biomédicas.

JUSTIFICACIÓN PARA EL ESTUDIO DE LA BIOÉTICA

Hoy la medicina y la sociedad enfrentan una gran cantidad de problemas complejos y difíciles. Nos adentramos en nuevos terrenos producidos por novedosos métodos y técnicas de diagnóstico y tratamiento. Gracias a la aplicación de respiradores, marcapasos, órganos artificiales y trasplantes, es posible prolongar la vida y aplazar la muerte.

Modernos y poderosos recursos terapéuticos han dotado al médico de nuevos e insospechados poderes. La suspensión de las contracciones cardiacas y el paro respiratorio eran hasta hace poco tiempo los signos inequívocos de la muerte del individuo frente a la cual el médico, impotente, daba por concluida su misión. Dotado ahora de recursos que le permiten sostener artificialmente el funcionamiento de los aparatos cardiovascular y respiratorio, el médico se ve obligado a intentar dar respuesta a preguntas que antes soslayaba.

DIMENSIONES TÉCNICA Y ÉTICA DE LOS ACTOS MÉDICOS

El desarrollo tecnológico alcanzado por la medicina moderna despliega ante el médico tal gama de posibilidades de intervención que es fácil que éste caiga en la tentación de no detenerse a pensar si realmente debe hacer todo aquello que podría realizar, de acuerdo al estado actual del progreso biomédico. Y es precisamente ésta la pregunta que interesa a la ética: la pregunta por el deber ser de nuestros actos o, en otras palabras, la pregunta por los fines que perseguimos con nuestras acciones.

Se define operacionalmente un problema ético–clínico como una "dificultad en la toma de decisiones frente a un paciente, en cuya resolución es necesario referirse a valores o principios que especifiquen lo que debe ser hecho en oposición a lo que simplemente puede ser hecho o frecuentemente se hace". A pesar de sus limitaciones, esta clásica definición tiene el mérito de explicar que un médico se ve enfrentado a un problema de naturaleza ética cada vez que en su práctica clínica se le plantea la pregunta por el deber ser de sus actos, en oposición al simple poder hacer.

ALGUNAS CONSIDERACIONES SOBRE LA ENSEÑANZA DE LA BIOÉTICA

La incorporación formal de la bioética a la enseñanza de la medicina es un hecho que se ha comprobado en los últimos años como un fenómeno universal. Se han dado muchas razones para explicarlo, entre ellas el asombroso progreso científico–tecnológico de la biomedicina, que ha planteado problemas morales inéditos y que ha obligado a estudiar a profundidad aspectos propiamente filosóficos relacionados con la medicina, con el fin de tratar de obtener respuestas satisfactorias a dilemas a veces agobiantes.

Porque también puede ser interpretada como la renovación del cultivo de una antigua y siempre permanente dimensión de la medicina, que de este modo resurge como una necesidad intrínseca de su desarrollo y maduración. En todo caso, sea como fuese, debe tenerse presente que estamos ante un problema educacional de la medicina, profundo y complejo.

La práctica de la medicina lleva implícita una dimensión moral que no puede soslayarse, puesto que los actos médicos nacen necesariamente de decisiones libres que toman en cuenta los conocimientos empíricos aportados por la medicina, pero cuya materialización se efectúa en virtud de la aplicación de otra esfera de realidades que llamamos valores o principios. Éstos pertenecen a un saber integrador y normativo que se designa como ética, la que forma parte de la filosofía.

Por consiguiente, tenemos en la bioética (como también en una parte más específica de ella que llamamos ética clínica, relacionada con la actividad clínica, como su nombre lo indica) dos saberes integrados, el uno filosófico, que se aplica a otro saber esencialmente práctico, que llamamos medicina.

La formación profesional que recibimos durante los estudios de medicina está destinada, en general, a entregarnos los conocimientos teóricos y las habilidades prácticas necesarias para la correcta aplicación de la batería tecnológica actualmente disponible. Es así como se nos capacita para evaluar la calidad de la dimensión técnica de la práctica médica, que viene dada esencialmente por la eficacia y eficiencia de los diversos medios que utilizamos. Nos ayuda a validar la real utilidad de las diferentes intervenciones médicas, tanto diagnósticas como terapéuticas. Contamos, por tanto, con ciertos criterios objetivos que nos permiten juzgar la calidad técnica de las diferentes intervenciones médicas actualmente disponibles, y lo hacemos habitualmente en razón de su eficacia, dada entre otras cosas por la utilidad, seguridad, rapidez, facilidad de aplicación y por los costos que cada una de ellas conlleva. Sin embargo, generalmente carecemos de una educación equivalente para juzgar la calidad ética de nuestras acciones médicas.

Por ello es tan importante la formación moral del médico, porque de ésta depende en parte muy importante su actividad profesional. En este sentido, la enseñanza de la ética médica debe jugar un papel decisivo e insustituible en la formación, tanto del estudiante, sea éste de pregrado o posgrado, como del profesor de medicina. Porque, tal como se ha dicho, la ética médica forma parte inseparable del trabajo médico y no solamente en ciertas condiciones especiales o excepcionales. De ahí la relevancia de la tarea que en este sentido deben cumplir la escuela de medicina y el hospital de enseñanza.

Para organizar la docencia de la ética clínica debiera reflexionarse sobre un aspecto indispensable: no basta una enseñanza formal de la ética, aunque esté bien diseñada y sea dictada por profesores idóneos, sino que este esfuerzo educacional debe ser dirigido, en primer lugar, a la formación moral del estudiante y del futuro docente, demostrándole el valor de una vida virtuosa y en particular estimulándole en la adquisición de aquellas virtudes necesarias en su relación con los pacientes y con los miembros del equipo de salud. De ahí la importancia del buen ejemplo que en su comportamiento deben dar los docentes de una escuela de medicina y en particular de un hospital de escuela, el que debe concordar con sus enseñanzas.

Se considera que hay dos aspectos indisociables en la enseñanza de la ética médica. El primero es aquel que considere la importancia de la formación que recibe el estudiante en el medio social constituido por la escuela de medicina y el hospital de escuela, por medio de relaciones interpersonales y actitudes ejemplificadoras que debieran dar un sello de familia a la institución universitaria y en cuyo molde debiera el estudiante formar su carácter de médico. El segundo es la enseñanza formal, en la que debieran darse a conocer los criterios que lo ayudarán a discernir el bien del mal y, sobre todo, a descubrir el valor primordial del amor, del bien y de la verdad.

DIVERSOS MODELOS DE BIOÉTICA

Para la fundamentación de los juicios éticos hay una pluralidad de criterios difícilmente conciliables entre sí. El pluralismo se debe tanto a la concepción antropológica que se tenga del hombre como a las teorías sobre la fundamentación del juicio ético.

Por esta razón se ha vuelto primordial, por encima del análisis de cada uno de los problemas de bioética en particular, la discusión para aclarar cuáles serían los valores y los principios en que se debe basar el juicio ético y afirmar una distinción justificativa de lo "lícito" o lo ilícito".

Mas bien habrá que buscar una verdadera justificación y, por lo tanto, la demostración de la razón última por la que un determinado acto moral debe considerarse recto o no recto, lícito o ilícito, obligado o prohibido.

Hay dos modelos de bioética predominantes: el primero es el modelo anglosajón, llamado "principalista", el cual señala cuatro principios fundamentales a tomar en cuenta en las decisiones bioéticas:

1. No maleficencia.
2. Beneficencia.
3. Autonomía.
4. Justicia.

En el segundo modelo, el "personalista", también hay cuatro principios fundamentales:

1. El principio de defensa de la vida física.

2. Libertad con responsabilidad.
3. Principio terapéutico.
4. Principio de socialidad/subsidiariedad.

Por razones de espacio me referiré sólo al modelo personalista, que pone la atención de la fundamentación moral en la dignidad de la persona. La persona en cuanto ser subsistente y determinado de naturaleza racional es el criterio de juicio de la bioética.

Se reconoce la dignidad de la persona por su esencia y no solamente por su capacidad de ejercer su autonomía. El personalismo acepta la indivisibilidad de una unidad física, psíquica y espiritual o trascendente, desde el momento de la concepción hasta la muerte. Las consecuencias del análisis personalista–realista se sintetizan en los cuatro principios ya mencionados:

El principio de defensa de la vida física

Aunque la vida física no es toda la persona, es el fundamento de todos los demás bienes y valores, incluida la libertad, como también la conciencia y la socialidad presuponen la existencia física del hombre. Por ello, el suprimir la vida física es privar a la persona de su bien fundamental, por lo que es necesario subrayar que el respeto de la vida, así como su defensa y promoción, representan el primer imperativo ético para consigo mismo y para con los demás. Ésta equivale al principio de no maleficencia del modelo principalista.

El principio de libertad con responsabilidad

El cuerpo es de la persona y ante todo la persona es responsable de él: toda la ética médica se fundamenta sobre el consentimiento del paciente y sobre la relación de alianza entre el médico y el paciente. Nada se hace si no es respetando la libertad del paciente, pero éste es responsable del bien que administra, o sea su corporeidad. Equivale al principio de autonomía del modelo anglosajón.

El principio terapéutico

Propone que es lícito intervenir sobre el cuerpo de una persona que ha entregado su consentimiento explícito o presunto solamente si hay una justificación terapéutica, es decir, si la intervención sobre "la parte" va en beneficio del "todo", relativo al mismo organismo sobre el cual se interviene. En los casos de experimentación y donación de órganos este principio se complementa con el de socialidad. Equivale al principio de beneficencia.

El principio de socialidad/subsidiariedad

Implica la necesidad que tiene la persona de sus congéneres para ayudarse mutuamente, reconociendo entre sí la misma dignidad para todos. Este principio, al ser aplicado a la asistencia sanitaria, conlleva que se preste más ayuda a quien está más enfermo y quien recibe los servicios de salud tiene la obligación de ser responsable del bien recibido cuidando del mismo. Equivale al principio de justicia del modelo "principalista".

La diferencia es que en el modelo "personalista" el principio de la defensa y promoción de la vida es el que regula y jerarquiza a los demás principios; en el modelo "principalista" no hay un orden jerárquico y en muchos casos el principio de autonomía es el que rige a los demás.

La diversidad de posiciones éticas en bioética muestra la complejidad del debate actual sobre cuestiones de la vida; sin embargo, a nivel personal es indispensable hacer una opción fundamental y elegir una posición, basada en la sólida fundamentación filosófica de la misma.

REFERENCIAS

1. **Kuthy J:** Evolución histórica de los acontecimientos principales referentes a la bioética. En: *Introducción a la bioética.* México, Méndez, 1997.
2. **Quintana C:** *Algunos aspectos de la enseñanza de la bioética.* Ediciones Universidad Católica de Chile, Boletín de la Escuela de Medicina, 1998;27(1).
3. **Sgreccia E:** *Manual de bioética.* México, Diana, 1996.
4. **Taboada P:** *Ética clínica: principios básicos y modelo de análisis.* Ediciones Universidad Católica de Chile, Boletín de la Escuela de Medicina, 1998;27(1).
5. **Tarasco M:** Bioética: tendencias y corrientes filosóficas. En: *Introducción a la bioética.* México, Méndez, 1977.

22

La bioética en la certificación de los conocimientos médicos

Dionisio Galarza Delgado

La regulación de la práctica médica ha sido un asunto de primordial importancia en la medicina occidental. Deriva este hecho del ejercicio de una actividad que los médicos y la sociedad perciben como una expresión de fortaleza que merece ser vigilada de manera constante. En la década de 1960 surgió la inquietud de saber si los especialistas de las diferentes instituciones universitarias y de salud eran comparables, en cuanto a la posesión de los conocimientos necesarios y de las habilidades inherentes a su campo de acción, para que se pudiera garantizar a la población que iba a ser atendida por estos nuevos profesionales su competencia y capacidad en la especialidad que ostentaban. De esta manera se dio origen a los Consejos de Especialidades, con el objetivo específico de legitimar a los nuevos especialistas por medio de los exámenes de certificación. La certificación de la competencia profesional del médico especialista busca, entonces, asegurar que cuenta con las habilidades y conocimientos para ejercer adecuadamente su especialidad.

Una vez comprendido lo anterior, es pertinente establecer la diferencia entre competencia y desempeño profesional. La competencia clínica está relacionada con lo que se puede hacer en un ámbito universal del conocimiento y que define el perfil del especialista. El desempeño, en cambio, está más bien definido por lo que se hace, es decir, por la aplicación del conocimiento, por las destrezas realizadas y el comportamiento asumido ante un paciente en condiciones clínicas específicas, en un momento y en un contexto determinados. De esta diferenciación surge la interrogante sobre qué es lo más conveniente por medir en una evaluación para la certificación: ¿la competencia o el desempeño profesional?

Si se toma en consideración el contexto en el cual se desenvuelven las diversas especialidades, tendría que reconocerse que en las más de las ocasiones el desempeño clínico se ve obstaculizado por variables externas a los individuos, sobre todo en el ámbito institucional, que interfieren con la cabal aplicación de lo que se sabe. Esta situación condiciona que la certificación se oriente más a medir lo que se puede hacer, a modo de predicción, de lo que se haría en un momento determinado. Dicho de otra manera, la orientación de la certificación está dirigida a medir la competencia más que el desempeño clínico.

La competencia se define como la capacidad progresiva y creciente del individuo para solucionar problemas y tomar decisiones relacionadas con la habilidad para establecer hipótesis asociativas, multidimensionales, abstraer los sucesos y los hechos, contender contra la incertidumbre y la complejidad de los problemas, a partir de la aplicación del conocimiento estructurado. La competencia, a su vez, está relacionada con la ética y, por lo tanto, con el juicio ético. La ética médica tiene su punto de partida antes de nuestra era, simbolizada por el más ilustre médico de la antigüedad, Hipócrates. La palabra ética deriva del griego *ethos*, e implica costumbre y carácter; en su estudio se incluyen los principios de la conducta correcta y la noción de lo justo e injusto del comportamiento en las cotidianas interrelaciones humanas. Por otra parte, el juicio ético se define como el dominio eficaz y eficiente de las habilidades cognitivas, motoras y afectivas en el desempeño de actividades profesionales, lo cual da como resultado un nivel avanzado de capacidad para desempeñarse dentro de estándares de calidad esperados. Son elementos de un buen juicio ético distinguir las características importantes de los problemas, ir mas allá de lo establecido, aplicar la experiencia, tomar decisiones por aproximaciones seriadas, verificar los resultados y hacer ajustes pertinentes de acuerdo a las circunstancias, o bien estar preparados para no hacer nada.

En el ejercicio de la clínica, los individuos se enfrentan cotidianamente a situaciones que exigen la elaboración de un buen juicio. En ese sentido, la evaluación de la capacidad de análisis cobra especial relevancia en tanto permite a los individuos manifestar ampliamente su capacidad de juicio ético, ya que accede a externar propuestas de solución mediante decisiones cuyas implicaciones se miden no sólo en el ámbito biopsicosocial, sino en el ético–normativo a través del tiempo.

Tomando como referencia lo anteriormente expuesto, es importante señalar que el día 5 de abril de 2003, en la sede de la Academia Nacional de Medicina, el Comité Normativo Nacional de Consejos de Especialidades Médicas (CONACEM) a través del Subcomité Transitorio para la Regulación de los Procedimientos de Evaluación de los Consejos, convocó a los 47 Consejos de Especialidades Médicas para una reunión de trabajo, con el objetivo de integrar por consenso los lineamientos generales para la certificación y recertificación. Los objetivos propuestos fueron desarrollar un proyecto uniforme que permita una certificación oportuna, transparente y reproducible del médico especialista, e identificar por anuencia los elementos comunes para la evaluación, respetando las características particulares de cada especialidad. Bajo dicha óptica, se pudo identificar una serie de temas a discutir en la reunión general de los Consejos, los cuales fueron:

- Certificación.
- Recertificación.
- Examen escrito.
- Examen oral.
- Examen práctico.
- Información de los resultados.
- Instrumentos de evaluación de actitudes y aspectos éticos.

El último punto es la piedra angular del presente trabajo, y en él se enfocará el resto de esta lectura. Actualmente, la preocupación que se aprecia en todas las organizaciones médicas del mundo es la de abordar a la ética como uno de los grandes baluartes para el ejercicio cotidiano de la práctica médica. En una encuesta aplicada a los 47 Consejos de Especialidades Médicas se incluyó la pregunta: ¿Se evalúan los aspectos éticos en la certificación y recertificación?; de los 46 Consejos que la respondieron, 41% contestaron afirmativamente, el resto no lo analizó. Es evidente que la mayoría de los Consejos no evalúa este tema en la actualidad. A raíz del análisis de los enunciados precedentes se deriva una cuestión de singular importancia: ¿es necesario incluir a las actitudes y a la ética en la evaluación para la certificación y recertificación? Sin duda lo es, en virtud de que la ética constituye parte importante de la competencia y el desempeño clínico; sin embargo, es de capital importancia implementar un sistema estandarizado y estructurado minuciosamente para realizar dicha evaluación. Con estas bases, a continuación se enlista una serie, si bien no exhaustiva, de propuestas que podrían constituir una plataforma mínima para la evaluación de los aspectos éticos en la certificación y recertificación de especialistas en medicina interna.

1. Incluir el currículo de ética médica en los programas de estudios de posgrado de medicina interna en el país, en el marco del Plan Único de Especializaciones Médicas (PUEM).
   - El currículum ético implementado en medicina no debe estar diseñado para mejorar el carácter moral de los médicos (bajo la premisa de que éste ya debe haber sido enseñado durante su formación previa, tanto en el hogar como a nivel escolar), sino más bien para proveer las herramientas intelectuales y las habilidades de interacción que faciliten conducir el carácter moral individual hacia su máxima expresión.
   - No existe un sistema específico único por medio del cual la ética médica deba ser enseñada. Una recomendación es introducir conceptos y teorías básicas en un curso completo sobre ética médica que se realice en etapas

tempranas de la especialización, para posteriormente supervisar a los médicos, durante el transcurso de su residencia, en la integra aplicación de lo aprendido.

- Creación de sesiones clínico–éticas donde se expongan casos éticamente relevantes, se revisen detalladamente tópicos de ética y se brinde orientación sobre los casos clínicos, principalmente los más delicados, a cualquier residente que lo solicite.
- En el contenido curricular, es necesario, mas no suficiente, incluir los siguientes temas:
  - Identificar los aspectos filosóficos y éticos relacionados con el desarrollo actual de la medicina.
  - Conocer y familiarizarse con un modelo de análisis ético para la identificación y resolución de los problemas ético–clínicos más frecuentes.
  - Conocer los aspectos éticos del desarrollo de proyectos de investigación.
  - Conocer y analizar los problemas ético–clínicos suscitados en relación con el comienzo y término de la vida humana.
  - Desarrollar la habilidad para identificar los aspectos morales en la práctica médica.
  - Desarrollar la habilidad para obtener el consentimiento o denegación validos de un tratamiento.
  - Conocer cómo proceder si un paciente es parcialmente competente o incompetente para aceptar o negar un tratamiento.
  - Conocer como proceder, dependiendo de las circunstancias, si un paciente se niega a recibir tratamiento.
  - Desarrollar la habilidad para decidir cuándo es moralmente justificado no proporcionar información sobre algún tema en particular a un paciente.
  - Desarrollar la habilidad de decidir cuándo es moralmente justificado romper la confidencialidad.
  - Conocer los aspectos morales en el cuidado de pacientes con un pronóstico sombrío, incluyendo pacientes que están en estado terminal.

2. Inclusión de reactivos que exploren conocimiento teórico de ética médica, (basados en el currículo) en los exámenes de certificación y recertificación.
3. Evaluación estructurada, durante la residencia, de los aspectos humanitarios del desempeño clínico, por medio de encuestas aplicadas a pacientes, profesores y personal de enfermería, en las cuales se valore la calidad y calidez en las interrelaciones de los médicos residentes, que incluyan los siguientes elementos:
   - Responsabilidad.
   - Altruismo.

- Excelencia en su trabajo.
- Honor e integridad personal.
- Respeto por las demás personas.

Por todo lo anterior, para evaluar la ética clínica no basta una enseñanza formal de la ética, aunque esté bien diseñada y sea dictada por profesores idóneos, sino que este esfuerzo educacional debe ser dirigido, en primer lugar, al refuerzo y apoyo moral del residente, demostrándole el valor de una vida virtuosa y en particular estimulándole en la adquisición de aquellas cualidades necesarias en su relación con los pacientes y con los miembros del equipo de salud. De ahí la importancia del buen ejemplo que en su comportamiento deben dar los docentes, quienes en todo momento deberán demostrar absoluta congruencia entre sus palabras y sus acciones.

Sin duda alguna, al observar el firmamento del arte médico, de cuando en cuando es posible apreciar una personalidad centelleante, encantadora, vivaz y apasionada por su profesión, que finca un compromiso ético de respeto, prudencia y beneficencia hacia los demás, como el Dr. Tinsley R. Harrison, cuya devoción y entrega hacia sus pacientes lo inspiraron a plasmar la siguiente frase, la cual invita a trabajar arduamente para mejorar el entendimiento y la aplicación de la ética en nuestra profesión y, de esa manera, poder algún día alcanzar el firmamento y ser observados como una singular estrella, que se admira por el brillo de su humanismo:

> *"No greater opportunity or obligation can fall the lot of a human being than to be a physician. In the care of the suffering he needs technical skill, scientific knowledge, and human understanding. He who uses these with courage, humility, and wisdom will provide a unique service for his fellow man and will build an enduring edifice of character within himself. The physician should ask of his destiny no more than this, and he should be content with no less."*

Con el fin de respetar la esencia original de la reflexión del Dr. Harrison, se decidió citarla de manera textual en su idioma original.

REFERENCIAS

1. **Rojas Dosal JA:** *Concepto de certificación en medicina.* Memorias del Comité Nacional de Consejos de Especialidades Médicas (CONACEM), abril de 2003:5–7.
2. **Juárez Díaz González N:** *Competencia y desempeño clínico.* Memorias del Comité Nacional de Consejos de Especialidades Médicas (CONACEM), abril de 2003:15–24.
3. **Alvarado Durán A:** *Prólogo.* Memorias del Comité Nacional de Consejos de Especialidades Médicas (CONACEM), abril de 2003:I–II.
4. **Mendoza Morfín F, Galarza Delgado D:** Taller Instrumentos de evaluación de actitudes y aspectos éticos. Memorias del Comité Nacional de Consejos de Especialidades Médicas (CONACEM), abril de 2003:61–63.

5. Special Report: Basic curricular goals in medical ethics. *N Engl J Med* 1985;312(4):253–256.
6. Excerpt from the Program Requirements for Residency Education in Internal Medicine and the subspecialties. American Board of Internal Medicine. www.abim.org.
7. Preface. En: *Harrison's principles of internal medicine.* Vol. 1. 16ª ed., 2005.

23

Los colegios médicos y la bioética

José Halabe Cherem, Alicia Hamui Sutton

Han existido múltiples definiciones relacionadas con la ética médica y a la bioética; podríamos englobarlas como el conjunto de valores, principios y acciones de los médicos dirigidas a cumplir con los objetivos de su práctica profesional. La ética médica es distinta a la de otras profesiones, ya que responde a los problemas vinculados con la conservación de la salud, el combate a la enfermedad y al bienestar del ser humano. Su objetivo fundamental tiene que ver con la integridad física, mental y social de las personas. Los principios éticos pierden sentido fuera de las relaciones humanas, en este caso de la interacción médico–paciente. Esta relación se construye en la confianza mutua en la cual se sobreentiende una serie de valores encaminados al mejoramiento de la calidad de vida. Para ello, además de la confianza y la privacidad, se requieren los conocimientos, aptitudes y destrezas continuamente actualizados, así como una actitud inquieta tendiente a la investigación, pues los conocimientos en el campo de la medicina se transforman día con día. Lo anterior le da categoría moral a los médicos cuyo fin es ver por el bien de su paciente; al detectar esta postura, el paciente a su vez deposita en el médico su confianza, asumiendo que su objetivo principal es prevenir enfermedades, diagnosticar y tratar los padecimientos que presente.

El Colegio de Medicina Interna de México (CMIM) asume como una de sus prioridades la ética profesional que implica la relación médico–paciente y se compromete a defenderla. La misión principal de nuestra institución no es solamente el de proveer los conocimientos, sino dar las herramientas para que en la práctica profesional se empleen con un sentido moral. Es por ello que en el CMIM nos preocupamos por transmitir un mensaje que abarque la integridad del médico, no sólo en los aspectos académicos, sino en la calidad ética de la atención a sus pacientes.

Después de la Segunda Guerra Mundial, los avances de los conocimientos médico–biológicos y de las tecnologías aplicadas propiciaron el crecimiento de las grandes industrias farmacéuticas. Estas compañías privadas han contribuido en forma muy importante al desarrollo de nuevos fármacos que han aumentado la expectativa de vida tanto en cantidad como en calidad. Algunas de sus aportaciones han sido determinantes, como la producción de vacunas que han llegado a erradicar enfermedades que en otras épocas diezmaban a la población, o la fabricación de nuevas generaciones de antibióticos y antivirales que controlan las enfermedades infecciosas, entre otros muchos adelantos. Estas compañías cuentan con un potencial tecnológico y científico notable que les permite realizar investigaciones farmacológicas de vanguardia aportando conocimientos fundamentales para tratar padecimientos.

No obstante, dichas empresas tienen como objetivo recuperar sus inversiones y lograr ganancias de sus productos, de tal suerte que la finalidad económica resulta prioritaria. La búsqueda de lucro de las compañías farmacéuticas puede entrar en conflicto con los principios éticos de la profesión médica, pues mientras a unos les interesa hacer negocios, a otros les interesa el bienestar de sus pacientes.

La política del Colegio de Medicina Interna hoy en día está encaminada a realizar sus actividades académicas sin la intervención de la industria farmacéutica. Hemos eliminado de nuestros programas las sesiones y ponencias patrocinadas por los laboratorios productores de medicamentos. Sin embargo, creemos que la información que recibe el médico en cuanto a los adelantos farmacéuticos debe ser dada por expertos en la materia que no estén relacionados con la industria farmacéutica, estudiosos que puedan hablar de las ventajas, pero también de los perjuicios que las sustancias activas de determinados medicamentos provocan.

Las valiosas investigaciones realizadas por las compañías farmacéuticas deben darse a conocer a través de revistas médicas y científicas con consejos editoriales, para que estos artículos sean evaluados por los médicos con sus ventajas y desventajas, y evitar, como se hace hasta ahora, presentaciones no dictaminadas. Las personas que asisten a los congresos para actualizar sus conocimientos médicos se encuentran con que algunas de las ponencias buscan la promoción de determinados fármacos, y se van de las reuniones decepcionados. La credibilidad científica de los ponentes inmediatamente se ve cuestionada, pues es claro que responden a intereses económicos concretos y no a un fin profesional. Los asistentes critican también a los organizadores de los congresos por permitir que los espacios científicos sean ocupados por anuncios comerciales.

Es importante que los programas académicos queden en manos de los médicos que encabezan las asociaciones y colegios, pues el prestigio de los encuentros depende de la actividad científica ética, auténtica y desinteresada que ahí tenga lugar. En la medida en que la asistencia a estos eventos académicos aumente, por ser considerados oportunidades valiosas de actualización de los conocimientos médicos, en esa medida se beneficiarán tanto los colegios y las asociaciones como la propia industria farmacéutica. Esta nueva filosofía del CMIM nos acerca más a la industria farmacéutica, pues de la correcta comprensión del sentido que tienen los cursos y congresos médicos nos veremos beneficiados todos. La sociedad en general, que incluye a las empresas farmacéuticas, debe comprender que la obligación primordial del médico es hacia el bienestar de sus pacientes, y no hacia los intereses comerciales que emanan de la industria farmacéutica.

Además de la postura institucional de limitar la participación de los laboratorios que fabrican medicamentos en la transmisión de los conocimientos en eventos académicos, el CMIM exhorta a todos sus colegiados a no recibir regalos, viajes ni ninguna otra dádiva que pudiera representar conflicto de intereses. Es común la distribución de muestras médicas, el apoyo a estudios, la invitación a congresos y otro tipo de actividades promocionales, que pueden llegar a comprometer la práctica médica. El médico ético no debe sobreponer su progreso económico a su ejercicio profesional, atraído por influencias mercantilistas que no responden exclusivamente al bienestar del enfermo.

El CMIM cuenta dentro de sus comités con el de ética y bioética médica, cuya labor es vigilar que las actividades de la organización estén siempre apegadas a los principios de la buena práctica médica, así como difundir entre sus agremiados los valores que caracterizan al médico internista. Los códigos de ética del CMIM se actualizan y perfeccionan en forma continua y la participación de todos los colegiados es tomada en cuenta en dicha revisión. La pertinencia de los comités de ética en las distintas instancias médicas cobra relevancia en un entorno lleno de tentaciones y de influencias comerciales que pueden llegar a confundir el quehacer médico; de ahí que el recordatorio constante de los principios que deben orientar la práctica profesional no sea superfluo, sino un llamado pertinente que reafirma el significado de ser médico.

REFERENCIAS

1. **Pérez Tamayo R:** *Ética médica laica.* México, Fondo de Cultura Económica, 2002.
2. **Halabe Cherem J:** La industria farmacéutica en los congresos de medicina interna de México. *Med Int Méx* 2006;22:163.
3. **Viesca C, de la Fuente JR:** Confianza y privacidad: en el meollo de la práctica médica. En: Hansberg O, Platts M (comps.): *Responsabilidad y libertad.* México, Fondo de Cultura Económica, 2002.
4. **Moctezuma Barragán G:** La responsabilidad profesional del médico. En: Vázquez R (comp.): *Bioética y derecho.* México, Fondo de Cultura Económica/ITAM, 2002.

24

La bioética en la publicación de escritos médicos

Manuel Ramiro Hernández

La *Revista Medicina Interna de México* (*Med Int Mex*), órgano primero de la Asociación de Medicina Interna de México y ahora del Colegio de Medicina Interna de México, siguiendo los lineamientos del Comité Editorial, ha estado abierta a recibir colaboraciones diversas, entre ellas las que tocan los aspectos éticos del ejercicio de nuestra profesión. Desde luego es muy importante que así suceda, porque es fundamental y trascendente que los profesionales de la medicina interna analicen las dificultades del ejercicio de su actividad y opinen y propongan sobre las alternativas de solución. Para que surja un verdadero código de ejercicio ético, éste debe surgir de la sociedad civil; la opinión de los que practiquen la actividad es fundamental, las propuestas de los expertos elegidos por ella deben ser consensuadas y aprobadas por los miembros del grupo: es la única manera de que un código sea tal, si la propuesta es del Estado o del gobierno será en realidad un reglamento o una ley, pero no un código; si la propuesta es únicamente de los expertos sin aprobarse por el grupo seguramente no funcionará. *Medicina Interna de México* intenta ser un vínculo al respecto; como verán, ha recibido aportaciones de muy diversa índole, en ocasiones incluso contrapuestas, expuestas por internistas de gran prestigio o bien por expertos que vierten su opinión a los internistas.

Diversos aspectos éticos son tratados en estos más de 10 años, y los comentaremos sin que el orden en que lo hagamos tenga que ver con su importancia o con la fecha de publicación.

Sobre confidencialidad existe una publicación de Óscar Martiarena, un filósofo experto que fue invitado a uno de los cursos internacionales para hablar sobre el tema; el escrito es resultado de su ponencia. Analiza que la confidencialidad es indispensable e inherente a la relación médico–paciente, resalta como su existencia aumenta la eficiencia de la relación y de los resultados en el diagnóstico y las maniobras terapéuticas, la falta de confidencialidad probablemente ocasionaría que el paciente buscará atención en determinadas circunstancias. También resalta que la confidencialidad forma parte sustancial de la autonomía, derecho fundamental del enfermo.

La primera propuesta de un código aparece en un artículo del Dr. Sánchez Cabrera. En estas páginas se expresan las metas, los objetivos y las obligaciones del Comité de Ética de la entonces Asociación de Medicina Interna de México. Además de que aparece la carta deontológica de la enseñanza de la medicina interna, en donde surgen los compromisos de los profesores y se destacan algunos, como la obligación de permanecer actualizado, la de realizar personal y directamente las labores de profesor, otras parecen puramente técnicas, como el tipo de rotaciones, pero también destaca la necesidad de evitar que el residente realice tareas que son obligación de otros y la necesidad de enseñar actitudes éticas en el desarrollo de las labores asistenciales; curiosamente, no aparecen las obligaciones de los alumnos. Es un primer y gran esfuerzo del Comité de Ética de entonces, encabezado por el Dr. Rafael Sánchez Cabrera.

Quizá confundiendo bioética con ética médica se hacen reflexiones profundas por un experto y prestigiado médico, el Dr. Ernesto Díaz del Castillo. Después de comentar las dificultades y las reglas de la ética y la investigación, enfrenta y analiza las dificultades del ejercicio médico, comentando las que ocasiona la masificación de la atención médica; si bien aceptando que dificultan la relación médico–paciente, comenta que el médico debe hacer un esfuerzo intenso y continuo para establecerla y hacer que la atención gire alrededor de ella. Comenta y resume con un principio hipocrático: "El beneficio de mi enfermo será mi obligación primera" y un pensamiento del maestro Ignacio Chávez "...nadie está obligado a ser un sabio, pero todos tenemos la responsabilidad de no ignorar lo que es compromiso conocer", que resulta un buen balance entre la necesaria actitud con el enfermo y la obligación de mantenerse actualizado, que no es compromiso técnico sino ético.

Alberto Lifshitz tiene varias aportaciones en esta área de la revista; en un artículo respecto a la ética de la enseñanza y el estudiante de medicina, examina los contenidos habituales de la currícula sobre los temas éticos y hace notar la carencia sobre situaciones particulares que se presentan durante el aprendizaje del médico, lo que ocasiona o puede ocasionar ciertos dilemas y conflictos. Reflexiona sobre estas particulares situaciones: ¿debe el estudiante hacer notar su condición de aprendiz al paciente?, ¿ejecutar una orden del profesor con la que no está de acuerdo?, ¿realizar procedimientos para los que no se siente capacitado?, ¿solicitar al paciente autorización?, ¿realizar procedimientos innecesarios sólo para aprender?, entre otras; además, plantea situaciones no sólo propias del estudiante de medicina: ¿se puede copiar?, ¿hay que denunciar a quién lo hace? Es un artículo importante porque reflexiona sobre situaciones muy comunes, pero sobre las que no frecuentemente se detienen ni el profesor ni el alumno, y sólo ocasionalmente la escuela.

Continuando el análisis de los artículos de Alberto Lifshitz comentaremos *La revolución de la bioética. Su influencia sobre la ética médica.* Se trata de un profundo artículo en el que el autor destaca la necesidad de un código de ética moderno para el que propone contenga algunas características: secular, racional, lógico, flexible, prospectivo, interdisciplinario, sistemático, previsible, transparente y global. Resalta cómo al nacimiento del concepto de bioética ha resurgido la necesidad de una ética médica renovada. Como en ella destacan algunos principios: el de autonomía, el de beneficencia, el de no maleficencia, el de justicia y de equidad, hace un muy inteligente comentario en el predominio de alguno de ellos sobre otro y la necesidad de un equilibrio entre ellos. La influencia de las teorías éticas, y el nuevo concepto de calidad de vida sobre la sanidad de la vida son comentados como aspectos fundamentales de una nueva ética médica, en la que resalta el papel del enfermo y el médico en las reglas de la atención médica.

En otro artículo: El significado actual de *primum non nocere,* se revisa el contenido y el significado actual del muy viejo enunciado; al final, con una propuesta el autor consigue en sí mismo un código de ética al suscribir todo un compromiso con el paciente, a través de unos lineamientos tanto técnicos como axiológicos:

- Refrendando el compromiso con el paciente antes que con nada y que con nadie.
- Evitar a toda costa el sufrimiento innecesario.
- Evitar las acciones superfluas o excesivas.
- Mantenerse actualizado y apto para mantener siempre la mejor alternativa.
- Prescribir sólo lo indispensable.
- Consultar las dosis e indicaciones de los medicamentos.
- En igualdad de circunstancias, elegir la opción menos costosa.
- Denunciar a los charlatanes y los fraudes.
- Dedicar tiempo suficiente a las explicaciones.
- Informar debidamente al paciente sobre los riesgos y la necesidad de notificar al médico sobre los efectos adversos.
- Considerar la autodeterminación del paciente competente y promover su participación.
- Analizar los propios errores para corregir los defectos y superar la ignorancia.
- Sistematizar los procedimientos para prevenir las contingencias y minimizar los riesgos.

- Si hay una persona más apta, referirle al enfermo o solicitarle asesoría y supervisión.

En un artículo muy interesante, Alberto Lifshitz hace énfasis en que la misión del médico es atender al enfermo, no clasificarlo; percibir su sufrimiento y padecer con él (compadecerlo), haciendo notar que la medicina se sustenta en el conocimiento técnico y científico, pero sobre todo en la compasión, la empatía, el auténtico deseo de ayudar. El compromiso del médico sigue siendo con el paciente.

En otra de su aportaciones comenta un conflicto ético vigente: ¿es válido que el público, el paciente, esté informado sobre los medicamentos?, ¿su existencia?, ¿sus virtudes y sus consecuencias? Con ello puede tomar parte en las decisiones; pero debe ser objetivo de la publicidad que sobre los medicamentos la industria realiza continuamente. ¿Cuál es el límite entre el conocimiento obtenido a través de los medios de divulgación y el obtenido a través de los mecanismos de publicidad?

El Dr. Pérez Tamayo ha enviado a publicación aportaciones trascendentes. En la primera de ellas analiza los códigos existentes, concluye que no parecen muy útiles para el ejercicio actual de la medicina, propone un marco ético para el ejercicio que parece muy simplista pero no lo es, insiste en que el médico debe realizar todo lo posible para curar o cuando menos aliviar al paciente y luego insiste profundamente en la obligación que el médico tiene con la docencia y la investigación, obligaciones que equipara con las que el médico posee desde el punto de vista asistencial. Desarrolla con toda genialidad el tema, insiste en lo productivo, lo motivador, lo divertido que resulta, para el médico, realizar las tres actividades simultáneamente; debate con conocimiento y experiencia las frecuentes disculpas que tenemos los médicos para no realizar estas tres actividades, la asistencial, la docente y la de investigación, simultáneamente.

Otra de sus aportaciones es el texto de la conferencia inaugural del curso internacional de ese año; con su gran sabiduría y destreza, el Dr. Pérez Tamayo trata algunos aspectos fundamentales, primero la necesidad de una ética médica laica (ya había publicado su libro al respecto); empieza por plantear la necesidad de deslindarla de la bioética, definiendo a ésta como las normas de comportamiento y los principios de comportamiento del ser humano ante todo el mundo biológico. Plantea como objetivo sumario de la medicina lograr que hombres y mujeres vivan jóvenes y sanos y que mueran, sin sufrimientos y con dignidad, lo más tarde que sea posible, lo que ya es absolutamente novedoso y motivo de polémica. Plantea como base del código algunas características: estudio continuo para obtener una actualización permanente en el conocimiento, docencia, investigación y la obligación de brindar al paciente un manejo integral, lo que incluye los aspectos emocionales y la necesidad de otorgar la atención con tiempo y a lo largo del tiempo; sugiere que cuando el médico no puede realizar este tipo de atención debe referir al paciente. Continúa con los cambios sobre el concepto de muerte y nuevamente, con su gran capacidad, analiza las modificaciones suscitadas sobre el concepto de muerte cerebral y los cambios que han acarreado sobre el ejercicio de la medicina y la ética médica. Plantea y da su opinión acerca del encarnizamiento terapéutico y los tratamientos fútiles, y al final aborda el suicidio asistido y la eutanasia, sobre los que también se expresa; hace en breve un análisis profundo y propone también que el médico que no puede manejar adecuadamente situaciones terminales debe canalizar al paciente con otro médico.

En una revisión cuidadosa del problema de la eutanasia un experimentado internista define precisamente sus diferentes tipos. Comenta las dificultades que enfrenta el médico, especialmente el internista, para tomar decisiones dentro de un marco que no tiene precisiones legales y en el que existe una gran controversia ética, pero que está inmerso de un pragmatismo en el que hay que tomar determinaciones de manera frecuente. Explica al final que en general no se hacen comentarios al respecto para no tener que tomar partido sobre una circunstancia a la que nos enfrentamos cotidianamente, pero que no avanza precisamente por la falta de análisis. Hay que decir que por la fecha de su publicación aborda el problema con antelación, además de que lo hace con claridad.

En una posición diferente y en un ensayo sumamente interesante, otro internista, además de definiciones precisas, expone algunos puntos de vista, que aunque quizá extremistas y tajantes resultan interesantes; precisa su opinión ante la eutanasia y el aborto derivados del *primum non nocere*, y por lo tanto los plantea siempre como incorrectos éticamente; analiza el principio del doble efecto ante las maniobras terapéuticas en el enfermo terminal. Considera la relación médico–paciente, aunque apunta como primerísima obligación del médico el conocimiento técnico. Examina el problema de los honorarios del médico, aunque lo resuelve muy precisamente con la obligación de buscar siempre el mejor interés del paciente. Como un punto original menciona los derechos del médico: ser tratado con respeto, condiciones adecuadas de trabajo para brindar una atención de calidad, ser respaldado por auxiliares de diagnóstico y medicamentos de calidad, capacitación y actualización, derecho al descanso y a un nivel de vida decoroso.

Sobre la clonación existe también un escrito particularmente interesante en el que se hacen reflexiones sobre esta técnica y la necesidad de consideraciones éticas ante su investigación y su práctica.

En un editorial realizado en 1998 se abordaron algunos de los derechos del médico, haciendo notar que éstos no pueden estar nunca por encima o por delante de los del paciente, pero también se hace notar que debería buscarse que los derechos de los pacientes fueran paralelos o acordes con los del médico. Resalta que en algunos es claro que pueden ser paralelos, como el derecho a que el paciente sea atendido por un médico bien preparado, satisfecho con su trabajo, permanentemente actualizado, así como atento al avance del conocimiento y dedicado a él, y en el caso del médico, a recibir una retribución justa al respecto. No tan claro, se comenta, resulta el derecho del paciente a inconformarse por los resultados, frente al derecho del médico para que su actuación sea juzgada dentro del marco en que se llevó a cabo y por profesionales con similar o mayor experiencia al respecto. También se encuentran enfrentadas la obligación del médico a atender al paciente en cualquier circunstancia, la clara autonomía del paciente para participar en la elección del médico e intervenir en la toma de las decisiones y la posibilidad del médico para no atender o dejar de hacerlo a un paciente en determinadas circunstancias.

En un editorial, comento por primera vez la profesionalidad médica en el nuevo milenio: un fuero médico, en el que lo anuncio y propongo como una referencia entre los códigos del ejercicio médico.

En una publicación posterior, y con autorización de las diferentes organizaciones que participaron en su realización, se vierte el texto completo producto del trabajo de un comité de expertos promovido por diversas agrupaciones médicas, entre ellas el *American College of Physicians,* la Sociedad Internacional de Medicina Interna y la Federación Europea de Medicina Interna, publicado en diversas revistas, proponiendo un código de ética con tres principios y varios compromisos: principio de la primacía del bienestar del paciente, principio de la autonomía del paciente, principio de la justicia social, y los compromisos con la competencia profesional, la honestidad con los pacientes, la confidencialidad, de la mejora de la calidad de la atención, de la mejora del acceso a la atención para una justa distribución de los recursos finitos, con conocimiento científico, con la resolución de los conflictos de intereses y con las responsabilidades profesionales.

La Secretaría de Salud publicó en una versión electrónica un código de conducta para el personal de salud, en la página www.salud.gob.mx; en este artículo se hacen comentarios sobre el código, que en opinión del autor es más un reglamento, un conjunto de normas, que un código. Incluye consideraciones prácticas que no son responsabilidad del médico, como las hechas acerca del abasto y del horario en que deben ser servidas las comidas. Se trata de un claro ejemplo de que cuando surge del Estado se realiza un reglamento y no un código, independientemente de las consideraciones acerca de sus bondades o posible aplicabilidad.

En un escrito posterior se revisan los comentarios de la propuesta que se realizó sobre la profesión médica en el nuevo milenio: un fuero médico, como posibilidad de un código de ética. Se explica que en México, a pesar de haberse publicado y de haberse realizado diversas reuniones, no se desarrolló ninguna respuesta; incluso se comenta que en ciertas propuestas, como la de la Secretaría de Salud, no se diserta ni se toma en cuenta. A través de diversas cartas a los editores de prestigiadas revistas se reunieron comentarios; en algunas de ellas, especialmente originadas en EUA, se destaca la defensa del juramento hipocrático como marco del ejercicio de la actividad médica.

En otro artículo, y ante la obligación de participar en la distribución equitativa de los recursos y el acceso a los servicios de salud, que al médico obligan algunos códigos: profesionalismo médico y el código para el personal de salud que realizó la Secretaría de Salud, planteo la necesidad de que los médicos participen en la planeación de los servicios, a través de las organizaciones académicas.

En la *Gaceta de la Facultad de Medicina de la UNAM* se menciona que los alumnos que realizaron su examen profesional se adhieran al juramento hipocrático y a los reglamentos de Ginebra, ante esta acción se cuestiona la validez de estos códigos en la actualidad, que aunque tienen un gran valor histórico y un gran prestigio que no guarda vigencia ante la práctica médica de nuestros días. Se comenta la existencia de profesionalismo médico como un código actual, y que piensa el autor que es mucho más vigente y útil como marco de referencia. Se expone el esfuerzo de la UNESCO para un nuevo código de bioética que, aunque muy valioso, mezcla obligaciones de los Estados y los gobiernos con las individuales de los médicos.

REFERENCIAS

1. **Martiarena O:** Sigilo y confidencialidad. *Med Int Mex* 1999;15:290–294.
2. **Sánchez Cabrera R:** Declaración de principios éticos y deontología en medicina. *Med Int Mex* 1999;15:SV–S–X.
3. **Díaz del Castillo E:** Bioética en la práctica médica. *Med Int Mex* 2000;16:332–341.
4. **Lifshitz A:** La ética del estudiante de medicina. *Med Int Mex* 2001;17;202–203.
5. **Lifshitz A:** La revolución de la bioética. Su influencia sobre la ética médica. *Med Int Mex* 2002;18;307–312.
6. **Lifshitz A:** El significado actual de *primum non nocere*. *Med Int Mex* 2003;19;36–40.
7. **Lifshitz A:** Compromisos olvidados. *Med Int Mex* 2000;16:1.
8. **Lifshitz A:** ¿La publicidad de los medicamentos debe ofrecerse directamente al público? *Med Int Mex* 2001;17:202–203.
9. **Pérez–Tamayo R:** Ética médica. *Med Int Mex* 2001;17:242–249.
10. **Pérez Tamayo R:** El médico y la muerte. *Med Int Mex* 2002;18:251–257.
11. **Curiel O:** Eutanasia: prohibido mencionar su nombre. *Med Int Mex* 1998;14:193–196.
12. **Tirado E:** Ética médica. *Med Int Mex* 2004;20:306–309.
13. **Hamui SL:** La clonación y sus efectos sociales. *Med Int Mex* 2003;19:112–113.
14. **Ramiro M:** Derechos del médico. *Med Int Mex* 1998;14:87–88.
15. **Ramiro M:** Editorial. *Med Int Mex* 2002;18:117–118.
16. Profesionalidad médica en el nuevo milenio: un fuero médico. *Med Int Mex* 2003;19:42–45.
17. **Ramiro M:** Un nuevo código de ética. *Med Int Mex* 2003;19:129–130.
18. **Ramiro M:** Editorial. *Med Int Mex* 2003;19:191–192.
19. **Ramiro M:** La participación del médico. *Med Int Mex* 2004;20:241–242.
20. **Ramiro M:** Es necesario un nuevo código de ética. *Med Int Mex* 2006;19:191–192.

25

Conformación ideal de los comités de bioética en las instituciones de salud

Francisco Moreno Rodríguez, Guadalupe del Pilar Pica Puerto

En este mundo de constante y continuo movimiento, donde el crecimiento y el progreso son los detonantes para la globalización mundial de muchos países en vías de desarrollo, se ha propiciado que muchas de las actividades del quehacer humano se realicen de manera mecanizada, generando distanciamiento y burocracia en las actividades de los seres humanos, poca socialización y convivencia armónica; aunado a ello, la excesiva participación política de medios, donde la desinformación "informada" propicia que el ambiente social, familiar y particularmente el trato entre los individuos, se deteriore de manera notable en todas las actividades cotidianas, perdiendo lo más importante del ser humano, que es respetar su integridad como individuo.

Sin lugar a duda todas las actividades y profesiones del hombre sufren en la actualidad deterioro, en principio por la falta de vocación de servicio a la humanidad y también por la mala o inadecuada preparación, ocasionada por la masificación y falta de interés para la actualización educativa de los profesores, aunado a modelos educativos poco participativos y reflexivos que con el paso del tiempo, y ante la falta de medidas para modificar estas deficiencias, lleven al desprestigio y descrédito en distintas profesiones. Tal es el caso de la medicina y de los médicos, donde la "ética de la responsabilidad" por el simple hecho de atender una de sus necesidades básicas y primordiales, como es preservar la salud y la vida (prevención de la enfermedad, tratando y curando, consolando lo avanzado del padecimiento o simplemente procurando una adecuada calidad de vida y/o calidad de muerte), han generado una corriente de desprestigio a su actuar y a las instituciones donde se desempeñan. Es de hacer notar que en las instituciones no solamente intervienen en la atención médica los médicos, sino que existen otros participantes (personal de apoyo a la salud), quienes se inmiscuyen directamente en el proceso de atención médica, mismos que en ocasiones, por su comportamiento, propician un proceso burocrático producto del exceso de controles para justificar costos, gastos y nóminas.

¿QUÉ SON LOS COMITÉS HOSPITALARIOS?

Para la integración de cada uno de estos comités existen reglamentos y normas internacionales (Código de Nuremberg, Declaración de Helsinki, Declaración Universal sobre Bioética y Derechos Humanos) que rigen el respeto a los derechos humanos. Tanto en la Constitución Política de los Estados Unidos Mexicanos como en la Ley General de Salud están los fundamentos y principios en materia de prestación de servicios para la atención médica. Esta estipulado que en cada institución se debe desarrollar la integración de comités técnicos en los hospitales, con base en el manual emitido por la Secretaría de Salud (Reglamento de la Ley General de Salud en materia de Investigación, 1986) documento no actualizado ni modificado en las últimas dos décadas. Los comités colaboran para que las unidades hospitalarias proporcionen a los usuarios una atención integral y con calidad técnico–médico–científica, basada en los principios de trato digno, respetuoso y en apego a proteger los derechos humanos. Estos comités son parte del órgano asesor del gobierno del hospital y son factor primordial para el buen funcionamiento de la institución. En el caso particular del comité de bioética y deontología médica e investigación médica sobresale el preservar los valores y principios de los derechos humanos.

¿QUIÉNES INTEGRAN LOS COMITÉS HOSPITALARIOS?

Están integrados por grupos de médicos distinguidos del hospital, en un número variable y de acuerdo a la complejidad y funcionamiento de la institución; los miembros de los comités pueden ser de dos categorías: permanentes y temporales.

Los miembros permanentes son el director de la unidad, los directores de área, jefes de servicio de las principales especialidades troncales (medicina interna, cirugía, ginecoobstetricia y pediatría), así como los jefes de los servicios más representativos de las unidades de consulta externa, urgencias y anatomía patológica. Los miembros temporales son integrantes del cuerpo médico de la institución que proponen las autoridades del hospital y que tienen un papel distintivo de prestigio para la institución.

¿CUÁLES SON LOS PRINCIPALES COMITÉS QUE DEBEN EXISTIR Y FUNCIONAR EN LAS UNIDADES HOSPITALARIAS?

- Admisión del personal médico.
- Auditoría médica (expediente clínico).
- Morbimortalidad hospitalaria.
- Mortalidad materno–fetal.
- Enseñanza e investigación.
- Bioética.
- Infecciones nosocomiales.
- Seguridad en los pacientes.
- Seguridad e higiene laboral.
- Tejidos.
- Calidad hospitalaria.
- Comité de investigación.
- Comité de bioseguridad.

En lo particular, el comité de bioética (deontología médica) es el responsable de vigilar el cumplimiento de los principios deontológicos del personal de salud de la institución (directivos, médicos, enfermeras, trabajadoras sociales, técnicos, químicos, etc.), entendiendo a la bioética como la ciencia que establece el desarrollo de principios y fundamentos éticos y morales en el ejercicio de la medicina.

Al igual que todos los comités, está integrado por un presidente, que es el director de la institución o el subdirector del hospital, por un secretario, que por tratarse de aspectos relacionados con el ejercicio de la medicina lo asume el director médico, y participan como vocales los jefes de servicio de las especialidades troncales; asimismo, intervienen integrantes del consejo consultivo, representantes de las áreas médicas de notable prestigio ético, del área jurídica, además del jefe de enseñanza e investigación y representantes de enfermería y trabajo social; también existen invitados externos a la institución que tengan representatividad social (sacerdotes, prelados, pastores, rabinos, abogados o patronos).

¿QUÉ OBJETIVOS TIENE EL COMITÉ DE BIOÉTICA?

Conducir el ejercicio de la profesión médica de acuerdo a los siguientes principios éticos y morales:

- Autonomía.
- No maleficencia.

- Beneficencia.
- Justicia.

Promover el establecimiento de los códigos, derechos de los pacientes, decálogo de ética del personal de salud que establezca el conocimiento de los derechos y sanciones al trasgredirse la ética profesional, así como vigilar su debido cumplimiento. Vigilar que los avances de la ciencia médica no afecten o vayan en detrimento de los aspectos éticos que deben prevalecer en la medicina y en la institución.

¿CUÁLES SON LAS FUNCIONES DE LOS COMITÉS DE BIOÉTICA?

Revisar y evaluar la actualización del personal médico desde el punto de vista ético y participar en el análisis de temas bioéticos derivados del ejercicio actual de la profesión médica; analizar las conductas del médico dictaminando sobre problemas deontológicos que surjan del avance de las ciencias médicas.

Dictaminar en aquellos casos donde se identifique la falta de apego a los principios deontológicos del ejercicio de la medicina.

¿QUÉ TEMAS SE HAN DISCUTIDO EN EL COMITÉ DE BIOÉTICA EN EL HOSPITAL GENERAL DE MÉXICO?

- Relación médico–paciente.
- Burocratismo y obrerización del médico.
- Desconfianza del paciente con el médico.
- Medicina defensiva.
- Pérdida de valores profesionales del médico.
- Impacto publicitario en la profesión médica.
- Efectos de la automedicación.
- Impacto del ejercicio de la medicina alternativa.
- Enfoque sobre la seguridad y riesgos de los pacientes.
- Responsabilidad del cuidado para la salud de los pacientes y obligaciones de los pacientes.
- Redignificación de la profesión médica.
- Secreto profesional y confidencialidad.
- Marco legal actual de la bioética.

- Trasplante de órganos.
- Eutanasia asistida.
- Responsabilidad profesional.
- Eugenesia.
- Ética en investigación médica.
- Iatrogénica.
- Donación de órganos y conservación de tejidos no vivos.
- Interrupción del embarazo por defectos congénitos.
- Bioética en la educación médica continua.
- Manejo de cadáveres.
- Abandono del familiar al paciente.
- Dilemas éticos en perinatología.

¿CUÁL ES EL IMPACTO EN EL AMBIENTE HOSPITALARIO DE LOS COMITÉS DE BIOÉTICA?

Hacer conciencia en el personal de salud (directivos, médicos, enfermeras, trabajadoras sociales, técnicos, químicos y personal de salud) de que el respeto al ser humano en todas sus dimensiones, y particularmente en el proceso de atención médica, es fundamental, esto es, respetar el principio de conservar la vida mediante acciones de prevención, curación, rehabilitación, calidad de vida y calidad de muerte en apego al trato respetuoso y digno, consentimiento informado, información al usuario correcta y verídica con lenguaje entendible, con principios y valores que todo ser humano debe recibir cuando existe vulnerabilidad en su salud.

REFERENCIAS

1. *Declaración de Helsinki*. Asamblea Médica Mundial. Helsinki 1964, Tokio 1975, Somerset West 1996.
2. American College of Physicians: Manual de ética. *Ann Intern Med* 1998;128:576–594.
3. Comisión Nacional de Arbitraje Médico: *Recomendaciones para mejorar la práctica de la medicina*. México, 2001.
4. Secretaría de Salud: *Programa Nacional de Salud 2001–2006*. México, 2001.
5. Dilemas éticos en perinatología. *Rev Mex Pediat* 2005;72:3.
6. Ética médica, consentimiento informado. Seminario "El ejercicio actual de la medicina". Dr. Héctor G. Aguirre Gas, 2006.

26

Consentimiento informado

Asunción Álvarez del Río

Con la emergencia de la bioética, en el decenio de 1960, se introdujeron cambios importantes en la práctica de la medicina y de la investigación clínica. Estos cambios reflejan el interés, compartido por diversos grupos sociales, de proteger los derechos de los pacientes. De esta manera empieza a adquirir importancia la práctica del consentimiento informado, entendido como un proceso por medio del cual, en el contexto de la atención de los servicios de salud, los pacientes aceptan el tratamiento que sus médicos les proponen. En el ámbito de la investigación clínica los pacientes aceptan participar en los estudios a los que son invitados. En ambos casos las personas deben contar con toda la información necesaria para expresar su aceptación o rechazo de manera voluntaria.

Para que un individuo pueda dar su consentimiento informado es necesario que tenga la capacidad para comprender, hacer juicios y tomar decisiones. Cuando un individuo no tiene esta capacidad, porque la ha perdido o nunca la ha tenido, el consentimiento lo da un familiar responsable o un representante legalmente autorizado. Ahora bien, en el contexto de la atención médica pueden darse, con cierta frecuencia, situaciones de emergencia en las que se justifica la excepción del consentimiento informado porque los médicos deben tomar decisiones de inmediato para no poner en peligro la vida de los pacientes.

RAZÓN DEL CONSENTIMIENTO INFORMADO

El consentimiento informado tiene como objetivo respetar la autonomía del paciente para tomar decisiones sobre los tratamientos que quiere recibir. Aun cuando el compromiso del médico es buscar el beneficio de su paciente, no siempre hay acuerdo entre ambos sobre lo que es la mejor opción de terapia. Esto es así porque las situaciones son más complicadas de lo que uno quisiera: un tratamiento puede tener un efecto positivo específico acompañado de efectos generales muy desagradables. El médico valora lo que es bueno desde su perspectiva clínica y puede considerar más importante intentar curar o alargar la vida del paciente, mientras que éste puede preferir conservar una mejor calidad de vida, aunque esto implique vivir menos tiempo. Lo que no puede negarse es que el médico es quien tiene los conocimientos para determinar lo más conveniente para el paciente desde el punto de vista clínico. También es un hecho que el paciente se encuentra en una situación de vulnerabilidad y dependencia por su enfermedad. Por tanto, para él es muy importante la opinión del médico sobre el tratamiento que va a beneficiarlo, pero debe ser el enfermo quien diga la última palabra porque la intervención en cuestión va a afectar su cuerpo y su vida.

El aspecto realmente importante en el proceso del consentimiento informado es la comunicación entre el paciente y el médico. Éste, al informar, debe utilizar un lenguaje que el paciente comprenda para así darle los elementos que le permitan reflexionar sobre su decisión. Además, el médico debe interesarse por comprender las preocupaciones e intereses del enfermo para ayudarle a plantear las preguntas pertinentes y responderlas después. Desde luego, seguir estas recomendaciones y cuidar la calidad de la comunicación requiere tiempo, un recurso, lamentablemente, muy escaso.

También es preciso definir la cantidad de información que debe recibir un paciente porque, si ésta es excesiva, el paciente puede tener dificultades para evaluar los hechos fundamentales, lo cual podría llevarlo a rechazar un tratamiento que podría salvarle la vida. Al comentar este punto, Tom Beauchamp y James Childress se refieren a la experiencia de los anestesistas. Éstos deben advertir a todo paciente que la anestesia presenta riesgos serios, aunque remotos, y dejar que sea el enfermo quien decida cuánta información adicional desea recibir sobre estas complicaciones.

Mientras menos coincidan médico y paciente en sus criterios sobre las metas de la atención médica en particular y de la vida en general (debido a sus valores y creencias particulares), más necesario será informar con detalle todos los aspectos del tratamiento o de la investigación. Sin embargo, suele suceder al revés. Cuando existe una marcada diferencia cultural entre un paciente y su médico, como sucede cuando el primero pertenece a un nivel socioeconómico bajo, se subestima su capacidad de comprensión, se le deja de informar y el médico toma la decisión por él. No tiene por qué ser así, pues mientras se trate de un individuo adulto, consciente y mentalmente capacitado, se le puede dar la información de manera que la comprenda (incluso recurriendo a analogías) a fin de que tenga elementos para valorar las circunstancias y decidir.

Otro punto que es necesario subrayar es que debe evitarse cualquier tipo de coacción por parte del médico al brindar la información para que el paciente pueda tomar libremente su decisión y se dé un genuino consentimiento informado.

LA INVESTIGACIÓN CLÍNICA

Si bien lo señalado hasta aquí se aplica tanto al contexto de la atención médica como al de la investigación, el consentimiento informado adquiere una importancia adicional al investigar con seres humanos.

El paciente debe conocer los objetivos de la investigación, en qué consiste su participación, los posibles beneficios y riesgos, así como los procedimientos alternativos a los propuestos en el estudio. En ocasiones será necesario aclararle que él no tendrá beneficios directos, pero otras personas con su mismo padecimiento los tendrán en el futuro. También se le debe aclarar que se cuidará su identidad y confidencialidad.

Cuando un estudio incluye el procedimiento de aleatorización, los pacientes pueden declinar su participación al saber que se decidirá por azar si reciben la mejor opción de tratamiento, más aún cuando el hecho de no recibirla implica que recibirán únicamente placebo. Si desde el punto de vista metodológico se justifican el ensayo aleatorizado y el uso de placebo, el estudio será ético si no representa un riesgo inaceptable para el sujeto y, sobre todo, si el paciente comprende en qué consiste el procedimiento.

Aun cuando un enfermo que participa en un protocolo de investigación clínica tiene probabilidades de resultar beneficiado de un nuevo tratamiento, los efectos benéficos y los riesgos del mismo son inciertos porque forman parte de los elementos bajo estudio. Por otra parte, hay que reconocer que para muchos pacientes la única forma de tener acceso a un tratamiento que puede salvarles la vida es participando en un ensayo clínico.

Es comprensible que un enfermo muy grave se quiera aferrar a nuevas esperanzas de curación, pero debe cuidarse que no confunda una investigación con un tratamiento. El investigador que invita a un enfermo a participar en un protocolo debe tener presentes las necesidades del paciente para asegurarse de no usarlas para ejercer alguna forma de coacción, sobre todo teniendo en cuenta que el mismo investigador puede tener intereses personales en reunir sujetos para su protocolo. Aunque parecería que en tales circunstancias el paciente tiene más que ganar que perder, la realidad es que su participación puede implicar riesgos y deteriorar su calidad de vida. Por eso debe ser el paciente quien decida si quiere participar y debe resolver esperando lo razonable del estudio y no basándose en una esperanza irreal.

En los casos en que un mismo individuo ocupe el papel de médico tratante y de investigador, es importante que reconozca la especial influencia que ejerce sobre su paciente al proponerle participar en una investigación, ya que es fácil que el enfermo interprete lo que le dice su médico como una recomendación. Éste es un tema de reflexión importante en la literatura bioética: es inevitable que exista cierto conflicto para el médico–investigador, pero esto no significa que no pueda manejarlo.

El consentimiento informado debe entenderse como un proceso que implica, por un lado, el derecho de los pacientes a tomar decisiones responsables sobre su vida, y, por otro, la obligación de los médicos de respetar ese derecho. El consentimiento informado no libera a los médicos e investigadores de la responsabilidad por sus acciones; simplemente hace que la compartan con sus pacientes o con los sujetos de investigación.

Poco a poco se ha adquirido conciencia de los principios que la bioética propone en la práctica de la medicina y de la investigación, pero hace falta mayor reflexión en este campo por parte de los profesionales para que apliquen estos principios, no sólo de forma, sino de fondo. En este sentido, es importante distinguir el documento del consentimiento informado (que se utiliza, sobre todo, en la investigación) del proceso en sí. El documento firmado debe reflejar la conclusión a la que llegan los pacientes o sujetos después de haber recibido y comprendido la información necesaria para decidir. De ninguna manera se puede decir que existe un consentimiento informado cuando la atención de los investigadores se enfoca exclusivamente en obtener la firma de los pacientes.

Cuando un comité de ética de la investigación evalúa un proyecto, no sólo revisa la carta que se entregará a los pacientes para que la firmen; también examina la descripción del procedimiento que se seguirá para obtener el consentimiento informado. Esto es así porque, si bien importa que los investigadores cubran un requisito legal (que esencialmente los protege a ellos), el principal interés es que cumplan su obligación ética de respetar la autonomía de los pacientes.

REFERENCIAS

1. **Engelhardt T:** *Los fundamentos de la bioética.* Barcelona, Paidós, 1995:309–399.
2. **Beauchamp TL, Childress JF:** *Principios de ética biomédica.* Barcelona, Masson, 1999: 143.
3. **Engelhardt T:** *Op. Cit.,* pp. 317–322.
4. **Montenegro A, Monreal M:** La aleatorización en los ensayos clínicos: dilemas éticos y prácticos. *Perspectivas Bioéticas* 2003;15 bis:83–90.
5. **Miller FG, Brody HA:** Critique of clinical equipoise. therapeutic misconception in the ethics of clinical trials. *Hastings Center Report* 2003;33(3):19–28.
6. **Brody H, Miller F:** The clinician–investigator: unavoidable but manageable tension. *Kennedy Institute of Ethics Journal* 2003;13(4):329–246.
7. **Gracia D:** *Como arqueros al blanco. Estudios de bioética.* Madrid, Triacastela, 2004:84–90.

27

La ética en la investigación en niños y adolescentes

Mario Enrique Rendón Macías

LA INVESTIGACIÓN EN PEDIATRÍA

La atención médica recibida por todo paciente debe basarse en medidas preventivas, diagnósticas y terapéuticas sustentadas en evidencias científicas. Esto es, otorgar la atención que al momento asegure la mejor opción en cuanto a beneficio del paciente con el menor riesgo para su integridad física, mental o social. La investigación clínica es el camino por medio del cual se obtiene una experiencia sistematizada y poco sesgada sobre el efecto real de usar un método diagnóstico o aplicar un tratamiento específico. El médico ético toma decisiones para el cuidado de su paciente con base en la evidencia demostrada empíricamente en estudios clínicos, de tal forma que puede, dentro de un rango de certidumbre, predecir las consecuencias favorables o no en su paciente de la decisión tomada. Al inicio de la evaluación de la utilidad de un procedimiento el investigador clínico opta por estudiar individuos menos vulnerables, como son los varones adultos. De existir una experiencia favorable en el resultado del procedimiento con el mínimo riesgo o su ausencia, varias veces ha justificado su aplicación a otros grupos humanos vulnerables, como son las mujeres, adultos mayores y, por supuesto, los niños. La principal limitante para aceptar que la experiencia obtenida en estudios en adultos es aplicable a los niños ha sido el hecho demostrado de que un niño no es un adulto pequeño, sino un ser que tiene una composición corporal y un funcionamiento en varios aspectos totalmente diferente. Más aún si se considera un individuo en formación, crecimiento y maduración de sus estructuras y funciones, las cuales se modifican en periodos cortos de tiempo.

En varias ocasiones no sólo se necesita realizar modificaciones en la magnitud (dosis) y periodicidad para ofrecer un procedimiento, sino incluso en ocasiones éste se contraindica por el efecto deletéreo sobre estructuras más vulnerables durante el periodo de desarrollo. Aunado a estas diferencias anatomofisiológicas, los niños muestran respuestas fisiológicas a las enfermedades que varían con la edad, lo cual explica el comportamiento clínico particular de algunas enfermedades en etapas pediátricas. Por otro lado, características propias del ser humano en desarrollo también condicionan la presentación de enfermedades pediátricas. En estas condiciones, la extrapolación de la investigación clínica en adultos se hace imposible e inadecuada. La única opción disponible para asegurar una atención de calidad en estos grupos de edad es la investigación realizada en sujetos con niveles de madurez semejante.

REQUERIMIENTOS ÉTICOS EN LA INVESTIGACIÓN EN PEDIATRÍA

Una vez aceptada la necesidad de realizar investigación clínica en niños y adolescentes, surge la inquietud de considerar los principios que rigen las acciones de las personas encargadas de realizarla. A continuación se enuncian los más aceptados.

1. Considerar que la investigación en niños y adolescentes debe basarse en el esclarecimiento de problemas epidemiológicos, de prevención, diagnóstico o tratamientos dirigidos a enfermedades o condiciones relevantes en la niñez con fines de un beneficio a corto plazo. Los niños no pueden ser usados para investigaciones con interés científico sin que éste asegure un beneficio para ellos.
2. Asegurar la protección de la integridad del menor en todas sus áreas de desarrollo, lo cual implica el aspecto físico, emocional, social y cultural. Preferir en la medida de lo posible el estudio de grupos etarios de mayor edad, dado que cuanto más pequeño es un sujeto sus sistemas de protección son más ineficientes. Esta protección no tiene restricciones con respecto a menores con discapacidades.
3. En toda investigación se debe analizar con sumo cuidado el objetivo del estudio con relación al beneficio esperado, sea a corto o largo plazo, en contra del daño potencial en estos mismos periodos. Es fundamental evitar al máximo el sufrimiento físico o emocional al aplicar cualquier procedimiento durante el estudio y no realizar los que sean innecesarios para contestar la pregunta de investigación.

4. Revalorar constantemente la forma en que el niño participará en el estudio. En los estudios de intervención fase III (ensayos clínicos controlados) asegurar hasta donde sea posible la existencia de evidencia previa de las maniobras en modelos animales o en humanos adultos. Solo se aceptan estudios clínicos fase I (farmacocinética y farmacodinamia) y II (estudios clínicos no controlados) cuando se trata de enfermedades propias de la infancia o de rara frecuencia. Los estudios fase IV (efectos tardíos) en general son observacionales y no tienen restricciones.

Con respecto a los estudios observacionales, es fundamental la vigilancia estrecha del efecto de la exposición, así como de la intromisión del investigador u otras personas en el desarrollo normal del menor.

CONSENTIMIENTO

Por las características de vulnerabilidad de los niños y adolescentes, y en particular por considerarse aún incapaces de tomar algunas decisiones, la investigación en estos grupos de edad debe ser muy regulada por la sociedad. En este contexto, la decisión de realizar una investigación en este grupo debe recaer en tres niveles de aprobación.

1. Toda investigación en pediatría debe ser realizada bajo un protocolo autorizado por un comité científico. El aval dado por un comité de investigadores pares asegura que la pregunta a resolver cumple con los criterios antes presentados de originalidad y necesidad. Asegura si el diseño metodológico planeado para contestar la pregunta de investigación permitirá tener respuestas sólidas. De ninguna manera se justifica realizar un estudio en niños, si éstos se someterán a un riesgo potencial en donde al final del estudio no se puede llegar a una conclusión. El comité, por tanto, debe evaluar la factibilidad del estudio en cuanto a muestreo y tamaño de muestra, así como prevenir sesgos de medición o análisis. El comité, además, debe certificar que el menor se encuentra bajo el cuidado de personal capacitado en todos los procedimientos y en el manejo de los riesgos a los que se someterán los niños.
2. Toda investigación en humanos debe ser sometida a un comité de bioética, el cual regula el respeto a los derechos universales de la investigación en seres humanos, además de las implicaciones legales propias de ciertas comunidades sobre el estudio en menores de edad. En particular, para el caso de la investigación en pediatría, se recomienda a estos comités permitir la participación de representantes de la comunidad. Estos miembros suelen

vigilar el efecto de las intervenciones en los usos y costumbres locales, necesarias para asegurar el desarrollo emocional, social y cultural del niño.

3. Una vez que se ha aprobado un proyecto de investigación con menores de edad es obligado disponer del consentimiento informado verbal, o de preferencia y en ocasiones obligado por escrito, de los adultos responsables del menor. El consentimiento debe basarse en la explicación clara y suficiente para una decisión libre por parte de los padres o tutores. En este consentimiento se comprometen ambas partes a cuidar la integridad del menor y reducir al mínimo su sufrimiento.
4. Por la probable vulnerabilidad de los niños a participar en un proyecto en el cual no desearían estar en varios centros se solicita el consentimiento verbal del menor cuando éste tiene más de ocho años de edad. Sin embargo, todo niño tiene derecho a una explicación sencilla, completa y aportada en el lenguaje que mejor comprenda, de los procedimientos a que va a ser sometido.

VIGILANCIA

El compromiso ético de la investigación en pediatría no termina con la aprobación de un protocolo, es obligada la existencia de mecanismos de vigilancia continua de la seguridad de los procedimientos durante el estudio. Cualquier evento adverso debe ser estudiado a detalle para decidir el continuar o no con el proyecto, sin descuidar la atención integral al menor lesionado. Asimismo, la evidencia de un beneficio claro de una maniobra sobre la maniobra habitual o de contraste puede justificar parar el estudio para otorgar a todos los niños en vigilancia los beneficios de la maniobra exitosa. La vigilancia externa es un requisito indispensable para asegurar el mejor cuidado de los participantes. Cualquier modificación al plan original de estudio necesita ser reevaluado por el comité científico y ético de la(s) institución(es) involucrada(s).

LA DIFUSIÓN DE LOS RESULTADOS DE UNA INVESTIGACIÓN PEDIÁTRICA

Es obligación de los investigadores la comunicación de los resultados positivos o negativos de la investigación realizada, con el propósito de brindar a todo niño en condiciones semejantes la oportunidad de un procedimiento (diagnóstico, preventivo o terapéutico) más exitoso y no someterlo a prácticas inadecuadas o dañinas. Se debe informar sobre las implicaciones del procedimiento, sus beneficios, sus limitaciones, sus posibles contraindicaciones y las adecuaciones necesarias para asegurar el menor daño (físico o emocional). En todo momento, el anonimato de los participantes debe ser asegurado, pero se necesita disponer de los registros para cualquier revisión futura que pudiera implicar el reanálisis de los datos para mayor confianza de los resultados.

Las revistas científicas de divulgación en investigación pediátrica no deben olvidarse de la evaluación en pares de los trabajos a publicar, sobre el cumplimiento de los criterios éticos antes mencionados.

Por último, aún se necesitan más trabajos de investigación en el área de la ética en la investigación en pediatría. Cada día nos enfrentamos a nuevas situaciones en las cuales no existe un consenso del mejor actuar de los investigadores en defensa de la integridad y mayor beneficio del menor. Los puntos discutidos sólo son una revisión de los aspectos esenciales al considerar la investigación en pediatría.

REFERENCIAS

1. **Gill D:** Ethical principles and operational guidelines for good clinical practice in pediatric research. Recommendation of the ethics working group of the confederation of European specialists in pediatrics (CESP). *Eur J Pediatr* 2004;163:53–57.
2. **Well E, Nelson RM, Friedman L:** Are research ethics standards satisfied in pediatric journal publication? *Pediatrics* 2002;110:364–370.
3. **Wolf L, Zandeki J, Lo B:** Institutional review board guidance on pediatric research: missed opportunities. *J Pediatr* 2005;147:84–89.
4. **McIntosh N:** Ethical principles of research with children. *Curr Pediatr* 2004;14:489–494.

28

Por una bioética para las innovaciones en cirugía

Vicente Guarner Dalias

En nuestros días aparecen constantemente en las revistas de cirugía nuevos procedimientos operatorios, modificaciones técnicas, desconocidos y asombrosos dispositivos instrumentales; en una palabra: infinitas novedades. Al tener conocimiento de ello, uno se pregunta obligatoriamente: de todas, ¿cuáles serán simples y superfluas innovaciones?, ¿cuáles pueden llegar a considerarse producto de la experimentación y cuántas el resultado de una metódica investigación científica? Poder establecer dicha diferenciación posee una gran relevancia, tanto ética como epistemológica; y ello no es banal, representa un hecho trascendental para su aplicación, al que desafortunadamente, en nuestro afán ilimitado, en muchas ocasiones más por la novedad que por el progreso, lo contemplamos soslayadamente.

Existen en medicina ciertas reglas para que los seres humanos —los pacientes— participen como individuos en la investigación médica y, especialmente, en la terapéutica. Se han formulado hasta leyes federales e internacionales y códigos de bioética que rigen los fundamentos para probar nuevos procedimientos diagnósticos, así como fármacos y otros implementos terapéuticos; incluso se han orientado hacia la constante y dinámica aparición de recientes instrumentos diagnósticos; si bien, en cuanto se refiere a las nuevas técnicas operatorias, éstas adolecen de ello y muchas de las novedosas intervenciones quirúrgicas —es conveniente confesarlo— no han seguido en su experimentación, norma ética alguna.

En cirugía resulta muy difícil, en la investigación de una determinada operación, el uso de un grupo testigo como placebo, tal como se hace en terapéutica médica. Todo lo más se llegan a comparar los beneficios de una determinada técnica operatoria con otra, y estos estudios, en general, son retrospectivos, como es —para sólo citar un ejemplo— el seguimiento comparativo a 30 años en el Nissen y la funduplastia posterior para el tratamiento del reflujo gastroesofágico.

Parte del problema de las innovaciones, en nuestra disciplina, reside en el frecuente malentendido semántico —más frecuente en cirugía que en ciencia— entre los términos improvisación, innovación, experimentación e investigación.

Todos los médicos nos vemos obligados, en un momento dado, a modificar nuestros tratamientos, buscar nuevas combinaciones de fármacos, probar algún producto que antes no había sido usado en la enfermedad. Pero en cirugía esta experiencia representa, en ciertos aspectos, un hecho mucho más complejo y cotidiano que en la práctica farmacológica. El cirujano se enfrenta con frecuencia, y ha menester adaptarse a ello, a variantes anatómicas inesperadas o imprevistos, producto de cambios morfológicos con los que se tropieza por primera vez, inherentes a la misma patología y que, por tanto, hasta entonces no le habían sido familiares. Por ello el que opera se ve precisado a introducir con relativa frecuencia modificaciones a la técnica original y hasta a buscar una solución a algo inesperado. A este hecho —que es más común de lo que la gente se imagina— lo llamamos improvisación, y lo tomamos como algo absolutamente lícito. Improvisar, de acuerdo al Diccionario de la Real Academia Española (DRAE) es hacer algo de repente sin estudio ni preparación. María Moliner es más prolífica: nos dice que improvisar (de "improviso") es hacer algo sin haberlo preparado por adelantado o inventándolo mientras se va haciendo o ejecutando; como pronunciar un discurso, recitar una poesía o ejecutar un trozo de música. Hacer una cosa para la que no se está preparado, con los medios de que se dispone. Y es ahí donde entra, precisamente, la experiencia del que opera, pues la improvisación para resolver nuevos problemas nace de la experiencia individual.

Independientemente de ello, todos reconocemos que la cirugía se ha hecho una especialidad esencialmente dinámica. Y la verdad es que siempre lo ha sido. El cirujano se siente obligado ya no como necesidad, sino por esa inefable inclinación hacia el progreso, a hacer uso de nuevas técnicas para perfeccionar las anteriores, para buscar mejores soluciones o, desafortunadamente, a veces por el simple afán de introducir algo personal. A ello le llamamos innovación. El DRAE dice que la voz innovar quiere decir mudar o alterar algo introduciendo novedades. María Moliner, en su diccionario, le agrega sinónimos, como descubrir, explorar, inventar, originar, reformar. Y es menester admitir que han sido con dichos infinitivos como se ha venido haciendo la cirugía, las más de las veces sin seguir una metodología científica, y, por ello, algunas innovaciones han sido justificadas y otras no; algunas han resultado buenas y otras, en cambio, no sólo distan de ser beneficiosas, sino que son desastrosas.

No es lo mismo innovar que investigar. Según el DRAE, investigar es realizar actividades intelectuales y experimentales de modo sistemático para aclarar conocimientos acerca de cierta materia. Por consiguiente, desde el punto de vista semántico y en la práctica, es menester distinguir primero entre improvisar e innovar y después profundizar en aquello que es investigar.

El procedimiento de la innovación en cirugía —es menester reconocerlo— hizo en su momento grandes aportaciones. A la esfera creativa del cirujano le pertenece una gran parte del desarrollo de la cirugía. Recordemos que así se introdujo la anestesia, que si bien había vivido la purificación del éter sulfúrico, las experiencias de Horacio Wells con el gas hilarante y sus efectos analgésicos en la extracción de muelas, resultó, en última estancia, una innovación de William Morton. Lo mismo puede decirse de la introducción de la antisepsia; de las gastrectomías hechas por Ludwig Rydygier de la Prusia oriental o por Jules Pean, acompañando éstas a la de Billroth; este último realizó varios estudios experimentales en el laboratorio para su valoración antes de su aplicación a la clínica y, por consiguiente, su procedimiento pertenece a la investigación. De la misma forma, han sido producto de la innovación muchos de los elementos introducidos en los departamentos de cuidados intensivos.

Es menester aceptar —de otro modo cometeríamos una injusticia— que la cirugía constituye uno de los campos médicos donde la innovación ha representado un papel capital para su desarrollo, si bien en nuestra época con frecuencia ha caído en el descontrol.

La gran mayoría de los productos sanitarios llamados implantes, desde marcapasos hasta endoprótesis vasculares, se deben a la capacidad de innovación del ser humano. Sin embargo, podríamos citar una larga lista de productos protésicos que hoy han visto su brusca retirada del mercado, no por defectos de fabricación, sino por su propia constitución, que al aplicarse a un número mayor de pacientes han acabado por mostrar efectos nocivos.

En nuestro tiempo aparecen constantemente, en revistas médicas, nuevos procedimientos técnicos, que no necesariamente son buenos. La mayor parte no han recibido una previa valoración en el laboratorio de cirugía experimental, sino que han resultado de innovaciones surgidas durante la tarea operatoria y el cirujano las aplica en el momento y, más adelante, las lleva a efecto en 10 o 20 casos más, con una apreciación subjetiva —y generalmente por un tiempo reducido— y las publica.

Dichas innovaciones, que aparecen en revistas quirúrgicas, constituyen procedimientos de efectos impredecibles y, como no han sido valoradas ni descritas previamente, resultan novedades que, en muchas ocasiones, son producto del arcaico sistema "de prueba y error", llevadas a efecto en humanos, y aun cuando carecen de una metodología de la investigación, cumplen un seguimiento a un plazo reducido.

A diferencia de los fármacos, los procedimientos innovadores quirúrgicos no pasan por instituciones como la *Food and Drug Administration*, las *Regulations for Clinical Trial* y muy pocos en EUA por los *Institucional Review Boards*

(IRB), creados bajo los auspicios de la Oficina Americana para Investigación en Humanos y entran en acción sin control alguno. El tema ha preocupado a un buen número de instituciones de bioética, y sobre todo a los que nos interesa el cumplimiento práctico de la misma. En un mundo donde los cirujanos introducen técnicas sin una investigación formal las normas éticas pecan de ausencia. Moreno, investigador de la ética del tema, señala que, aun hoy, muchos cambios en cirugía deben considerarse innovaciones y no procedimientos de investigación; al no ser reconocidas como productos de investigación, las innovaciones quirúrgicas deben pasar antes de su publicación por el tamiz de guías, designadas para la protección de los seres humanos. Cierto es, asimismo, que en muchas ocasiones el paciente desesperado y su cirujano, por igual desesperado, se ven forzados a la práctica de procedimientos quirúrgicos que no han vivido una evaluación previa, y que pueden llegar a resultar valiosos. Éstos podrían ser publicados como casos clínicos o el autor elaborar un protocolo de investigación, si así lo desea, y desarrollarlo más adelante en el laboratorio.

La verdad es que en EUA no existe para los cirujanos, como dice Spodick, una *Federal Drugs Administration* que controle o supervise la introducción de nuevos procedimientos y las guías y las reglas resultan insuficientes. En México, el reglamento de la Ley General de Salud tampoco contempla el asunto de las innovaciones en cirugía.

En EUA el problema fue llevado hasta los medios de comunicación, en diarios tan prestigiados y difundidos mundialmente como el *New York Times.* Y ello preocupó en sumo grado a la ciudadanía y al propio gobierno, que designó una comisión para ocuparse del tema.

Reistma y Moreno, dos conocidos investigadores en bioética, en 2002 revisaron 527 artículos de 18 revistas quirúrgicas estadounidenses, tanto de cirugía general como especializada, publicados entre los años 1991 y 2000. No voy a citarlas todas, para no ocupar espacio, pero incluyen desde *Archives of Surgery* y *The Journal of the American College of Surgeons* hasta el *Journal of Urology* y *Surgical Endoscopy*. Los investigadores se dirigieron a cada uno de los autores, cuyos títulos llevaban una de las siguientes palabras: innovación, nuevo procedimiento, nueva técnica, otro abordaje, etc., todos sinónimos de cirugías innovadoras. Una gran mayoría —más de 70% de ellos— trabajaban en hospitales universitarios o institucionales y el resto en la medicina privada. Las respuestas fueron anónimas. De 59 autores a los que les fueron enviadas las comunicaciones, respondieron 21, que confirmaron que su trabajo fue de investigación, pero solo 6 habían consultado previamente IRBs. Con las respuestas recibidas, los investigadores del programa bioético llegaron a la conclusión de que la cirugía experimental aparece a menudo libre de reglas bioéticas y las guías y regulaciones resultan ser insuficientes para hacer frente al reto de la cirugía innovadora. Cuando se les preguntaba a los autores qué consideraban como investigación quirúrgica y cuál era la transición de innovación a investigación, ellos apuntaban que no había diferencia, que bastaba con hacer un protocolo y explicarle al paciente el tipo de innovación. Ahora uno puede preguntarse: ¿acaso no conocían los requisitos con los que en cirugía debe contar una investigación cuando introducimos un nuevo procedimiento?

¿Cuáles temas eran los analizados en las revistas titulados con las palabras clave: nuevo, novedoso, innovación diferente, alternativa, aproximación, técnica, otro modelo, modificación? He aquí algunos enunciados de los artículos:

- Alargamiento del tendón de Aquiles en el paciente diabético para evitar la ulceración.
- Cirugía fetal para el mielomeningocele.
- Esofaguectomía total por acalasia con reconstrucción gástrica.
- Engrapadora para procedimiento endoscópico asistido para diverticulectomía en un Zenker, cerrando la mucosa y muscular con grapas.
- Hemorroidectomía mediante engrapadora transrectal.
- Comparación entre esofaguectomía de mínima invasión con esofaguectomía transtorácica y transhiatal, comparación retrospectiva de las tres técnicas N = 18, 20 y 16.
- Excisión de una glándula submandibular por vía intraoral.

Muchas de las nuevas operaciones como de los nuevos fármacos pueden tener un beneficio inmediato o durante cierto tiempo, pero ¿quiere ello decir que definitivamente son efectivos?

En cirugía, como en farmacología, existe el efecto placebo, que ha sido demostrado desde hace años y que para el autor de estas líneas ha constituido uno de sus temas de estudio.

Ahora bien, es del todo factible que alguna o algunas de estas innovaciones puedan tener éxito. ¿Cuál es la valoración a largo plazo de cualquier operación? En ocasiones los efectos nocivos aparecen de inmediato, como en la técnica de Devine para el tratamiento de la úlcera duodenal, donde se dejaba el antro gástrico y se hacía una gastroenterostomía, y el antro por distensión al quedar aislado liberaba gastrina, que estimulaba la producción de ácido clorhídrico y la formación casi inmediata de una úlcera en la boca anastomótica. ¿Qué pasó con aquellos pacientes que en la cirugía bariátrica eran sujetos a derivaciones ileointestinales y desarrollaban con el tiempo necrosis hepáticas? Así podríamos traer a colación un sinnúmero de ejemplos de víctimas de innovaciones en cirugía. Antes la innovación frente a nada constituía la única forma de progresar. Hoy ya no. ¿Cómo proteger a ese paciente que va a ser sometido a una innovación quirúrgica, cuyos resultados, no sólo los inmediatos sino los de largo plazo, pueden resultar impredecibles, como ha ocurrido y ocurre con algunos fármacos en el correr del tiempo?

El problema no es nuevo. Desde 1961 el anestesiólogo Beecher apuntaba: "Uno puede y debe cuestionar los derechos éticos y morales de continuar introduciendo en cirugía procedimientos no planeados previamente": es decir improvisados.

Hoy día, para que en cirugía se apruebe un nuevo procedimiento debe exigírsele tener un buen respaldo de cirugía experimental. Las aportaciones de la cirugía contemporánea han nacido, más que nada, a partir de la segunda mitad del siglo XIX, de la investigación en el laboratorio de cirugía experimental. De él aprendimos el tratamiento quirúrgico de la úlcera péptica con Lester Dragstedt, la cirugía de corazón abierto con Lillehei y las técnicas para trasplantes. Uno de los grandes impulsores de la investigación quirúrgica en el laboratorio fue el profesor Owen Wangensteen, fundador del llamado *Surgical Forum,* libro donde, en el congreso anual del *American College of Surgeons,* se presentan entre 800 y 1 000 trabajos de investigación experimental. También en este tipo de investigación se aplican las reglas de ética a seguir con el trato de los animales en los laboratorios y que, desafortunadamente, tampoco se llevan a efecto en todos los planteles al pie de la letra.

Los estudios clínicos en cirugía adolecen de más inconvenientes que en medicina general. Las innovaciones aparecen todos los días. Para los cirujanos es difícil saber seleccionarlas. Con frecuencia eluden muchos de los requisitos que exigen la investigación y la bioética. No podemos, por ejemplo, usar en cirugía —como apuntábamos en líneas anteriores— el método placebo para evaluar una nueva operación como si fuera un producto farmacológico, porque resultaría no ético. Todo lo que hacemos es buscar una comparación con otra intervención que ya ha experimentado la prueba del tiempo. Aun así, deben existir, como decía Francis Moore, ciertas reglas. Toda innovación debe contar, según él apuntaba, con una investigación apropiada en el laboratorio de cirugía experimental; que la evaluación del procedimiento se lleve a efecto de preferencia en un hospital institucional y no privado; que un cirujano de mayor nivel académico supervise el procedimiento; que los enfermos reciban una información amplia y clara de la cirugía que se les va a practicar.

Como puede verse, existen ciertos criterios a seguir en las llamadas innovaciones en cirugía. Algunas formas caen dentro de las normas corrientes de regulación para la investigación en humanos; otras, frecuentemente no llegan a llenar la definición de investigación, y son las que requieren de una especial vigilancia. La cirugía, como la medicina general, es una ciencia aplicada y su progreso ineludible se fundamenta en la investigación y en la innovación, la cual, en última instancia, depende de la experimentación en sujetos humanos.

Y vuelvo a reiterar, porque el problema resulta preocupante: al contrario de los fármacos, que necesitan de una demostración de su seguridad y efectividad antes de que su comercialización resulte aprobada por las agencias reguladoras (FDA), no existen reglas precisas que describan cómo deben ser evaluados los nuevos procedimientos quirúrgicos.

La ética al permitir identificar la conducta deseable ocupa un lugar central en toda actividad humana, ya sea en su relación con otros individuos, con los animales o con el ambiente. La ética en la investigación en humanos pretende proteger el bienestar y los derechos de los partícipes en la investigación y, a su vez, facilitar que dicha investigación sea beneficiosa para la comunidad científica y para la humanidad.

REFERENCIAS

1. **Guarner V:** Trente ans d'experience avec la fundoplastie postérieur dans le traitement du reflux gastro–oesophagien (analyse de 1 499 cas). *Chirurgie* 1997;122:443–449.
2. **Pean JE:** De l'ablation des tumeurs de l'estomac par la gastrectomie. *Gaz des H* 1879;52: 453.
3. **Rydygier L:** Exstirpation des carcinomatösen Pylorus. Tod nach zwölf Stunden. *Deutsche Ztschr Chir* 1880;14:252.
4. **Billroth T:** The clinical surgery. London, 1881.
5. **Bonn D:** Patients with hip implants to be reviewed. *Lancet* 1998;351:651.
6. **Rutan RI, Deitch EA, Waymack JP:** Academic surgeons knowledge and Food and Drug Administration regulation for clinical trials. *Arch Surg* 1997;132:94–98.
7. **Reistma AM, Moreno JD:** Ethical regulations for innovative surgery: the last frontier? 2002;194:792–801.
8. **Moreno JD:** *Protectionism in research involving human subjects.* National Bioethics Advisory Commission, Ethical and Policy Issues in Research Involving Human Participants. Volumen II (Commissioned Papers). Washington, 2001.
9. **Spodick DH:** Numerators without denominators. There is no FDA for the surgeon. *JAMA* 1975;232:35–36.
10. *Reglamento de la Ley General de Salud en Materia de Investigación.*
11. **Jones MA:** A miracle and yet. *New York Times*, July 15, 2001.
12. **Pendergast MK:** *Deputy Commission for the Study in Medicine and Biomedical and Behavioral Research.* Washington, US Department of Health and Human Services, 1997.
13. **Reitsma A, Moreno J:** Ethical regulations for innovative surgery: the last frontier. *J Am Coll Surg* 2002;194:792–801.
14. **Ward CM:** Surgical research, experimentation and innovation. *Br J Plast Surg* 1994;47: 90–94.
15. **McKneally MF, Daar AS:** Introducing new technologies: protecting subjects of surgical innovation and research. *World J Surg* 2003;27:930–935.
16. **Echer HK:** Surgery as placebo, a quantitative study of bias. *JAMA* 1961;176:1102–1107.
17. **Beecher HK:** Surgery as a placebo, a cuantitative study of bias. *JAMA* 1961;176:1102–1107.
18. **Peltier LF, Bradley JA:** L'Étoile du Nord. An account of Owen Harding Wangensteen (1898–1981). *Am Coll Surg* 1994.
19. **Reitsman A:** Surgical research, an elusive entity. *Am J Bioeth* 2003;3:49–50.
20. **Moore F:** Ethical problems special to surgery. Surgical teaching, surgical innovations, and the surgeon in managed care. *Arch Surg* 2000;135:14–16.

21. **Reistma A, Moreno J:** Ethics of innovative surgery: US surgeon's definitions, knowledge, and attitudes. 2005:103–110.
22. Declaració de Hèlsinki (2001). Associació Médica Mundial: Principics ètics per a la recerca mèdica ambs subjectes humans. *Bioètica Debats* 2001;6:1–16.

Sección IV

Retos de la bioética

29

La responsabilidad del médico ante el embrión humano

Pedro Argüelles Domensain

Quiero iniciar esta argumentación sobre la responsabilidad del médico ante el embrión humano con una frase del filósofo español José Ortega y Gasset, para contextualizar el resto de lo aquí expuesto: *"nuestra vida empieza por ser la perpetua sorpresa de existir, sin nuestra anuencia previa, náufragos, en un orbe impremeditado"*. La vida humana es siempre imprevista y tenemos que ir decidiendo cómo hacer el futuro; sigo con Ortega: *"vivir es constantemente decidir lo que vamos a hacer... Somos náufragos en un mar en el que vivimos sosteniéndonos en vilo a nosotros mismos, llevando en peso nuestra vida por entre las esquinas del mundo"*. La posibilidad de lograr acuerdos en cuestiones que atañen a los valores debe pasar por elementos como el respeto, la tolerancia y la deliberación. Así, es fácil decir que se respetan las opiniones diferentes de la propia, pero resulta muy difícil aceptar tales ideas sin querer modificarlas, aniquilarlas o hacerlas parecer absurdas o equivocadas. La imposible posibilidad de los acuerdos en bioética hace referencia a esta dificultad, pero debemos partir desde la educación para la tolerancia y el diálogo y no caer en relativizar en lo absoluto o absolutizar lo relativo.

Con esta introducción comienzo a disertar sobre el embrión humano y el compromiso ineludible que tenemos los médicos desde cualquiera de nuestras perspectivas en esta medicina moderna superespecializada, en donde el ser humano es estudiado en micropartes olvidándose con frecuencia del conjunto, de aquella antaña filosofía tomista en la que el todo es la suma de las partes; así las cosas, no es raro observar que este individuo microscópico, el embrión humano, sea disminuido en sus derechos, en su valor o en su respeto terapéutico.

Son numerosos los autores que intentan, en un sentido u otro, argumentar sobre las características axiológicas del embrión humano; todo depende de la perspectiva en la que nos ubiquemos para el trato que reciba este organismo. Si nuestra posición es desde la bioética personalista, la defensa a ultranza del embrión puede dar, y de hecho da, lugar a discusiones encarnizadas desde todos los puntos de vista: biológico, ontológico y teleológico, para defender la personalidad humana del embrión desde su concepción.

Sin embargo, si nos ubicamos desde la trinchera de la investigación o la terapéutica, la visión puede y es distinta; ningún argumento más socorrido para la utilización de embriones humanos en investigación que el "bien mayor" en aras del avance en la prevención o curación de enfermedades cuyo origen se encuentra o puede ser encontrado en las células totipotenciales embrionarias, sin importar el valor por sí mismo de este ser; lo que importa es lograr, aislar, clonar, identificar el genoma, lo que sea a cualquier costo, sobre quien sea. Hoy para evitar descendencia aquejada de enfermedades hereditarias, mañana quizás para asegurar unos estándares de calidad de los hijos aún por definir.

En el caso de la terapéutica, la desesperante realidad de la pareja estéril con muchos años de intentos infructuosos lleva al clínico a cualquier medida y a cualquier tipo de instrumentación biotecnológica de embriones humanos con tal de lograr el embarazo largamente deseado, a pesar de que en el camino queden muchos embriones en el mundo etéreo de los posibles y probables o en la inhóspita soledad de un frigorífico.

Empecé este escrito con una serie de ideas filosóficas sobre la tolerancia y el respeto que deben privilegiar toda discusión en este sentido, pero no se puede en nombre de la tolerancia llegar a la apertura de la conciencia de la ciencia, de tal magnitud que todo, y repito, todo, sea permitido en aras de la investigación ultramoderna o de los resultados clínicos satisfactorios.

Los seres humanos adultos no somos sino la fase reproductiva del taxón que conocemos como *Homo sapiens*; en su ontogénesis el organismo humano pasa por diversas etapas sin solución de continuidad: cigoto, embrión de dos células, embrión de cuatro células, mórula, blastocisto, embrión implantado, feto, neonato, lactante... en cada fase está en acto el ser humano, no está en función del número de células o del estadio en el que se encuentra su valor intrínseco, ¡no está en potencia el ser humano!, está en acto de ser humano; así las cosas, el cigoto es un ser humano completo en una de las fases de su ciclo vital, que además la continuidad procesual nos marca la continuidad sustancial, así es que, si se admite continuidad en el proceso de desarrollo, a medida que se introducen novedades en la diversas etapas del proceso gestacional no se altera la idea de que el organismo continúa teniendo la misma identidad sustancial. Rodrigo Guerra López, en su excelente comunicación sobre la ontología del embrión humano, menciona que el ser humano recién concebido tiene fenotipo de cigoto porque se encuentra como ser en acto y esta condición permite que el plan estructurante y originario del embrión humano conduzca el proceso de desarrollo, y que además sostiene el destino individual, esto es, individualidad y no indivisibilidad.

El ser humano puede formarse opinión sobre multitud de fenómenos naturales o sociales y hacer una valoración, que influirá de una forma o de otra sobre el derecho por medio de la legislación; pero, si se trata de la esencia humana, ésta no está a discusión o a opinión, esto significa que sólo puede ser aceptada la definición más amplia de ser humano. Según esto, son portadores de dignidad humana todos los seres vivientes que provienen de gametos humanos, sea cual sea el estado de desarrollo en que se encuentren. Nada más simple que el reduccionismo utilitarista para anestesiar la conciencia y utilizar eufemismos que permiten olvidarnos o simular que olvidamos lo anterior; de esta manera, no es infrecuente leer en textos de biotecnología de la reproducción el término preembrión, para distinguir aquella etapa preimplantatoria, como si el prefijo "pre" sea justamente aquello que nos da permiso para utilizar este "prehumano" para los fines que en aras de cualquier acción nos permita lograr el objetivo marcado. Puedo entender este prefijo cuando se utiliza para denominar estados previos de acciones o situaciones que implican aquello que está antes de, pero puede no ser; así las cosas, un precandidato puede ser o no el candidato, una preselección es aquella que se hace antes de emitir una lista definitiva, pero qué decir de un "prehumano"; entendemos entonces como algo que no puede ser humano y por ello ¿es susceptible de restarle valor o personalidad jurídica? El embrión humano desde su etapa unicelular tiene un destino individual, personal, irrenunciable, inacabado, inacabable y finito. En la mayoría de las clínicas de reproducción asistida a nivel mundial es común que se capture un importante número de ovocitos humanos para posteriormente fecundarlos y obtener cigotos, vigilando su proceso de segmentación, para posteriormente "seleccionar" aquellos que cumplen con ciertos criterios biológicos y transferirlos al útero de la madre biológica o de aquella que se alquila o subroga; la pregunta que ha dado lugar a numerosos juicios y a no menos debates jurídicos es: ¿y los otros?, ¿quién los protege?, ¿tienen o no tienen derechos? Es más, ¿a quién pertenecen?, ¿son informados los padres biológicos de su existencia?, ¿quién le ha otorgado al biólogo de la reproducción facultades casi divinas para la selección embrionaria? Son demasiadas las interrogantes, pero desde el politeísta juramento hipocrático hasta la Declaración de Ginebra, los médicos nos hemos comprometido a respetar la vida humana desde su concepción, y a mi juicio esto no puede cambiarse, pues es a partir de cualquier argumento utilitarista que la vida humana, y hablo de la vida humana desde su inicio, pierde valor, pierde respeto, y entonces la ética de la permisividad empieza a hacer estragos: todo es posible en pos de la ciencia más pura, no existe ni existirá entonces un sólo argumento que sea capaz de contener esta avalancha de saber tecnológico carente de límites.

Inicié con Ortega y Gasset y termino con él; este filósofo se ha hecho famoso por una frase que se repite continuamente, la mayor parte de las veces sin saber muy bien cuál es el contexto...: *"Yo soy yo y mi circunstancia"*; por otro lado, son muy pocos los que saben que la sentencia continúa: *"y si no la salvo a ella no me salvo yo"*. Entiendo que el filósofo plantea la vida como el quehacer del yo con su circunstancia, es decir, el mundo (circunstancia) y el humano no son autónomos sino interdependientes; desde aquí Ortega critica a cuantos han olvidado la vida en favor de la cultura, es decir, aquellos para los cuales el fin —la ciencia— justifica los medios: la congelación, utilización, manipulación y destrucción de embriones humanos.

No pretendo pontificar ni realizar juicios temerarios con las líneas anteriores; sea mi intención la de crear en el que esto lee una inquietud por profundizar en asuntos como el valor ontogénico de la vida humana y los peligros que entraña disminuir este valor ante sus primeras etapas o ante sus diversas etapas cuando se presente la enfermedad. Entiéndase: eugenesia, aborto criminal, investigación y terapéutica con embriones y eutanasia.

Al discutir sobre la responsabilidad del médico ante el embrión humano afirmo: estamos discutiendo la responsabilidad que tenemos ante cualquier etapa de la vida, pero es más la responsabilidad que tenemos con la vida misma.

En este texto heterogéneo en el que nos reunimos médicos, abogados, investigadores, teólogos y estudiosos de diversas ciencias sociales y biológicas es necesario dejar abierto un mar de dudas, un caos de opiniones, para que de aquí nazca una personalísima opinión y acción en consecuencia.

REFERENCIAS

1. **Guerra R:** *Hacia una ontología del embrión humano.* Tercer Congreso Internacional de la Federación Internacional de Centros e Instituciones de Bioética de Inspiración Personalista. México, 2005.
2. **Feito L (editor):** *Bioética: la cuestión de la dignidad.* Madrid, Publicaciones de la Universidad Pontificia Comillas, 2004.
3. **García G:** Legislar en bioética, legislando para el futuro. México, Antonio Rodríguez Zarco, 2003.

30

Trasplante de médula ósea

Guillermo J. Ruiz Argüelles, Guillermo J. Ruiz Delgado

El trasplante de médula ósea, mejor llamado trasplante de precursores hepatopoyéticos, se ha convertido en un recurso terapéutico imprescindible en la práctica moderna de la medicina. La complejidad del procedimiento y sus costos elevados evitaron durante mucho tiempo que el método se pudiera llevar a cabo en nuestro país. Con el objeto de convertir este recurso terapéutico en una realidad para los pacientes mexicanos, en 1999 comenzamos a emplear, en Monterrey y en Puebla, un método para llevar a cabo trasplantes de médula ósea empleando un acondicionamiento no mieloablativo, basado en los métodos llevados a cabo en Jerusalén y en Houston, pero introduciendo algunos cambios con el objetivo fundamental de disminuir los costos del procedimiento. Los cambios más importantes de este que ahora es llamado el "método mexicano" son los siguientes:

a. Se emplean fármacos disponibles en el país y baratos.
b. Se usa un número de sesiones de aféresis adaptado a cada caso.
c. No se usan ganciclovir profiláctico ni IgG endovenosa.
d. Se llevan a cabo de manera extrahospitalaria.
e. Se hace un número reducido de transfusiones de productos sanguíneos.
f. Casi nunca se hacen inyecciones del linfocitos del donador.

Estos cambios dieron como resultado que un mayor número de pacientes tanto mexicanos como habitantes de otros países en desarrollo se puedan ahora someter a estos procedimientos terapéuticos modernos, hasta hace poco inaccesibles a la mayoría de los mexicanos.

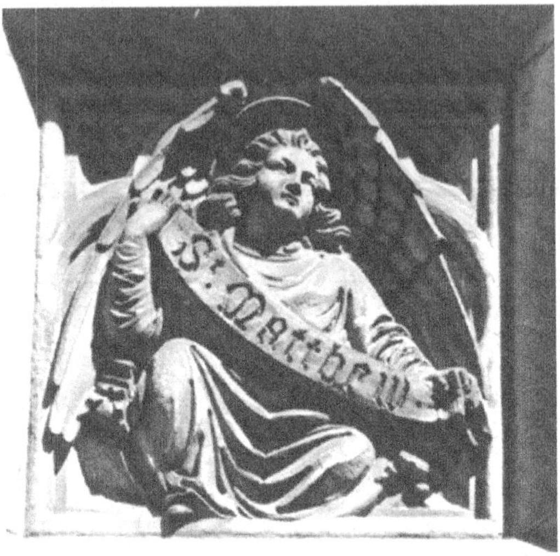

Figura 30–1. Imagen de San Mateo, en la fachada de la Biblioteca Redpath en Montreal, Canadá. El efecto Mateo consiste, de manera simplista, en que los investigadores científicos eminentes cosechan más aplausos que otros investigadores menos conocidos por contribuciones equivalentes; también se refiere a la actitud deliberada de los investigadores de ignorar las contribuciones de los colegas connacionales, contribuyendo así a la "ciencia perdida del tercer mundo".

El "efecto Mateo" se llama así por referencia al texto del Evangelio según San Mateo (XXV:29), en el que se habla de la distribución de los talentos por el amo. A la vista de la rentabilidad que le dieron los administradores del caudal recibido, dio más a los que habían recibido más y a otros, a los que dio menos, hasta eso les quitó y los expulsó fuera por no haber sabido hacerlo productivo. Y se justificó diciendo: "*al que más tiene, más se le dará; y al que menos tenga, aun lo poco que tiene se le quitará*". Éste es el origen del concepto del efecto Mateo, descrito por Robert K. Merton en un documento clásico publicado en la revista *Science*. Merton señala que en ciencia el crédito de un descubrimiento o de un conocimiento se concede habitualmente al investigador más famoso, en vez de ser para el verdaderamente merecedor del mismo. C. N. R. Rao ha hecho notar que el efecto Mateo es frecuente entre investigadores de países desarrollados, pero que es más lesivo para los investigadores que trabajan en países en desarrollo, ya que las investigaciones se hacen con mayores obstáculos y algunas veces toman mucho tiempo, por lo que no obtener el crédito puede resultar frustrante y decepcionante. Este efecto se ha resumido como *los ricos se vuelven más ricos y los pobres se hacen más pobres*. El efecto Mateo, que tiene implicaciones éticas importantes, se muestra en algunos ejemplos: acumulación de recompensas en personas distinguidas y negación de éstas a los emergentes; en la diferencia en la distribución y acceso a los recursos, donde personas y centros con más prestigio logran mejores dividendos, y también se aprecia en las comunicaciones científicas donde son más "visibles" las contribuciones de los que ya tienen una reputación alcanzada: los científicos tienden a prestar atención a los nombres ya conocidos. También se refiere a la actitud deliberada de los investigadores de ignorar las contribuciones de los colegas connacionales, contribuyendo así a la "ciencia perdida del tercer mundo".

El método mexicano para llevar a cabo los trasplantes de médula ósea no se ha escapado del efecto Mateo. Nuestro método, que se ha usado en varios países y que ha mostrado tener varias ventajas sobre otros métodos para hacer TANM, ha sido ignorado deliberadamente por investigadores tanto nacionales como extranjeros y ha sido también objeto de críticas descalificadoras por colegas nacionales.

En este sentido, parece que el haber abaratado los costos del procedimiento y en consecuencia haberlo hecho más accesible a un mayor número de personas puede ser, por lo menos, una causa por la que el método ha sido criticado por quienes en alguna época hicieron cobros exagerados por llevar a cabo estos procedimientos terapéuticos. Por otro lado, dado que en la actualidad no es necesario disponer de unidades físicas u hospitalarias especiales para llevar a cabo los trasplantes de médula ósea, quienes las construyeron emplean y tienen la necesidad de amortizar, ven con recelo los métodos más modernos y simplificados para llevar a cabo los alotrasplantes hematopoyéticos. Confiamos en que el paso del tiempo permita ubicar al método mexicano para hacer los trasplantes de médula ósea en su sitio preciso, con el objetivo único de ofrecer este recurso terapéutico a un mayor número de pacientes.

REFERENCIAS

1. **Slavin S, Naparstek E, Nagler A, Ackerstein A, Samuel S *et al.*:** Allogeneic cell therapy with donor peripheral blood cells and recombinant human interleukin–2 to treat leukemia relapse after allogeneic bone marrow transplantation. *Blood* 1996;87:2195–2204.
2. **Giralt S, Estey E, Albitar M, van Besien K, Rondón G *et al.*:** Engraftment of allogeneic hematopoietic progenitor cells with purine analog–containing chemotherapy: harnessing graft–versus–leukemia without myeloablative therapy. *Blood* 1997;89:4531–4536.
3. **Ruiz Argüelles GJ, Suárez González L, Gómez Almaguer D:** El "método mexicano" para hacer trasplantes de células totipotenciales hematopoyéticas ha permitido romper dogmas y beneficiar a muchos pacientes; además, enfrenta el efecto Mateo. *Med Int Méx* 2006, *en prensa.*
4. **Ruiz Argüelles GJ:** The Mexican approach to conduct allogeneic stem cell transplantation: braking dogmata and facing the Matthew effect. *Hematology* 2005;10(Suppl 1):154–160.

5. **Merton RK:** The Matthew effect in science. The reward and communication systems of science are considered. *Science* 1968;159:56–63.
6. **Gibbs WW:** Lost science in the third world. *Sci Am* 1995;273:76–83.
7. **Ruiz Argüelles GJ, Gómez Almaguer D:** El efecto Mateo en la medicina mexicana. *Bol Méd Hosp Inf Méx* 2003;60:452–453.
8. **Rivera Luna R:** Los problemas de la hemato–oncología pediátrica en México. *Bol Med Hosp Infant Mex* 2003;60:125–131.
9. **Borbolla JR, González Avante M, Siller AJ:** Demystification *versus* trivialization of stem cell transplantation. *Haematologica* 2001;86:E06.

31

Bioética y trasplante de células progenitoras hematopoyéticas (TCPH)

Manuel R. Morales Polanco, Enrique Gómez Morales

Kant reflexionó que en lo individual el ser humano sufre un desajuste entre el momento en que logra la madurez biológica y la moral y, en lo colectivo, habitualmente la sociedad logra avances técnicos de los cuales *a posteriori* resuelve sus implicaciones éticas; afirmaba que "el abismo entre una cúspide y otra está lleno de vicios".

Por ejemplo, los experimentos del régimen nazi en la Segunda Guerra Mundial llevaron hasta sus últimas consecuencias la experimentación con seres humanos, propiciada y ordenada por el Estado. Hicieron tratamientos aberrantes con disidentes políticos, judíos, gitanos e individuos discapacitados física o mentalmente, entre otros. Consistían en mutilaciones, quemaduras, congelamientos y hasta trasplante de órganos sin fines terapéuticos, pues la mayoría no eran enfermos ni tenían tratamiento previo, y tampoco para su bienestar; sólo sirvieron como material del laboratorio, para observar los límites de la resistencia física y mental y la utilidad de la tortura.

Los juicios de Nüremberg permitieron crear un código que garantiza la inviolabilidad del cuerpo humano, y contiene el espíritu y los principios de una ley que protege los derechos de los enfermos cuando una terapéutica determinada es compleja o está mal definida. Luego la Asociación Médica Mundial propuso los protocolos de Ginebra y Helsinki, base de la bioética moderna, que establecieron principios claros en la relación médico–paciente, dando origen a las formas de consentimiento informado, documentos que con lenguaje sencillo y claro facilitan el entendimiento entre el médico, el paciente y sus familiares acerca de las condiciones de evolución de una enfermedad o tratamiento.

Lo anterior es importante para tratar adecuadamente a pacientes en los que primero es necesario erradicar su enfermedad y luego mantener dicha situación con la aplicación de un trasplante de células progenitoras hematopoyéticas (TCPH). ¿Cómo proceder en tales casos? En la conversación con el paciente y luego por escrito en el consentimiento informado deben estipularse las enfermedades en las que se conoce su eficacia para tal fin (cuadro 31–1); mencionar los porcentajes de éxito y fracaso, efectos favorables y manifestaciones colaterales indeseables, es decir, la morbilidad temprana o tardía esperada e incluso la mortalidad del procedimiento según los avances científico–tecnológicos al momento de su aplicación; por último, aunque no menos importante, se alude a la confidencialidad de la información obtenida en cada caso clínico.

Se sabe que el TCPH es curativo en enfermedades malignas y benignas de diferente índole (cuadro 31–1), y sus mejores resultados se obtienen cuando la enfermedad motivo de su realización se halla en remisión, o sea sin evidencias clínicas, biológicas o moleculares de actividad, el paciente está activo y emocionalmente se encuentra íntegro, es decir, califica con valores que definen el estado de remisión total en escalas como las de Zubrod, Karnofsky o similares.

Los enfermos que llegan al TCPH por lo general no tienen enfermedad residual posterior a quimioterapia o radioterapia, y sus condiciones físicas y emocionales son óptimas. Ello es importante porque cualquier tipo de trasplante (cuadro 31–1) causa estrés físico y afectivo intenso. Esto último ocurre, entre otras razones, porque enfermo y familiares son informados oportuna y ampliamente acerca de la toxicidad del régimen de preparación pretrasplante (condicionamiento), el aislamiento preventivo prolongado en que debe efectuarse y las complicaciones esperadas; también porque depende del aporte de eritrocitos y plaquetas de amigos y familiares en tanto el injerto prende y funciona. De la misma manera influyen el conocimiento de que en el peritrasplante existe un riesgo de mortalidad de 2 a 10%, informado por diferentes centros, y además que en todos los casos ocurre inmunosupresión prolongada, a veces intensa, que causa complicaciones infecciosas, incapacidad, hospitalizaciones repetidas y en ocasiones la muerte.

Cumpliendo con el objetivo de la carta de consentimiento informado y en consecuencia con el rigor ético que el TCPH requiere, también se les informa que tardíamente el paciente puede desarrollar otra enfermedad maligna cuya aparición se relaciona con el régimen de condicionamiento y que la enfermedad primaria puede reaparecer. De la misma manera se enteran de que en 20 a 50% de los TCPH alogénicos (entre individuos similares en los sistemas de histocompatibilidad de los leucocitos) puede ocurrir la enfermedad injerto contra hospedero (EICH) aguda o crónica. De intensidad variable, causa diversas manifestaciones clínicas o paraclínicas cuya prevención o tratamiento se realizan con inmunosupresores, lo que aumenta la supresión inmunitaria inherente al trasplante, prolonga el aislamiento, causa infecciones y limitaciones físicas o incluso la muerte.

Cuadro 31–1. Recomendaciones para el trasplante de células progenitoras hematopoyéticas. Indicaciones

Enfermedad	Edad	Condición	Alogénico	Autólogo
			Rel < 55 a; No Rel < 45 a	**< 65 a**
Leucemia Aguda Mieloide/linfoide	Todos	Remisión Remisión	Aceptado Aceptado	Aceptado Aceptado
Leucemia Mieloide Crónica	Todos	Fase crónica Fase acelerada	Aceptado Aceptado	Aceptado Aceptado
Linfomas	Todos			
Linfoblástico				Aceptado
Otros: grado alto Intermedio		Remisión	Aceptado	Aceptado
Hodgkin		Recaída 1ª	Investigación	Aceptado
Mieloma todos		Etapa 1 2 y 3	–– Aceptado	Aceptado Aceptado
Mielodisplasia	Todos	Leucemia Secundaria		Aceptado Aceptado
Inmunodeficiencia* congénita	Niños			Aceptado
Talasemia*	< 16 años			Aceptado
Enf. células falciformes*	< 16 años			Aceptado
Aplasia medular*	< 40 años			Aceptado
Enf. autoinmunitarias				Investigación
En investigación: Tumores sólidos Tumores sólidos Mama Células germinales Neuroblastoma etapa IV Tumor de Wilms Sarcoma de Ewing				

Donador: Rel: relacionado o familiar; No Rel: no relacionado. * Enfermedades benignas; a: años.

De acuerdo con lo mencionado al principio, para que el programa sea moralmente aceptable todo lo referido debe comentarse con el paciente y sus familiares antes del ingreso al tratamiento, diseñado específicamente para él, y constar en la carta de consentimiento informado que firmarán él, sus testigos y el médico tratante.

Teniendo en cuenta que el TCPH se aplica en condiciones que con otro tratamiento tendrán un pronóstico de supervivencia muy corto (cuadro 31–1) y los avances en el conocimiento de la fisiopatogenia, prevención y tratamiento de las complicaciones mencionadas, no existe controversia acerca de quién, cómo y cuándo debe recibir un trasplante. Su variedad depende de la enfermedad motivo de la indicación. El trasplante ideal y más sencillo es el autólogo (cuadro 31–1), realizado con las CPH del propio enfermo obtenidas y almacenadas en congelación cuando el paciente se halla en remisión. Esta forma de trasplante se popularizó en los últimos años, sobre todo porque evita complicaciones del trasplante alogénico, como la EICH ya mencionada.

Cuando se indica un trasplante alogénico (cuadro 31–1) el donador es un sujeto HLA idéntico al paciente. Si se trata de un gemelo idéntico, el trasplante se denomina singénico y se comporta como un autólogo. Para un cierto número de enfermos el donador es un hermano HLA similar, lo que en general no plantea controversias morales. Pero casi 70% de los pacientes carecen de hermanos compatibles y entonces las CPH pueden provenir de donadores no relacionados con el enfermo, registrados en bancos de donadores, desafortunadamente no existentes en México. En ellos se guarda la información de los fenotipos HLA de individuos voluntarios, aptos para donar CPH cuando se requiera. La otra fuente de CPH es las de cordón umbilical (CU) guardado con su tipificación HLA en los bancos correspondientes. El origen de las CPH puede plantear algunos puntos de controversia, como el hecho de quién debe recibirlas si existe más de un receptor compatible, si la donación debe ser remunerada, el momento de la misma o si se debe programar en especial para obtener CPH del CU. Esto último, engendrar un bebé compatible con un paciente determinado y descartar los que no lo son, ha originado vivas discusiones de carácter moral en los medios de difusión públicos y científicos.

En las fronteras de lo reconocido como ético y viable se halla el empleo de células troncales primitivas, útiles para regenerar tejidos y órganos, entre ellos el hematopoyético, y para clonarlas, multiplicarlas y ofrecerlas a un mayor número de enfermos; pero también se puede modificar su constitución genética y propiciar la curación de enfermedades hereditarias. El principal obstáculo para su empleo es que, para obtenerlas en cantidad adecuada, deben provenir de embriones.

De acuerdo con lo anterior, para proceder a un TCPH conforme a criterios médicos y éticos estrictos tanto el enfermo como sus familiares deben conocer todo lo referido, comentarlo a satisfacción con el equipo médico que los atiende y, asimiladas las implicaciones favorables y desfavorables del procedimiento, deberán firmar su aceptación ante el médico responsable en la forma de consentimiento informado.

Reconocer la validez de lo anterior y aceptar la realización del trasplante requiere el consenso y aceptación del comité de trasplantes de CPH de la institución en que el procedimiento se efectúe, y en ocasiones del comité de ética, cuando hay dudas respecto a su utilidad o el enfermo tiene condiciones que pueden interferir con el éxito, como edad, patologías subyacentes e inclusive problemas económicos.

No hay que olvidar que los enfermos en preparación para el trasplante o en recuperación del mismo sufren cambios físicos y psicológicos importantes postrasplante; el sujeto ya no es el mismo que inició el procedimiento, ya que encara situaciones tales como ingestión prolongada de antibióticos e inmunosupresores, infecciones repetidas, limitaciones en la dieta y el contacto con los individuos con los que convivía, cambios en su imagen corporal, incapacidad física y hospitalizaciones repetidas que afectan su bienestar y calidad de vida en forma transitoria o permanente. Algunos estudios han establecido que los individuos con más dificultad para superar tales obstáculos son los de edad avanzada, pero actualmente se acepta realizar TCPH aun en sujetos de más de 60 años de edad si no tienen afección orgánica que limite su tolerancia al régimen de preparación; por sexo, los varones para algunos autores y para otros las mujeres, y los trasplantes alogénicos más que los autólogos.

Por todo lo anterior, los profesionales de la salud que realizan TCPH deben mejorar constantemente sus conocimientos y competencia, y tanto ellos como el paciente, familiares y personas que los rodean deben conocer y entender las condiciones y repercusiones físicas y emocionales del tratamiento sobre el enfermo. De esta manera, la preparación pretrasplante y la recuperación y rehabilitación postrasplante serán más fáciles y mejores.

Cuando el equipo de trasplantes ha trabajado con un número suficiente de enfermos, la información clínica que obtiene debe ser valorada y dada a conocer o publicada en la literatura médica, guardando la confidencialidad respecto a los pacientes involucrados en su estudio, compromiso ético importante del equipo de trasplantes al aceptar el cuidado de un enfermo.

REFERENCIAS

1. **Pérez Tamayo R:** Algunos seudoproblemas de ética médica. El derecho del paciente a conocer la verdad. En: *Ética médica laica.* Fondo de Cultura Económica, 2002:104–108.
2. **Hurst SA, Hull SC, DuVal G, Danis M:** How physicians face ethical difficulties: a qualitative análisis. *J Med Ethics* 2005;31:7–14.
3. **Ljungman P, Urbano Izpicua A, Cavazzano Calvo M, Demiran T, Dini G *et al.*, for the European Group for Blood and Marrow Transplantation:** Allogeneic and autologous transplantation for haematological diseases, solid tumors and immune disorders: definitions and current practice in Europe. *Bone Marrow Transpl* 2006;37:435–449.
4. **Stephens M:** The lived experience post–autologous haematopoietic stem cell transplant (HSCT): a phenomenological study. *Eur J Oncol Nurs* 2005;9:204–215.
5. **Wolcott DL, Wellish DK, Fawzy FI, Landsverk E:** Adaptation of bone marrow transplant recipients long–term survivors. *Transplantation* 1986;41:478–483.
6. **Mallia P:** Biomedical ethics: organ transplantation. *Student BMJ* 2003;11:232–233.

32

Aspectos bioéticos del embarazo en la adolescente

Raymundo Canales de la Fuente

Es un hecho más que discutido que el término adolescencia es muy defectuoso, ya que adolecer es sinónimo de carecer y definir a una persona por lo que "carece" no suena razonable; sin embargo, todos sabemos que nos referimos a este grupo de personas que oscilan entre los 11 y los 18 años de edad, durante los cuales ocurren cambios muy significativos que tienden a transformar a un niño en un adulto. Uno de los múltiples cambios que ocurren son los relacionados con la aparición de la capacidad para la reproducción. En una zona específica del cerebro, el hipotálamo, se comienza a secretar una hormona llamada liberadora de gonadotropinas que, como su nombre lo dice, estimula a la hipófisis para que produzca un grupo de sustancias que estimulan a las gónadas para que inicien su funcionamiento. Al aparecer estos efectos los cambios son múltiples, tanto físicos como psicológicos, estableciéndose ahora otra manera de abordar las relaciones sociales. El impulso hacia el ejercicio de la sexualidad es innegable, todos lo sentimos en aquella época de la vida, y por supuesto los adultos lo recordamos. Cabe señalar aquí que hombres y mujeres sentimos estos cambios probablemente en la misma medida. Una de las cosas de las que "carece" frecuentemente esa persona son los elementos intelectuales para poner en perspectiva las enormes responsabilidades y los riesgos que implica el libre ejercicio de la sexualidad, y esto la expone a dichos riesgos; así pues, entre más elementos de juicio obtenga de su entorno social y familiar, podrá reflexionar y llegar a conclusiones que lo expongan menos; por eso son tan importantes la educación y la orientación sexual de las niñas y niños, es decir, nos tenemos que adelantar como sociedad para brindarles los elementos necesarios en cuanto a su salud sexual y reproductiva.

Es un hecho que las teorías educativas modernas a partir de Piaget han cambiado nuestra concepción de los niños; ahora nos percatamos con mucha más precisión de que tienen capacidades para un pensamiento mucho más elaborado y sofisticado de lo que antes se suponía. Antes de esta revolución educativa los infantes eran tratados como una especie de retrasados mentales, por supuesto incapaces de decidir nada; en contraste, el día de hoy sabemos que esta concepción es un error dramático. Son capaces, en muchas circunstancias, de tomar decisiones y ponderar la realidad igual o mejor que los adultos que los rodean. Cuando el niño o niña vive en condiciones "normales", en el seno familiar no son tan evidentes estas capacidades porque la familia le asigna papeles establecidos, pero cuando por desgracia este infante se expone a condiciones extremas se ponen en evidencia estas capacidades; cito un ejemplo: entre los familiares y el personal paramédico relacionados con el tratamiento de los niños con cáncer es muy común escuchar el concepto de que estos menores "maduran muy rápido", y con esto se refieren a que frecuentemente opinan acerca de sus tratamientos, cirugías e incluso hasta de su muerte con los mismos elementos y ponderando muy acertadamente todos los elementos relacionados, de manera similar a lo que haría un adulto. Obviamente, sólo están desplegando sus capacidades en función de una realidad que así se lo exige, lo cual es, como dijimos, una desgracia. Pero bajo esta óptica, al interactuar con los niños asumiendo que son capaces de entender y ponderar hasta los razonamientos más sofisticados, no bajo la circunstancia extrema que utilicé como ejemplo, y tenemos la suficiente capacidad para ponerlo en su lenguaje, nos llevamos la agradable sorpresa de que, efectivamente, tienen la facultad de llegar a las mismas conclusiones que los adultos.

Nuestras leyes deben garantizar que todos los infantes tengan acceso a la educación mencionada y las autoridades de educación y salud deben vigilar que se lleve a cabo puntualmente. Una evidencia muy clara de que es efectiva la información para proteger a los menores es el hecho, ampliamente probado, de que hay mucho menos posibilidad de que un niño sea víctima de abuso sexual cuando está correctamente informado; incluso aquí, en nuestro país, se han articulado campañas de difusión en los medios masivos de comunicación tendientes justamente a informar a los menores, con poco éxito por cierto, probablemente por asuntos técnicos de comunicación, pero el objetivo es francamente plausible. Ahora bien, pensemos en una situación normal, es decir en una adolescente que inicia su vida sexual cerca de los 16 años (cifra cerca del promedio en América Latina) con los elementos educativos que mencionamos, por lo que tiene la precaución de usar condón como protección de barrera y se enfrenta a una situación accidental como la ruptura de un condón. Ante ésta, existe la posibilidad inmediata de usar la píldora de emergencia, opción francamente razonable para evitar un embarazo no deseado por ella, y acude a consulta con un profesional de la salud, quien asegurándose de su salud general y en ausencia de contraindicaciones, se la prescribe. Parece aquí razonable preguntar acerca del derecho a mantener la parte privada de su vida, dado que en nuestro marco jurídico hoy en día se entiende comúnmente como una prerrogativa de quien ejerce la patria potestad o la tutela de un menor el derecho a decidir todo en cuanto a la atención médica y, por tanto, no se conserva la vida privada. Francamente, el sentido común nos dice que no parece razonable.

Esta "adolescente" tiene todos los elementos de juicio necesarios para ponderar tanto hacia sí misma como hacia su ámbito familiar y social el peso de sus decisiones y, en todo caso, la primera obligación del médico es aclarar todas sus dudas, como lo tiene que hacer con cualquier paciente, para que ella pueda decidir acerca de su salud en los mejores términos y de acuerdo con su escala de valores; en este sentido, debemos propiciar normas de comportamiento social que favorezcan las condiciones descritas y a favor también del derecho a conservar lo que consideramos un valor: la privacidad. En todo caso, el profesional de la salud es quien debe asegurarse de que su paciente entienda todos y cada uno de los detalles diagnósticos o de los tratamientos posibles y, salvo que exista una situación de peligro inminente de pérdida de la vida o la integridad de su paciente, debe respetar el derecho que tiene esta adolescente a conservar una vida privada.

En este contexto estamos obligados a ponderar otra disyuntiva en relación con la interrupción de un embarazo. En nuestra América Latina nos ha costado trabajo, por muchas razones que no vamos a analizar aquí, concebir a los niños y niñas como sujetos de su historia y, por tanto, con capacidades muy adecuadas para tomar decisiones, y es peor aún hablando de las niñas. No hay peor marginación que ser mujer adolescente y pertenecer a una clase social que implique pobreza material y cultural; así pues, es difícil decir que ellas pueden tomar la decisión de interrumpir un embarazo a pesar de las evidencias. En razón del pensamiento expuesto hasta este punto, es necesario mencionar los riesgos implícitos, y sin pretender aquí hacer un tratado de obstetricia puedo afirmar, sin temor a equivocarme, que hoy, en los países avanzados, existen métodos mediante fármacos que implican riesgos tan bajos que resulta más peligroso manejar un automóvil en una vía rápida, hecho por cierto permitido por la sociedad a los adolescentes. Por otro lado, en caso que la adolescente elija continuar el embarazo hasta el parto se le debe atender integralmente, brindándole recursos preventivos, atención obstétrica adecuada y facilitando, en caso de que ella lo desee así, el camino de entregar a su hijo en adopción, y aquí cabe también mencionar que los detalles en cuanto a la resolución de la gestación, como el parto vaginal o la cesárea, deben ser ponderados por ellas, de tal forma que representen un peso específico en la toma de decisión del médico a cargo; caben los principios de la genética que hemos propuesto en otros textos. Todas las acciones mencionadas implican un respeto, sin restricción, al principio bioético de la autonomía, pieza toral del pensamiento contemporáneo en esta reciente disciplina.

Necesitamos, como sociedad de un mundo moderno, ponderar con cuidado todos los hechos aquí esbozados para poder fijar las reglas del juego plasmadas en leyes que tiendan a conservar la salud de nuestras adolescentes; a que no existan embarazos no programados; a que no se expongan a infecciones de transmisión sexual. Evadiendo el tema no llegaremos a ningún lado razonable, como tampoco pretendiendo que, con un discurso "educativo", vamos a impedir que ejerzan su sexualidad: ninguna sociedad en el mundo ha podido.

33

Dilemas éticos en el trasplante renal

Juan José Sánchez Becerril, Víctor Huggo Córdova Pluma

Desde mediados del siglo XX nuestro país es pionero en diversas áreas del tratamiento de la enfermedad renal crónica. Actualmente contamos con más de 120 centros acreditados cuya experiencia quirúrgica y médica no difiere de la obtenida en otras naciones. Sin embargo, los aspectos bioéticos no comparten este ascenso vertiginoso en ningún país. Tal parece que existe un distanciamiento entre la tecnología aplicada, la respuesta sociocultural y la actuación bioética. Esta distancia es lamentable.

En México la práctica de los trasplantes posee un marco jurídico adecuado expresado en la Ley General de Salud. Más allá de regulaciones y percepciones plantearemos nuestro argumento de análisis para este capítulo desde el punto de vista de una filosofía cercana a la realidad: es un hecho que la inconsistencia en la cultura de la donación provoca que la disposición de órganos esté en mengua ante una oferta escasa. Solo el actuar coordinado de la sociedad con sus instituciones laicas y religiosas puede favorecer la donación de órganos sustentada en las diferencias *de hecho* y *de pertenencia.*

Puntual tesis de la ética comunitaria desde el "aparador" de la generosidad epistemológica es que como *humanidad* descubrimos una solución concreta para un problema de salud devastador que agobia al mundo de los *humanos*, pero... no hemos aprendido como sociedad el acto *humanitario* de consolidarlo. Este acto es el principio de la irracionalidad; no contemplamos donar —dar— como un elemento de bondad y, cuando lo hacemos, no disponemos de los mecanismos para favorecerlo. Hay quien torna el acto como un intercambio, una mercancía, esto es, pone precio a sus riñones. Pero este sujeto generalmente enfrenta una crisis económica dentro de una sociedad en la cual la riqueza no es distributiva y responde con lo único de que dispone para sobrevivir: su cuerpo. La pobreza social nos llevó hasta este punto. La teleología del fenómeno nos sitúa en el orden de los derechos elementales de un ciudadano ante un Estado rector que es incapaz de distribuir la riqueza, sin importar si su ideología es de izquierda, centro, derecha o simplemente la extravió. Ciudadanos que ya aprendieron a vender su cuerpo a trozos, *que no tienen ninguna posibilidad de aspirar a algo más porque el país no lo ofrece.*

Ciencia en extremo con humanismo escaso. Al trasplante renal le preceden resultados exitosos para la salud de los individuos sin poseer aún la credibilidad en las diferentes culturas del mundo. Los avances en inmunología e ingeniería tisular, las modificaciones directas a las células, los inmunosupresores y los xenotrasplantes (trasplante de órganos de otras especies) son herramientas novedosas para frenar el impacto de estas enfermedades. Frontera de la ciencia que hasta hace pocos lustros parecía ficción. Ahora nos falta la asimilación dentro de lo aceptado como ético e inspirar una actitud responsable ante lo nuevo. Desde el siglo pasado se han obtenido hasta 36 años de éxito para un enfermo que ha recibido un trasplante. Se ha documentado sobrevida en trasplante hepático por 30 años, y de 22 años en el combinado de páncreas y riñón. ¿De quién es entonces la responsabilidad de lograr el cambio? De los filósofos, de los médicos, de los ingenieros, de los políticos, pero sobre todo de cada una de las personas actuantes en una pluralidad sociocultural con base en el respeto de las diferencias particulares. *La ética universal consiste en el reconocimiento de que la problemática humana nos hace a todos más semejantes de lo que las divergencias de nuestras culturas están dispuestas a reconocer.*

Un hecho mayúsculo: la bienaventurada duda del éxito de un procedimiento probado en tierra no fértil. Los enfermos con falla renal crónica viven más, entonces se complican más. La propia historia natural de la insuficiencia renal crónica, así como el retraso en el diagnóstico o una atención primaria poco efectiva, producen un aumento en el número de enfermos que requieren diálisis. Los servicios de diálisis peritoneal y de hemodiálisis se saturan, en algunas poblaciones ni siquiera existen. El costo de mantener a los pacientes con apoyo dialítico es tres veces más alto que el costo del trasplante renal en un periodo de cinco años. Ante un incremento de enfermos con necesidad de un riñón nos encontramos con la precaria disposición de donar, la lista para un trasplante se retarda, tanto en países que son líderes en tecnología y economía como en los pobres. Este retraso vulnera al acto mismo del conocimiento obtenido por la humanidad —el tratamiento exitoso de una falla renal crónica por un tiempo determinado— para, ridículamente, mirar poco a poco el aumento de las consecuencias de todo orden en aquellos que al fin obtendrán la disminución de la efectividad de ese tejido injertado. ¿Y qué tal en aquellos pacientes que no tienen un donador vivo relacionado o no cuenten con algún donador? Su tiempo de espera por donación cadavérica es mayor, incrementando al mismo tiempo sus posibilidades de complicación. Muchos pacientes fallecen sin tener la posibilidad de trasplantarse. En EUA se ha calculado que se agrega un paciente a la lista de espera cada quince minutos, pero 16 pacientes mueren cada día en espera de trasplante; del total de trasplantes efectuados hasta el año 2000 sólo 40% provenían de un cadáver. En México no llegamos a 10%. Estas consideraciones han provocado cambios en la estrategia para buscar nuevos posibles donadores. Se conocen como donador o receptor marginal, disyuntiva bioética que clama por abrir un debate que *no sea estratégicamente razonable, sino humanamente racional*. Estos pacientes actualmente son considerados como no aptos, ya sea por la edad, por el tiempo de traslado del órgano o cualquier circunstancia que los etiquete como poco viables.

Claro ejercicio de la autonomía, la no maleficencia y la adecuada información para un consentimiento puesto que el implicado con sus familiares debe decidir si "juegan ese riesgo"; es el caso de los posibles donadores en condiciones especiales, marginales: recibir el riñón que proviene de un enfermo con VIH aunque el receptor no padezca esa enfermedad. Recibirlo de un donante con virus de la hepatitis C con cargas virales bajas que se mantiene con éxito en su tratamiento. ¿Es esto válido?, ¿es entonces mejor desperdiciar los órganos ante la posibilidad de trasmitir otra enfermedad? O bien el caso de una persona que está infectada por VIH que desarrolla falla renal crónica, que cursa con una evolución aceptable de su inmunodeficiencia y que de forma expedita es rechazado como posible receptor. ¿Es esto válido?

Otras escenas difíciles de esta forma "marginal" serían utilizar órganos de fetos humanos. Utilizar los riñones, el hígado o el corazón que provienen de niños que nacerán sin cerebro; se considera que la falta de generación de neocorteza es muerte cerebral, pero también existe la posición ideológica de que aun ellos son finalmente personas humanas. Aquí este concepto es el protagonista, y la fe religiosa, el culto o la Iglesia a la que se pertenece o el ateísmo son los ejes de la discusión. Nosotros mismos, los autores de este capítulo, somos un buen ejemplo. Uno de nosotros acepta que en esos fetos sin cerebro podría —en teoría— suspenderse el embarazo para obtener los órganos y efectuar trasplantes, porque la condición de un cerebro no vivo es suficiente. Pero para el otro esa condición no es válida y expresa una voluntad divina, difícil, muy difícil, pero no sujeta al libre ejercicio de la decisión humana. Ambos buscamos nuestras coincidencias y respetamos nuestras diferencias.

Otro tema para ese humanismo racional al que invocamos: la distribución equitativa del riñón de acuerdo a la urgencia que cada caso amerita. Frecuentemente encontramos que se dispone de un cadáver y debemos distribuir los posibles órganos. ¿Quién va primero? Nuestra normatividad ubica el procedimiento considerando la localización geográfica, el tipo de hospital y la disposición de receptores en buen estado clínico. Se otorgará a una entidad federativa vecina en caso de no disponerse en el área en donde se preservaron los órganos y tejidos, y por último se pondrá a disposición del Centro Nacional de Trasplantes (CENATRA) para que se encuentre un receptor adecuado. Como siguiente criterio es el grupo y Rh sanguíneos, así como el estudio de histocompatibilidad. Después, el número que ocupa en la lista de espera, en la que es menester saber el estado clínico actualizado del paciente, la edad del mismo y la urgencia en el caso del trasplante hepático. Hay que considerar que los órganos procurados lejos del sitio de trasplante enfrentan que el tiempo transcurre, lo cual incide en la viabilidad tisular, de tal suerte que cuando se encuentra al receptor final el tiempo de viabilidad puede estar en el límite o prácticamente fuera de lo considerado como seguro. Es entonces que deberemos distinguir si este injerto "marginal" puede ser trasplantado o desechar los órganos.

Dejamos, pues, abierto el debate con una reflexión hecha por un joven escritor que rozó la muerte ante la posibilidad de recibir un hígado que lo salvaría de su enfermedad ocasionada por el virus de la hepatitis C: *"La verdad es que la vida es en algunos rincones claroscuro de incertidumbre o desesperanza y entonces aceptas casi cualquier riesgo, porque, el mayor tal vez hace años ya te tocó".*

REFERENCIAS

1. **Dresser D:** Cuando éramos huérfanos. *Proceso* 1551–18–19, 23 de julio de 2006.
2. **Savater F:** *Despierta y lee.* Madrid, Alfaguara, 1998.

34

Eutanasia y suicidio asistido. Decisiones en el final de la vida y en enfermos en estado terminal

Etsuo Tirado Hamasaki

La medicina es el arte de curar. No se trata de una perogrullada. Curar no es lo mismo que sanar. Curar procede del verbo latino que puede traducirse por "cuidar". Por eso los clásicos decían: *"medicus curat, Naturat sanat"*. Y en la Edad Media, Ambrosio Paré decía con humildad: "yo cambié los apósitos, Dios lo sanó". Devolver la salud va más allá de lo que hace el médico, por lo que sólo podemos pretender cuidar al enfermo para permitir el proceso de sanación. Y en algunos casos el objetivo deseable, sea éste la recuperación de la función o del estado pleno de salud, la prolongación o incluso la conservación de la vida, no es posible a pesar de los mejores cuidados y de la moderna tecnología.

LA COMPASIÓN Y LA PROFESIÓN MÉDICA

El cuidado de los que sufren es, seguramente, tan antiguo como la Humanidad misma. Aunque ocasionalmente se observan en animales —por lo general domesticados— actos que pueden ser interpretados como "humanitarios", en realidad son actos aprendidos de fidelidad al amo o instinto maternal. La observación científica en primates ha encontrado que incluso entre los chimpancés la compasión y el altruismo son desconocidos. Estas actitudes, sentimientos y actos son característica y exclusivamente humanos.

La compasión es el común denominador de las actividades —no sólo de las profesiones— asistenciales. Pero, ¿qué distingue los cuidados de una madre, un familiar o amigo, un miembro de una comunidad religiosa, de los de un profesional? El profesional no se deja llevar sólo por los sentimientos, aunque sean los más nobles, sino que tiene curiosidad por saber. Comprende que no bastan las buenas intenciones, quiere aprender, para hacer las cosas mejor cada vez. Reflexiona sobre lo que observa, lo que pasa y lo que hace y hacen los demás. Quiere saber cómo ocurren las cosas y por qué. No necesariamente un conocimiento científico en el sentido restringido de la ciencia positivista de los últimos dos o tres siglos, sino un conjunto ordenado de saberes, reglas racionales basadas en experiencias acumuladas a lo largo de mucho tiempo de generación en generación. Y es en esa acepción más antigua y amplia de la palabra "ciencia" que podemos considerar a Hipócrates como el Padre de la Medicina, de la medicina científica, en contraste con el mero empirismo mezclado con el pensamiento mágico–religioso que caracteriza a curanderos, brujos o charlatanes en general.

Hipócrates sistematiza el conocimiento basado en la observación y el registro. Establece una clasificación que va más allá de la descripción de las enfermedades, indaga distintas influencias que contribuyen a la enfermedad y la salud, y distingue cuatro actos médicos: la anamnesis, la exploración, el diagnóstico y el pronóstico, que no hay que confundir con los momentos de la atención del paciente (como sería hoy día la consulta del paciente ambulatorio o la visita al paciente hospitalizado). Los actos médicos son actos humanos, nunca mecánicos, automáticos ni impersonales. Pero además reflexiona sobre el sentido ético de la actividad médica. No importa que el texto original del juramento de Hipócrates tenga referencias culturales que resultan anacrónicas, ni siquiera importa si fue redactado por una sola persona o por varias generaciones de maestros de la escuela de Cos. Su espíritu sigue vigente, y su necesidad es mayor hoy día cuando, a lo largo del siglo pasado y los pocos años del actual, la medicina ha sido instrumentalizada en manos mercantilistas e inclusive mercenarias.

Quiero señalar que cuando el juramento prohíbe ciertas conductas como el abuso de la confianza, aprovechar la ventaja de introducirse en la intimidad de los hogares para obtener favores sexuales, el hacer uso de la información, no sólo lo que se le confía expresamente sino lo que alcanza a observar o escuchar, y el abuso de los conocimientos de farmacología para envenenar a personas, sean otros o el mismo peticionario, lo que viene a ser el suicidio asistido, o la práctica del aborto, indica claramente que la conducta ética que la escuela de Cos exigía a quienes querían aprender sus saberes no era una conducta común, sino todo lo contrario. Lo común era que quienes tenían conocimientos más o menos empíricos de farmacología (herbolaria sobre todo) y de cirugía le sacaran provecho en forma ventajosa. La escuela de Cos propone, por el contrario, los principios de la ética médica que, aunque parten de la ética general que debe seguir todo hombre bueno, no se limita a esa ética general. Es necesario profundizar en una ética particular, puesto que al médico se le confía y se le pide más de lo que se le confía y pide a cualquier otro hombre. El enfermo confía su intimidad y su vida en el sentido más amplio, no limitado a lo biológico, y el médico debe ser digno de esa confianza, por lo que el principio de "primero, no hacer daño", y el de "velar ante todo por el mejor interés del paciente" constituyen la base de la ética médica, independientemente de cuestiones teológicas o ideológicas. En esa misma tradición hipocrática aparece la necesidad de ser capaz de reconocer al paciente agónico, al paciente terminal, al que no se debe molestar con procedimientos o tratamientos ni con intentos fútiles de reanimación. Es la "fascies hipocrática" que representa el pronóstico fatal a corto plazo.

El asombroso y rápido crecimiento y desarrollo de la tecnología, desde el siglo XIX pero en especial en la segunda mitad del siglo XX, llegó a engañar a muchos con el espejismo de que era posible "vencer a la muerte" e indefinidamente prolongar el estado pleno de la salud o la vida misma. Dio lugar a sentimientos de omnipotencia en algunos médicos, y por otra parte una expectativa irreal, así como exigencias irracionales a la profesión médica por parte de la sociedad. Por lo tanto, conviene ubicarnos. La medicina es el arte de curar. Su misión, objetivo principal o razón de ser, es "aliviar el dolor —sanar si es posible—. Cuidar y consolar siempre". No es "vencer a la muerte", "conservar la vida (biológica) a toda costa", pero tampoco servir a intereses económicos, políticos, ideológicos ni sociales, por más atractivos o mejor intencionados que parezcan, cuando van contra los principios de la profesión, en especial el de velar por el mejor interés del paciente. Y este interés del paciente no incluye el provocar o acelerar su muerte, aunque él mismo lo pida.

DEFINICIONES

Muchas discusiones apasionadas y estériles se ocasionan por no utilizar correctamente los términos. Incluso personas preparadas a veces utilizan palabras en forma inapropiada. Aristóteles escribió: "Antes de filosofar, pongámonos de acuerdo en el significado de las palabras." Empecemos por la palabra *eutanasia* ayudados por el Diccionario de la Real Academia Española de la Lengua (DRAE).

Llama la atención el cambio de definición en sucesivas ediciones, lo que refleja el cambio de la percepción pública del concepto, producida por los responsables de los medios masivos de comunicación y los "formadores de opinión".

En la edición de 1989 del DRAE:

Eutanasia. f. Med. Muerte sin sufrimiento físico y, en sentido estricto, la que así se provoca voluntariamente. | Doctrina que justifica la acción de facilitar la muerte sin sufrimiento a los enfermos sin posibilidad de curación y que sufren.

En la edición de 1992 del DRAE:

> *Eutanasia.* 1. f. Med. Muerte sin sufrimiento físico. 2. f. Acortamiento voluntario de la vida de quien sufre una enfermedad incurable, para poner fin a sus sufrimientos.

En la edición de 2001 del DRAE:

> *Eutanasia.* 1. f. Acción u omisión que, para evitar sufrimientos a los pacientes desahuciados, acelera su muerte con su consentimiento o sin él. 2. f. Med. Muerte sin sufrimiento físico.

Podemos observar que el énfasis cambia, de una muerte voluntaria, a la que se provoca "para evitar sufrimientos a los pacientes desahuciados" *con su consentimiento o sin él.* Actualmente se está promoviendo deliberada y activamente un cambio en la opinión pública y en la legislación, para lograr la aceptación social de prácticas que, por acción u omisión, buscan provocar o acelerar la muerte del paciente, cayendo en los campos, distintos pero relacionados, de la eutanasia y el suicidio asistido. El desconocimiento de lo que implican estos términos hace que médicos con buena voluntad, y en ocasiones familiares, administrativos y otras personas ajenas a la profesión, se confundan. Así, es frecuente que por temor a incurrir en eutanasia o suicidio asistido no le logre un adecuado control del dolor o se caiga en encarnizamiento terapéutico. Es necesario tener conceptos precisos, ideas claras y distintas. Por ejemplo: un paciente con cáncer terminal, fuera de manejo oncológico, con dolor, y que finalmente cae en paro cardiorrespiratorio. Si optamos por intubarlo, darle reanimación e inotrópicos y mantenerlo con vida en la UCI alargando la agonía, estamos cayendo en distanasia, estamos interfiriendo en la evolución natural de la enfermedad sin beneficio alguno para el paciente. Si a ese mismo paciente lo procuramos mantener en las mejores condiciones posibles, evitándole dolor y ansiedad aunque sea necesario recurrir a dosis altas y frecuentes de opiáceos, incluso si se hace necesario sedarlo y si se compromete la función respiratoria, y decidimos no hacer maniobras al caer en paro, no estamos cometiendo eutanasia, estamos practicando la ortotanasia, es decir, estamos ayudando a bien morir, con dignidad, tranquilidad y el menor sufrimiento posible. Pero si a este paciente, o algún otro al que apenas se le ha hecho el diagnóstico de una enfermedad grave, se le provoca la muerte administrándole una carga de potasio o cualquier sustancia tóxica, entonces sí que se está practicando la eutanasia, que es un asesinato aunque se pretenda justificarlo con la mejores intenciones, tales como que se le mata por compasión.

En estos casos ayuda a clarificar las cosas el principio del doble efecto.

- Es lícito utilizar medios ordinarios y proporcionados, aun cuando se produzcan efectos previsibles pero no buscados ni deseados.

- Es eutanasia cuando intencionalmente se busca, por acción u omisión, la muerte de una persona por considerar que así se acortan sus sufrimientos.

Por lo tanto, el uso de analgésicos no debe limitarse por temor a que el paciente se haga adicto o a efectos indeseables en el estado de alerta o el automatismo respiratorio. En cambio, negarle agua o alimento cuando el paciente puede recibirlos no es correcto. Lo mínimo que hay que ofrecerle al paciente, cuando ya no puede aceptar el alimento, es agua.

EL CASO SANPERIO

No hay que confundir la película con la realidad. Ramón Sanperio, marinero gallego, se suicidó en 1998.

LOS RETOS

- El internista, y en realidad todo médico clínico en contacto con los pacientes, necesita ser un experto en tanatología y practicarla.
- Necesita implementar una verdadera medicina paliativa, que incluya aspectos de apoyo emocional y social, detección y manejo de la depresión, apoyo nutricional, medidas farmacológicas y no farmacológicas, etc.
- Dar analgésicos a dosis suficientes e intervalos apropiados, lo que implica sólidos conocimientos de farmacología.
- Crear redes de apoyo para los familiares.
- Detectar la depresión (del paciente y sus familiares) y tratarla en forma adecuada.

Hoy, por desgracia, lo que sobra es cinismo. Como dicen aquellos clásicos versos de Chesterton, el genial periodista de hace un siglo:

La ciencia proclamó la nada
y decadencia el arte.
El mundo estaba viejo y acabado
pero tú y yo vivíamos alegres.
A nosotros llegaban torpes vicios tullidos,
lujuria que ha perdido su alegría
y miedo que ha perdido su vergüenza.

35

Muerte cerebral

Ángel Antonio Arauz Góngora

La muerte cerebral se define como el cese completo e irreversible de la actividad cerebral. Sin embargo, la aparente ausencia de función cerebral no es suficiente, se requieren pruebas de esta irreversibilidad. Tradicionalmente se ha definido la muerte como el cese de todas las funciones corporales, inclusive la respiración y el latido cardiaco, pero, dado que ha sido posible reanimar a algunas personas después de un periodo de tiempo sin respiración, actividad cardiaca o cualquier otro signo visible de vida, así como mantener la actividad respiratoria y el flujo sanguíneo artificialmente, se hizo necesaria una definición alternativa de la muerte, surgiendo durante las últimas décadas el concepto de muerte cerebral. Según este criterio, se puede declarar clínicamente muerta a una persona aunque su corazón continúe latiendo debido a métodos de sustentación de vida.

En realidad, el diagnóstico de muerte cerebral o encefálica surgió como una alternativa ante la clásica y tradicional definición de muerte cardiorrespiratoria. Sin embargo, y a pesar de que han pasado más de 30 años desde la propuesta de este concepto, su diagnóstico sigue siendo conflictivo para la sociedad y para la medicina. En 1968, por primera vez, la Escuela de Medicina de Harvard propuso definir al entonces llamado coma irreversible en un nuevo concepto de muerte, reconociendo para ello la gran cantidad de pacientes con cerebro dañado de manera severa e irreversible que podrían permitir la obtención de órganos para trasplante. Para la medicina y para la sociedad este hecho significó la internacionalización de una nueva definición, en la que el corazón no podía considerarse más como el órgano central de la vida y la muerte; se elegía a cambio al cerebro como el órgano cuyo daño debía definir el final de la vida.

El continuo avance tecnológico ha complicado la comprensión de este concepto en virtud de la generalización de diferentes medidas de soporte vital en pacientes en estado crítico, lo que ha dado lugar al advenimiento de una época que podría definirse como de "muerte asistida", en la que las acciones que se emprenden u omiten pueden ser la diferencia entre la vida y la muerte.

Para analizar las implicaciones que el diagnóstico de muerte cerebral tiene en nuestros días es necesario remontarnos nuevamente a la historia y a la evolución de esta definición. El Informe Harvard fue el resultado de las observaciones clínicas en un grupo numeroso de pacientes, emergentes del avance tecnocientífico de la medicina, que por su condición de daño claramente irreversible necesitaban imperiosamente de un abordaje especial. La decisión no podía ser otra que el establecimiento de un límite en la asistencia, que en este caso resultó la interrupción de la ventilación mecánica. Al mismo tiempo existía la necesidad de normalizar cuándo era lícito, éticamente, obtener órganos para trasplantes, que ya se efectuaban en aquella época. Esta nueva definición y conducta impulsaron el progreso de la trasplantología y comenzó a plantear en la práctica operativa el retiro de soporte vital respiratorio a los pacientes muertos desde el punto de vista cerebral. Las sucesivas publicaciones relacionadas con el tema trataron de establecer más claramente el concepto de muerte cerebral. Teniendo como fundamento central la abolición de la función cerebral completa (*whole brain criterion*), este concepto implicaba el cese de las funciones corticales (coma, ausencia de motilidad voluntaria y sensibilidad) y aquellas dependientes del tallo cerebral (reflejos que involucran a los nervios craneales y ausencia de automatismo respiratorio, entre otras). El nuevo paradigma de la muerte surgía así a través de la interpretación conceptual de equiparar a la cesación de la actividad de las neuronas responsables de la organización de los principales subsistemas orgánicos con la interrupción de la función integradora del organismo como un todo. La concepción totalizadora de esta nueva definición puede interpretarse como un aporte creativo de la bioética que sintetiza operaciones tecnológicas, conceptos científicos e ideas filosóficas.

Así como la muerte cerebral fue la respuesta correcta a la situación histórica de la medicina en el decenio de 1960, es necesario replantear en nuestra realidad cuál es el sentido de esta definición; en una nueva ética de la vida y de la muerte, en estos días en los que entre 50 y 90% de las muertes ocurridas en las áreas de terapia intensiva se definen por las acciones médicas que conscientemente se omiten o se suspenden en cada paciente. A más de 30 años, los casos de muerte cerebral y todos los otros en los que se toma una medida de suspensión de soporte vital, existe sin duda una interrupción que implica no tratamiento. Sin embargo, es importante analizar la evolución que han seguido en las tres décadas posteriores los conocimientos científicos, la bioética, la investigación biomédica y la misma definición.

ASPECTOS CIENTÍFICOS

Incluso hace más de tres décadas, el tratamiento de sostén y apoyo completo, en algunos casos, permitía la "sobrevida" por varios meses. En nuestros días, si se aplica todo el arsenal disponible, estas "sobrevidas" serían aún mayores y habituales. Los avances en los métodos de diagnóstico han traído grandes avances en el entendimiento del funcionamiento cerebral y de sus enfermedades, pero han despertado también nuevas y complejas interrogantes. Ahora disponemos de equipos con mayor definición para medir la actividad eléctrica cerebral y, sin embargo, en otros países, éste ya no es un estudio requerido para el diagnóstico de muerte cerebral. Diferentes investigaciones realizadas en los últimos años han encontrado que entre 15 y 40% de las personas con criterios clínicos de muerte cerebral tiene algún tipo de actividad eléctrica en el cerebro (el criterio establece ausencia de esta actividad por electroencefalograma), lo que dificulta sostener una justificación biológica de la muerte cerebral para argumentar pérdida irreversible de la función cerebral completa.

Por otro lado, y desde el punto de vista endocrinometabólico, la actividad hipotálamo–hipofisaria se encuentra normal hasta en 25% de los casos con diagnóstico clínico de muerte cerebral, por lo que la presencia de diabetes insípida sólo se documenta en 38% de los niños y en un porcentaje variable de adultos. Por ello, con estos y otros hallazgos se ha observado críticamente que no se puede considerar a estos índices metabólicos como parte de las funciones integradoras del sistema nervioso central, cuya afectación ha sido el concepto centro del nuevo criterio de muerte cerebral.

A la fecha siguen vigentes las normas del Subcomité de Calidad de la Academia Americana de Neurología acerca de los criterios de diagnóstico clínico de muerte cerebral, que confirma que se trata de un diagnóstico clínico; sistematiza la prueba de apnea, que resulta crucial para el diagnóstico, afirma que la evaluación repetida a las seis horas es recomendable, aunque dicho lapso es arbitrario, y concluye que los métodos "confirmatorios" son opcionales para aquellos casos de evaluación clínica dudosa. Adicionalmente, muchos otros métodos exploratorios del encéfalo como el Doppler transcraneal, perfusión cerebral, angiografía y los potenciales evocados, han demostrado utilidad predictiva en la aproximación de la muerte cerebral y no la validez cierta de un método confirmatorio seguro.

Los datos biológicos de los que disponemos actualmente ponen en duda el concepto inicial de pérdida irreversible y completa de la función cerebral, como criterio que fundamenta la nueva definición de muerte. Asimismo, la consideración de la afectación de los subsistemas integradores del organismo considerado como un todo resulta difícil de mantener cuando se observa la conservación intacta de funciones esencialmente homeostáticas como las endocrinometabólicas, lo que cuestionaría la definición misma de la muerte.

ASPECTOS BIOÉTICOS

Desde el inicio de la nueva etapa resultó claro que el tema en cuestión no es simplemente un problema médico sino que afecta a toda la sociedad, lo que la hace requerir de una profunda reflexión sociológica y moral. En los últimos años, la opinión pública se ha estremecido con diferentes casos en los que se ha solicitado la interrupción de la asistencia respiratoria mecánica de un paciente en coma, y la suspensión de la hidratación y nutrición parenteral a pacientes en estado vegetativo persistente. Esto ha dado lugar a un amplio debate social, médico y jurídico sobre la aplicación o suspensión de los métodos de soporte vital, al mismo tiempo que se ha tratado de impulsar el derecho de los propios pacientes a decidir sobre su destino.

Muchos eticistas, médicos y filósofos, se han preguntado por qué tomar en cuenta la falla neurológica que regula la homeostasis de las funciones vegetativas, como el caso de la respiración, para definir la muerte y no simplemente la pérdida irreversible de la conciencia, que es la que define absolutamente la naturaleza y condición humanas. Este criterio cerebral superior (*high brain criterion*) da sustento a la hipótesis de muerte neocortical que da prioridad a los aspectos vinculados a la existencia de la conciencia, afectividad y comunicación como expresión de la entidad de la persona. Distinguir entre ser humano y persona como aspectos bien diferenciados desde el punto de vista ontogénico ayudará a la comprensión de los fenómenos operados en el fin de la vida, cuando se producen diferentes afectaciones del sistema nervioso central.

ASPECTOS JURÍDICOS

El diagnóstico de muerte cerebral creó la necesidad de una adaptación legal a la nueva definición, provocando modificaciones en el status jurídico en diferentes países. En EUA y muchos países de Europa, muerte cerebral es sinónimo de muerte de un individuo, por lo que hecho este diagnóstico el paciente puede ser retirado de los medios de soporte vital, es decir, desconectado del ventilador mecánico. En otros países, como Japón, el diagnóstico de muerte cerebral no es aceptado culturalmente (por lo que su tasa de trasplantes es mínima) y en algunos países latinoamericanos, como Chile, el diagnóstico de muerte cerebral sólo puede ser formulado si el paciente va a ser donante; de ser así, se considera al paciente muerto y puede ser desconectado del ventilador una vez que haya donado sus órganos. En caso contrario, el paciente no está en muerte cerebral, ni muerto, y no puede ser desconectado del ventilador.

En nuestro país se han reglamentado las condiciones requeridas para el diagnóstico de muerte cerebral para los casos de donantes de órganos. Sin embargo, el diagnóstico de muerte cerebral no permite desde el punto de vista jurídico la toma de decisiones relacionadas con el retiro de apoyo ventilatorio o medicamentoso, es decir, tiene solamente utilidad en casos de donación de órganos.

Después de más de 30 años de debate, el diagnóstico y las acciones a seguir en la muerte cerebral no pueden considerarse temas exclusivos de la medicina, del ordenamiento moral o jurídico. En nuestra opinión, la participación de la sociedad en este debate es imprescindible porque los temas que tienen que ver con la vida y la muerte son el derecho a vivir y a morir de cada uno. En el análisis ético se debe considerar que, más allá de los métodos que deben suspenderse, la toma de decisión sobre la muerte se encuentra en el marco del derecho a morir de cada paciente. El consenso moral, médico y legal que tiende a producirse sobre las decisiones del morir debiera cumplir tres principios fundamentales; el pleno conocimiento de la sociedad sobre la necesidad del establecimiento de un límite convencional en la atención médica en determinadas circunstancias; el respeto por las preferencias del paciente y que la aplicación de alguna regla no permita arbitrariamente la muerte programada de minusválidos mentales o físicos.

REFERENCIAS

1. Ad Hoc Committee of the Harvard Medical School to examine the definition of brain death. A definition of irreversible coma. *JAMA* 1968;205:337–340.
2. Report of the Quality Standards Subcommittee of the American Academy of Neurology. Practice parameters for determining brain death in adults. *Neurology* 1995;45:1012–1014.
3. **Howard RS, Hirsch NP:** Coma, vegetative state and locked–in syndrome. En: Miller DH, Raps EC (eds.): *Critical care neurology.* Boston, Butterworth–Heinemann, 1999:91–120.
4. **Pallis C, Harley DH:** *ABC of brainstem death.* London, BMJ, 1996.
5. **Wijdicks EFM:** Determining brain death in adults. *Neurology* 1995;45:1003–1011.
6. **Wijdicks EFM:** Diagnosis and management of brain death in the intensive care unit. En: Wijdicks EFM (ed.): *Neurology of critical illness.* Philadelphia, F. A. Davis, 1995:323–337.
7. **Young GB, Ropper AH, Bolton CF:** *Coma and impaired consciousness. A clinical perspective.* New York, McGraw–Hill, 1998.

Sección V

La bioética en la administración de los servicios de salud

36

Bioética y política pública. Tres enunciados torales acerca de la bioética en México

Fernando Cano Valle

El 30 de marzo de 1992, en el seno del Consejo de Salubridad General, se instaló la Comisión Nacional de Bioética por el Dr. Jesús Kumate Rodríguez, Secretario de Salud, y por el Dr. Manuel Velasco Suárez, Secretario Ejecutivo. En su Declaración de Principios se asentó:

- Por cuanto la bioética, rama de la filosofía moral, estudia y relaciona todo lo relativo a la vida, a la salud y a la medicina, así como la aplicación de conocimientos en la protección a los derechos humanos y garantía ética en el ejercicio de la medicina y en todos los niveles del trabajo de los servidores de la salud.

Mas adelante, el 19 de octubre del año 2000, el Presidente Ernesto Zedillo crea, con carácter permanente, la Comisión Nacional de Bioética. Dentro de las premisas fundamentales se incluyó:

- Que a fin de que los valores éticos estén presentes en el desarrollo de la ciencia y de la tecnología, desde hace más de veinticinco años la bioética aporta al conocimiento científico un sentido humano que busca la salud en el hombre a la vez que una mejor calidad de vida.

El 7 de septiembre de 2005 el Presidente Vicente Fox Quesada decretó que la Comisión Nacional de Bioética se considerara como un órgano desconcentrado y, dentro de las consideraciones, hizo hincapié en:

- Que la sociedad mexicana es plural en su composición y que en México existe la más amplia libertad de pensamiento, expresión y acción, siempre y cuando no se afecten los intereses de terceros. Asimismo, que la Constitución Política de los Estados Unidos Mexicanos señala y preserva garantías individuales y sociales. Por todo ello, se hace necesario propiciar un diálogo constructivo sobre temas vinculados con la bioética, que permita establecer formas de convivencia que sean ampliamente aceptadas.

Las tres menciones a las que he hecho referencia generan la elaboración de una política pública, en este caso de salud, reconociendo a la bioética, y en particular a la Comisión, como un órgano de actuación reflexivo, plural, racional, secular, respetuoso, interdisciplinario, democrático y social que comprende a todo ser vivo.

En efecto, los tres antecedentes reconocen el extenso campo actual de la bioética como un tema de política pública que en 1991, en el marco internacional, determinó los campos de la bioética, en cuanto ética aplicada a lo biológico —concepción más amplia que la ética médica—, incluyendo:

- Los problemas éticos de todas las profesiones sanitarias.
- Las investigaciones sobre el comportamiento, independientemente de sus aplicaciones terapéuticas.
- Los problemas sociales vinculados con las políticas sanitarias, la medicina del trabajo, la sanidad internacional y las políticas de control demográfico.
- Los problemas de la vida animal y vegetal en relación con la vida del hombre.

Así, se ha institucionalizado la bioética y se convierte en un campo profesional que legitima sus conceptos, principios, teorías y métodos de producción del conocimiento, con estrategias de adiestramiento y certificación de expertos. Es un movimiento universal que interviene, a través de los profesionales de la ciencia de la vida y del derecho, en las políticas sociales, en la educación, en los medios de comunicación y en la convivencia de la población.

Nadie duda que la bioética, en su múltiple y vasta conceptualización, tenga hoy repercusiones institucionales diversas, culturales y sociológicas, es multidisciplinaria e interdisciplinaria y empieza a considerarse como una ciencia de los acontecimientos de la vida, fundamentada en disciplinas filosóficas, antropológicas, médicas, sociológicas, de salud pública, del deber de cuidado individual, de los derechos humanos y de la dignidad de la persona en la historia y al amparo de la ley.

La vida en sociedad está influenciada por transformaciones económicas y políticas, donde la ciencia y la tecnología están siendo revisadas prácticamente por la bioética, no sin observar cierta tensión de diversa perspectiva en los profesionales que descuidan el preservar la vida y su calidad mediante la salud. Se acepta, no obstante, la existencia de una bioética plural susceptible de aplicarse en la práctica que —deseándolo o no— está ya en operación, especialmente en el mundo de la medicina y el derecho; ya ocupa su lugar, por derecho propio, inserta en el campo de las políticas públicas.

Derivado del sustantivo *polis* (*politikós*), abarca todo lo que se refiere a la ciudad y, en consecuencia, abarca todo lo ciudadano, civil, público y también social.

Por siglos se ha empleado el término *política* predominantemente para indicar obras dedicadas al estudio de aquella esfera de actividad humana, que de alguna manera hace referencia a las cosas del Estado.

El concepto de política, entendida como forma de actividad humana o de praxis, está estrechamente vinculado con el de poder. El poder ha sido definido tradicionalmente como "consistente en los medios para obtener alguna ventaja" (Hobbes) o, análogamente, como el "conjunto de los medios que permiten conseguir los efectos deseados" (Russell).

Hay varias formas del poder del hombre sobre el hombre: el poder político es una de éstas. En la tradición clásica, que se remonta específicamente a Aristóteles, se consideraban sobre todo tres formas de poder: el poder paterno, el poder despótico y el poder político.

El paterno se ejerce a favor del hijo, el despótico en el interés del patrón, el político en el interés de quien gobierna y de quien es gobernado; es a esta última forma a la que me refiero.

Los fines de la política son tantos como tantas son las metas que un grupo organizado se propone, según los tiempos y las circunstancias

La política y la moral tienen en común el dominio sobre el cual se extiende la acción de la praxis humana. Se sostiene que se distinguen entre sí por el distinto principio o criterio de valoración y de justificación de sus respectivas acciones, con la consecuencia de que lo que es obligatorio en moral no quiere decir que sea obligatorio en política, y aquello que es lícito en política no está dicho que sea lícito en moral; o que puede haber acciones morales que son apolíticas y acciones políticas que son inmorales (o amorales).

Lo anterior queda plasmado en el ejemplo de política ambiental (figura 36–1).

Norberto Bobbio dice que antes que inmoralidad de la política o impoliticidad de la moral se debería hablar de dos universos éticos que se mueven según principios distintos de acuerdo con las distintas situaciones en las cuales los hombres actúan. De estos dos universos éticos son representantes dos diferentes personajes que actúan en el mundo sobre caminos destinados casi siempre a no encontrarse: por un lado, el hombre de fe, el profeta, el pedagogo, el médico que observa la ciudad celestial; por el otro el hombre de Estado, el conductor de hombres, el creador de la ciudad terreno. Lo que cuenta para el primero es la pureza de las intenciones y la coherencia de la acción con la intención; para el segundo, la cer-

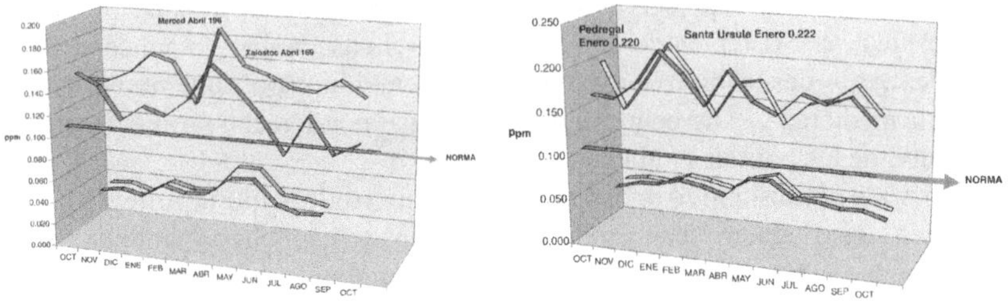

Figura 36–1. Figura en la que se muestra que con base en la información de la misma fuente no se hace pública la realidad de los máximos de ozono en la atmósfera de diversas zonas del área metropolitana del D. F.

teza y la fecundidad del resultado. La llamada inmoralidad de la política se resuelve en una moral diferente de aquélla del deber por el deber, es la moral por la cual se debe hacer todo aquello que está en nuestro poder para realizar el objetivo que nos habíamos propuesto, porque desde el comienzo sabemos que seremos juzgados por el éxito.

Sin querer caer en digresiones en torno a la política, el poder o la ética por separado, quiero insistir en la intersección de la bioética con esos principios que rigen al ser humano. El criterio de la ética, de la convicción, se emplea habitualmente para juzgar acciones individuales, mientras el criterio de la ética de la responsabilidad se emplea generalmente para justificar acciones de grupo, o cumplidas por un hombre en nombre y por cuenta del grupo, ya sea éste el pueblo, la nación, la iglesia, la clase, el partido, etc. En todos esos terrenos tan azarosos se desarrolla la bioética.

La deliberación pública presenta problemas y diferencias; bien puede ser retórica, escrupulosa, conciliatoria y argumentativa de la bioética, eso le viene bien; es mejor el riesgo que mantener enclaustrados los asuntos de la sociedad.

No es raro que en un país el debate sobre políticas en ciertas áreas científicas se oriente hacia la construcción de consensos, mientras el interés público permanece en la ambigüedad —si no en la ignorancia—, como sucedió en la discusión teórica en Estados Unidos de América, en el panel de investigación sobre el embrión humano.

En otro sentido, algunos problemas sociales y políticos, vistos desde el contexto bioético, han permitido resolver la atención médica a poblaciones de adolescentes, mujeres y ancianos en forma adecuada, puesto que han sido históricamente tratados inequitativamente en forma tradicional.

Aspectos sobre la biotecnología y su relación con el hombre o problemas complejos que se desarrollan en grandes urbes en donde prevalecen densidad de población, diversidad y disparidad, afectando a dichas poblaciones urbanas, o bien

Cuadro 36–1. Discriminación en la población indígena

- Condiciones de extrema pobreza
- Desnutrición, precariedad sanitaria
- Deterioro en las condiciones de salud de los indígenas, superior a la media de la población en general
- Rezago educativo. Los índices de analfabetismo en población indígena son de los más altos. Además, el promedio de años de estudio alcanzado es muy bajo, particularmente en los niveles de educación media y superior
- Limitación en oportunidades de empleo y capacitación
- Reducidas posibilidades de participación y representación en la vida sociopolítica
- Menosprecio de las costumbres y arraigo cultural
- Migración a otras regiones dentro y fuera del país

en el ámbito rural, en donde existe el problema de la inequidad en la distribución de agua potable, como es el caso de Brasil, es vista en términos normativos y analíticos desde el contexto bioético.

En múltiples ocasiones, científicos y humanistas han coincidido en que en una sociedad que se precie de ser verdaderamente humana, la igualdad o la accesibilidad a bienes y servicios y la movilidad social irrestricta sean metas urgentes a cumplir; cito como ejemplo: todo niño debe poseer desde el nacimiento, como derecho humano inalienable, la disponibilidad de alimento, de estimulación, de protección a la salud, y de educación.

En nuestro país no se ha cumplido. ¿Por qué? Doce de cada 100 niños entre 6 y 14 años de edad no saben leer ni escribir. En la población indígena la mortalidad infantil es el doble del promedio nacional: 48.3 por cada 1 000 frente a 28.2 por cada 1 000.

Es evidente que en los hechos la posibilidad de equidad no es la misma para todos, y que esta limitación obedece a razones que escapan a consideraciones de carácter técnico o científico. De ahí que existan, por ejemplo, afecciones a la salud cuya solución técnica se encuentra en poder del hombre desde hace muchos años, persistiendo sólo por la inequitativa distribución de la riqueza social o el interés personal de unos cuantos por encima del interés de la mayoría.

En suma, puede afirmarse que el ambiente global físico, laboral y familiar determina en buena medida las expectativas de vida de los hombres, en términos de calidad y cantidad, desde que nacen y se exponen a tal ambiente. La conservación, fomento y elevación de tales expectativas son derechos humanos irrecusables, a los que aquellos que realizamos estudios de la salud y del ambiente debemos defender y fomentar incesantemente. Éste es un importante asunto en el terreno de la bioética, como lo es el campo de las políticas públicas que sin duda impactan tanto el ámbito clínico como la importante agenda que contiene la salud pública mexicana y que no pueden permanecer ajenas al enfoque de la bioética.

REFERENCIAS

1. **Bobbio N:** Política. *Diccionario de Política.* México, Siglo Veintiuno, 1986:1240–1241.
2. *Ibídem,* política 1245.
3. *Ibídem,* política 1249.
4. *Ibídem,* política 1250.
5. *Ibídem,* política 1252.
6. **Cohen CB:** Promises and perils of public deliberation: contrasting two national bioethics commissions on embryonic stem cell research. *Kennedy Inst Ethics J* 2005;15(3):269–288.
7. **Dodds S:** Gender, ageing, and injustice: social and political contexts of bioethics. *J Med Ethics* 2005;31(5):295–298.
8. **Knoppers BM:** Of biotechnology and man. *Community Genet* 2004;7(4):176–181.
9. **Blustein J, Fleischman AR:** Urban bioethics: adapting bioethics to the urban context. *Acad Med* 2004;79(12):1198–1202.
10. **Pontes CA, Schramm FR:** The bioethics of protection and the state's role: moral problems in unequal access to drinking water. *Cad Saude Pública* 2004;20(5):1319–1327.
11. **Nelson JL:** The Baroness's Committee and the President's Council: ambition and alienation in public bioethics. *Kennedy Inst Ethics J* 2005;15(3):251–267.
12. **Kelly SE:** Public bioethics and publics: consensus, boundaries, and participation in biomedical science policy. *Sci Technol Human Values* 2003;28(2):339–364.
13. **Lissemore JL:** Linkage of genetics and ethics: more crossing–over is needed. *Biol Cell* 2005;97(7):599–604.

37

La bioética y la administración de servicios de salud

José Juan Ortega Cerda

La medicina moderna tiene varias características que, a mediano plazo, no serán fáciles de modificar, e incluso algunas de ellas no deben tener cambios, sino que deben aprovecharse más eficientemente. Las características más importantes son las siguientes:

- Es una medicina altamente eficiente, con grandes y maravillosos avances que han impactado muy favorablemente en la salud del ser humano.
- Los avances científicos y tecnológicos son extraordinarios y constantes.
- La inversión en investigación en el área de la salud es enorme.
- Paradójicamente, la insatisfacción de los pacientes va en aumento y la medicina defensiva también va en aumento.
- La tecnificación, la medicina defensiva y la medicina administrada han provocado deshumanización.

La conjunción de los factores anteriormente mencionados ha provocado que el costo de la atención médica sea muy elevado y se requieran diversos mecanismos para poder acceder a ella, entre otros el desarrollo de la medicina administrada, los intermediarios y los terceros pagadores.

De lo anteriormente mencionado se desprende que una de las soluciones para pagar el elevadísimo costo de la medicina es la creación de intermediarios financieros, los cuales, efectivamente, en buena parte ayudan a solucionar el problema financiero de los pacientes, pero que a su vez han creado numerosos paradigmas en la atención médica y múltiples conflictos en la relación médico–paciente, además de que, sin duda, han incrementado la deshumanización de la medicina y la insatisfacción por parte de pacientes y de médicos. Debemos recordar que, a pesar de la modernidad, la esencia de la medicina es la relación médico–paciente; si ésta se preserva, la atención médica se optimiza; si se atenta contra ella, se crean múltiples problemas y grandes insatisfacciones. Sigue siendo cierto que en esta relación lo más importante es una confianza frente a una conciencia. En un trabajo nuestro realizamos una encuesta en 100 pacientes que han utilizado una póliza de gastos médicos mayores; una de las preguntas fue qué es lo más importante en la relación con un médico, y la respuesta en más de 85% de los encuestados fue que la relación se basa en la libertad y en la confianza. Estos datos, a mi parecer, son contundentes, y nos deben hacer reflexionar a los diferentes actores, si queremos tener éxito en la atención médica debemos respetar estos valores que, sin duda, son fundamentales en la relación médico–paciente, y que consistentemente son lo que pide el paciente de esta época.

Una realidad en la atención médica privada en nuestro país es que cada vez con mayor frecuencia se utiliza una póliza de gastos médicos mayores para enfrentar los gastos que se originan de la atención de un evento mayor. Palabras más o palabras menos, la mayoría de las pólizas tienen diferentes restricciones desde el punto de vista bioético; entre ellas destacan las siguientes:

- Obligan a elegir un médico de la "Red" de la compañía.
- La forma de pago invita a la corrupción.
- Imponen restricciones a la atención médica.
- Hay múltiples causas de exclusión.
- Obligan a realizar un informe detallado de la atención del paciente.

EL MÉDICO DE RED

Esta figura médica, cada vez más generalizada en las pólizas de gastos médicos mayores, es la antítesis de una buena relación médico–paciente; si tomamos otro dato de la encuesta a la que me referí anteriormente, ningún paciente piensa que una buena recomendación de un médico es la compañía de seguros, lo que de inicio crea desconfianza por parte del paciente al médico que le asigna la compañía o que fatalmente tiene que elegir de una lista y que habitualmente no conoce a ninguno de los médicos enlistados ahí; evidentemente éste es un muy mal principio en una relación médico–paciente, lo único que genera es una enorme desconfianza y el cimiento para la insatisfacción y la eventual demanda posterior. Si vemos ahora la postura del médico, desde el punto de vista ético ya está en desventaja, puesto que el paciente que tiene enfrente no lo quiere ver a él, lo tiene que ver por una imposición de un tercero, frecuentemente sus honorarios son menores a los que él cobraría normalmente; estos hechos seguramente modifican, en mal, la atención del enfermo, lo que el paciente detecta de inmediato y es el inicio de los problemas. Si el médico no tiene una integridad moral, frecuentemente realiza actos bochornosos desde el punto de vista ético, como son procedimientos no "totalmente "indicados pero más caros, incrementa las estancias hospitalarias y seguramente no cuida el uso de los insumos; estos datos están absolutamente documentados en las estadísticas de las compañías de seguros, y aunque estos hechos no tienen ninguna justificación desde el punto de vista ético, sí tienen una explicación; el médico nuevamente sufre un atentado, se utiliza su prestigio para colocarlo en una lista de red, se le paga según un tabulador donde él no tuvo ninguna injerencia en su elaboración y que frecuentemente es menor a lo que él cobra habitualmente y además, por estos servicios no tiene un contrato, ni un sueldo, ni ninguna prestación; evidentemente, esta situación viciada no puede tener buen fin.

LA FORMA DE PAGO INVITA A LA CORRUPCIÓN

En la mayoría de las pólizas de gastos médicos mayores, los honorarios de los procedimientos médicos y algunos quirúrgicos se pagan por procedimiento y por día de hospitalización, o bien por visita médica, y no como debería ser, por la atención de un padecimiento; en el primer esquema, que llamaré coloquialmente "el taxímetro", mientras más procedimientos se realicen o más días esté internado un paciente el médico recibe más honorarios, por lo cual un médico poco ético utiliza este sistema para obtener un mayor ingreso sin importar la eficiencia del tratamiento; en cambio, si se le pagara por la atención global del paciente sin importar los procedimientos o los días de hospitalización, sin duda se promovería la eficiencia y la buena medicina y seguro se disminuirían los gastos.

RESTRICCIONES EN LA ATENCIÓN MÉDICA

En la encuesta a la que me he referido en líneas anteriores uno de los puntos que más preocupan es que, ante la pregunta de si alguna cláusula de la compañía de seguros había modificado la rutina de atención médica, casi 70% de los médicos encuestados contestaron que sí, lo cual es altamente preocupante si partimos de la premisa de que las rutinas médicas se establecen en beneficio del paciente y su modificación lo puede perjudicar; sin duda, los intermediarios médicos no deben influir en las decisiones médicas.

CAUSAS DE EXCLUSIÓN

Este punto provoca múltiples problemas bioéticos o jurídicos que frecuentemente presionan al médico a informar inexactitudes, mentiras e incluso a cometer fraude a la compañía de seguros con el propósito de "ayudar" al paciente, lo que puede tener varios escenarios, ser fraudulento o estar mal informado; en este punto existe una responsabilidad de las tres partes: el paciente debe saber qué contrata y, por lo tanto, qué cubre la póliza y qué no; la compañía de seguros debe vender lo adecuado al paciente e informarlo claramente de los alcances de la póliza, y el médico simplemente decir la verdad.

EL INFORME MÉDICO

Sin duda éste es uno de los aspectos más peligrosos en la atención médica que se paga a través de un intermediario. Analicemos: el paciente autoriza sin ninguna restricción a la compañía de seguros a que acceda a su información médica en el expediente hospitalario, y el médico es obligado a detallar su diagnóstico y tratamiento en el mismo expediente, además de llenar un formulario de la compañía; nadie supervisa, controla o le pide cuentas a la compañía respecto a los datos que recaba; para empezar, es uno de los atentados más graves al secreto médico y a la intimidad del paciente, la información queda plasmada en un expediente "administrativo–financiero" que no tiene ninguna regulación para su uso, que frecuentemente se maneja por vía electrónica y que, si bien se puede utilizar sólo como un instrumento administrativo, frecuentemente se utiliza para ponerle más restricciones a la atención médica; tenemos casos documentados en que se ha utilizado en contra de las oportunidades laborales de un paciente; imaginemos lo que sería un manejo inadecuado de esta información: si pensamos en el diagnóstico genético, sería una moderna forma de discriminación por causas de salud.

SOLUCIONES

Sin duda las soluciones a estos problemas no pueden ser unilaterales; en la atención médica existen diversos actores: los pacientes, los médicos, los intermediarios financieros y los hospitales, y sólo será la conjunción de los esfuerzos de estos actores la que pueda solucionar el problema y dar una adecuada atención a los pacientes, satisfacción laboral a los médicos y margen de ganancia a los intermediarios y a los hospitales.

Sin embargo, en mi opinión, el único actor que puede influir en cambiar la realidad actual es el médico. Para plantear un esbozo de solución empezaré con las responsabilidades de los pacientes: éstos deben informarse de la póliza que contratan, asesorarse para adquirir una póliza adecuada para su realidad médica, estar conscientes de la cobertura de la póliza y no tener mayores perspectivas; tampoco solicitarle al médico que mienta o que informe incompletamente para lograr una cobertura no pactada.

Los intermediarios financieros deben tener claro que su función es cubrir los gastos médicos previamente pactados, no sugerir o imponer médicos y mucho menos sugerir o imponer métodos diagnósticos y terapéuticos a los médicos; deben buscar esquemas inteligentes que promuevan la relación médico–paciente, que ayuden a la práctica de la buena medicina, preservando sobre todo los derechos de los pacientes, pero con un marco digno de respeto también a los derechos de los médicos; evidentemente, para estos propósitos deben desaparecer las redes médicas, se debe permitir la libre elección del médico por parte del paciente y se deben configurar tabuladores de honorarios justos, elaborados colegiadamente por grupos de especialistas que contemplen la realidad actual del ejercicio profesional y que cubran procedimientos, tratamientos o secuencia de diagnóstico y no procedimientos aislados o días de hospitalización (taxímetro). Con todo esto se promueve la buena medicina, se incrementa la satisfacción y se bajan los costos.

Un punto que demanda gran atención y análisis es cómo debe manejarse la información que se requiere para uso administrativo de la atención médica. Sin duda, se necesita una actitud ética por parte de las compañías de seguros, que la información sea confidencial y sólo se utilice para fines de dictamen y no para otros propósitos dentro o fuera de la compañía; en lo que respecta a los expedientes en los consultorios o en los hospitales, que no exista el libre acceso a éstos y sólo la información necesaria (previamente pactada) sea a la que pueda acceder la compañía de seguros. Particular atención deberá tener la información genética o el pronóstico de la enfermedad del paciente, si no se pone cuidado a este derecho fundamental de la atención médica, en poco tiempo nos podremos arrepentir de la serie de desgracias que se pueden desprender del manejo irresponsable de los secretos más sagrados de un ser humano, que es su estado médico de salud.

Por parte de los hospitales también hay puntos importantes para mejorar la atención médica; lo primero es que los insumos necesarios para la atención de los pacientes existan en el hospital, además de que el personal paramédico esté adecuadamente preparado y tenga adicionalmente educación continua, y sobre todo que el personal médico esté adecuadamente preparado, certificado y recertificado por el Consejo de la especialidad respectiva, que además explícitamente se le autorice sólo para realizar los procedimientos médicos para los que demuestre que está debidamente entrenado y que exista supervisión constante del actuar médico por el servicio respectivo de cada especialidad, así como por los comités de morbimortalidad y de ética conformados para éste y otros fines. Con lo anterior se da un marco de certidumbre en la calidad de la atención en el hospital; de lo contrario se crea un caos que lo único que propicia es corrupción y deficiente atención médica, con la consecuente insatisfacción.

Sin duda, el fiel de la balanza en la solución de estos problemas es el médico. Si los médicos no colaboran con estos ingredientes no habrá una solución equitativa al problema y serán manipulados a voluntad por los otros actores, compañía de seguros y hospitales, dando como resultado una mala atención médica y un marco laboral muy poco atractivo e injusto para los galenos.

Si el médico se maneja con una solvencia técnica y ética de gran nivel estará en condiciones de negociar un marco justo en la atención moderna de los pacientes, que respete la relación médico–paciente y los derechos de pacientes y médicos.

REFERENCIAS

1. **Stocker K, Waitzkin H, Iriart C:** The exportation of managed care to Latin America. *N Engl J Med* 1999;340(14):1131–1135.
2. **Ortega Cerda J, Nava López JG, Delgado Falfari A, Ceron Gives S, Magloire Morales P:** El impacto de las compañías de seguros en la ética de la relación médico–paciente. *Rev Centro Inv* 2002;5(19):57–62.
3. *Estadística de 2005.* ING Comercial América.
4. **Nava G:** Comunicación personal.
5. **Ortega Cerda J:** *El secreto médico.* En prensa
6. **Welch C:** *N Engl J Med* 2001;345(5):372.

38

La relación entre el internista y las compañías farmacéuticas

Alberto Francisco Rubio Guerra

En el ejercicio de la medicina, el médico frecuentemente entra en contacto con representantes de la iniciativa privada, no solamente de la industria farmacéutica, pues también compañías relacionadas con seguros, laboratorios y gabinetes diagnósticos, hospitales privados, biotecnología y farmacogenética, pueden interactuar con los profesionistas, ya sea en el hospital o consultorio, en congresos médicos, en eventos organizados por las propia industria o colaborando en protocolos de investigación.

Todas estas compañías dedican enormes cantidades de dinero a promover sus productos o servicios entre los médicos, lo que potencialmente puede crear conflictos de intereses en el ejercicio de la profesión.

Las compañías farmacéuticas pueden pagar a los médicos para que prescriban sus productos —lo que en algunos países se considera un delito—. Otras formas de relacionarse y que pueden tener implicaciones éticas son el otorgar regalos, patrocinios o invitaciones a comidas y cenas, lo que podría influir en las decisiones de manejo del paciente, e indirectamente en la calidad y el costo del tratamiento, y aunque no existen estudios que evalúen directamente el efecto de tal interacción en las decisiones del médico y el costo del tratamiento, sí existen reportes de que los regalos mencionados inciden en las prescripciones, y no sólo en ello, sino también en la credibilidad del profesional ante los pacientes, sus colegas y la sociedad.

Las interrelaciones comentadas previamente pueden, por un lado, crear grandes oportunidades para la educación continua y la atención de los pacientes; tan sólo en EUA las compañías farmacéuticas proporcionaron 90% del gasto en esta actividad, en una forma totalmente ética y apropiada, pero, por otro lado, pueden restar objetividad al médico en su actividad asistencial e influir en su juicio terapéutico; por ello, tanto la *American Medical Association* como el *American College of Physicians* han elaborado guías que permiten llevar esta relación en la mejor forma posible para el cuidado de los pacientes.

Los principios que deben regir la relación del médico —incluido el internista— con las distintas compañías incluyen el principio de autonomía, bajo el cual el paciente es libre de participar de manera informada en las decisiones sobre su tratamiento; el principio de justicia, que promueve equidad en el manejo de los pacientes, y, por supuesto, el principio de bienestar para el paciente, que establece la obligación ética del médico de actuar siempre buscando el interés y máximo beneficio para su paciente.

Una de las preguntas que deben contestarse en este punto es si el médico debe aceptar regalos o patrocinios de la industria, lo cual debe ser analizado con cuidado.

Aquellos regalos baratos para uso en el consultorio, como plumas, cuadros, textos médicos o para el paciente, etc., pueden ser aceptados, pues en general no influyen en el juicio clínico del profesionista, mientras que regalos más caros, como cafeteras y computadoras, sí pueden influir en las decisiones.

Uno de los puntos de mayor discusión en este aspecto es la aceptación o no de viajes, ya que, por un lado, permiten a los médicos participar en foros científicos que de otra manera estarían fuera de sus posibilidades, pero, por otra parte, pueden interferir en la búsqueda del beneficio máximo para el paciente. Desde el punto de vista del autor, el patrocinio de viajes para participar en foros organizados por sociedades médicas reconocidas, en mesas de discusión científica y como profesor, siempre y cuando la industria no participe en el contenido de los temas, pueden aceptarse sin problema.

Los regalos, patrocinios, viajes recreativos o cualquier servicio no relacionado con el ejercicio profesional o con cuestiones académicas, y aquello que pudiera disminuir la objetividad del juicio clínico e interferir con el principio básico de bienestar para el paciente, deben ser evitados.

INVESTIGACIÓN

Éste es un punto importante para analizar, pues la mayoría de los estudios clínicos que terminan en la introducción de nuevos agentes terapéuticos son financiados por la industria farmacéutica, ciertamente siguiendo las buenas prácticas clínicas, con una metodología rigurosa y un monitoreo estricto; así, 70% de los fondos para investigación en EUA provienen de la industria farmacéutica y 30% de los Institutos Nacionales de Salud.

A finales del siglo XX toma auge un nuevo modelo de investigación, conocido como *Contract–Research Organizations* (CRO), lo desplaza la realización de estudios de instituciones académicas prestigiosas a grupos médicos; ello podría dar mayor control de los estudios a la industria.

A ello hay que agregar que en el caso de evaluación de fármacos para la prevención y tratamiento de las enfermedades crónicas, se requieren estudios que involucren un número alto de pacientes provenientes de varios centros y seguidos por periodos largos de tiempo; esto ha originado cambios en la logística de los estudios, contratando las compañías farmacéuticas a investigadores de renombre como coordinadores e involucrando a médicos como fuente de pacientes; de hecho, en EUA, 25% de los médicos han participado en estudios financiados por la industria.

Desde el punto de vista ético, no debe haber cuestionamientos para participar en estudios financiados por la industria siempre y cuando estén bien diseñados y basados en las buenas prácticas clínicas, aprobados por un comité de ética y monitoreados en forma independiente a la industria. Por otro lado, aquellos estudios que buscan aprobar las medidas regulatorias, sin posibilidades para el investigador de modificar el diseño y con publicación de los resultados sólo si el patrocinador lo aprueba, deben ser desalentados.

Las relaciones entre los médicos y la industria farmacéutica pueden ser éticas, benéficas para ambos y, nos agrade o no, inevitables. El reto es mantener tales relaciones en un ámbito apropiado, aunque desgraciadamente no existen guías que puedan ayudar a establecer un parámetro adecuado.

Por el momento, la autocrítica que permita establecer una relación que no influya en las decisiones terapéuticas y permita el máximo beneficio para el paciente es la mejor recomendación.

REFERENCIAS

1. **Coyle ST:** Physicians–industry relations. Part 1: Individual physicians. *Ann Intern Med* 2002;136:396–402.
2. **Studdert DM, Mello MM, Brennan TA:** Financial conflict of interest in physicians relations with the pharmaceutical industry. Self regulation in the shadow of federal prosecution. *N Engl J Med* 2004;351:1891–1900.
3. **Blumenthal D:** Doctors and drug companies. *N Engl J Med* 2004;351:1885–1890.
4. **Blank L, McDonald W, Merino J:** Medical professionalism in the new millennium: a physician charter 15 months later. *Ann Intern Med* 2003;138:839–841.
5. **Bodenhemer T:** Uneasy alliance. Clinical investigators and the pharmaceutical industry. **N Engl J Med** 2000;342:1539–1544.
6. **Blumenthal D, Campbell EG, Causino N, Louis KS:** Participation of life–science faculty in research relationships with industry. *N Engl J Med* 1996;235:1734–1739.
7. American College of Physicians: Sponsorship, Authorship and Accountability. *Ann Intern Med* 2001;135:463–466.

39

Mercadotecnia en medicina. ¿Qué tan válida es?

Alexis Escalona Caamaño

Desde tiempos inmemoriales la publicidad, ahora mercadotecnia (ya se ha hecho toda una carrera sobre el arte de vender servicios, productos y hasta lo inconcebible), ha estado presente en la humanidad.

Ya sea desde el anuncio de los grandes espectáculos de gladiadores en el Coliseo romano, hasta el médico desconocido con cédula aún más desconocida que anuncia cremas para prevenir y tratar hemorroides, que a muchos les hace desde aumentar el latido cardiaco hasta presentar incontrolables ataques de risa por lo ridículo de la situación, nunca como ahora se había observado tal bombardeo de publicidad en cuanto a la oferta de servicios de salud, desde frases poco ingeniosas hasta los anuncios de "Médicos que ofrecen partos desde 9,900.00 pesos; seriedad y confianza absoluta".

La pregunta entonces sería: ¿Cuál es el límite entre lo ético y lo antitético? Lo moral y lo inmoral. ¿En qué momento se traspasa esa línea tan fina?

Mercadotecnia es una palabra que posee muchas definiciones y, sin embargo, todas guardan un parecido entre sí; podemos decir que la mercadotecnia "es aquella actividad humana dirigida a satisfacer necesidades, carencias y deseos a través de procesos de intercambio".

Según la *American Marketing Association* (AMA), la mercadotecnia es "el proceso de plantación, ejecución y conceptualización de precios, premiación y distribución de ideas, mercancías y técnicas para crear intercambios que satisfagan objetivos individuales y organizacionales".

El principal objetivo de la mercadotecnia es buscar la satisfacción de las necesidades de los consumidores mediante un grupo de actividades coordinadas, que al mismo tiempo permitirá a una organización alcanzar sus metas. La satisfacción de los clientes es lo más importante de la mercadotecnia; para lograrlo la empresa debe investigar cuáles son las necesidades del cliente, a fin de crear productos que realmente satisfagan los deseos de los consumidores.

Por eso, la mercadotecnia tiene la tarea de regular la demanda de productos, para que de esta forma la empresa pueda alcanzar sus objetivos.

LAS "4 P" DE LA MERCADOTECNIA

- Producto.
- Precio.
- Plaza (distribución).
- Promoción (comunicación).

Si realizamos el vínculo hacia la medicina podremos entonces pensar:

- Producto: consulta médica.
- Precio: dependiendo de la ubicación del consultorio y de la población a la que va dirigido el servicio, el precio variará.
- Plaza o distribución: va de la mano del precio.
- Promoción o comunicación: es el arte de convencer al consumidor, en este caso a los enfermos, para elegir nuestra opción por sobre otras.

En el caso de la medicina, la mercadotecnia puede llegar a ser mal usada por médicos sin escrúpulos que poco conocen de ética y mucho de lucrar con la salud del paciente.

Dentro de nuestra pirámide de necesidades, la salud es, sin duda, un pilar de vital importancia, ya que de la misma salud depende que podamos realizar nuestras actividades cotidianas.

La salud, por ende, es prioridad, y en consecuencia representa un gasto que no se cuestiona, pues lo importante es conservarla. De esta situación se ha aprovechado cierto segmento o grupo de médicos, los cuales han convertido la práctica de la medicina en una mercancía, que venden fácilmente al paciente más ingenuo.

El correcto uso de la mercadotecnia por parte de un doctor se logra mediante la planeación de una adecuada y aceptada promoción, la cual mucho se basa en la opinión pública y en un prestigio ganado, elementos que en última instancia representan una base de pacientes satisfechos, esto es, publicidad de boca en boca (una reacción en cadena).

Cabe en este momento detenernos y discutir en forma objetiva sobre la publicidad de los servicios de salud.

Dentro de los conceptos básicos de publicidad en cualquier área, ideal y fundamentalmente en la medicina, éstos deben estar basados en la ética, la congruencia y la credibilidad.

No podemos permitir que tanto individuos como instituciones, privadas o públicas, promuevan "logros" sin un fundamento científico, objetivo y auditado.

Ejemplos sobran; muchos de ellos parecieran salir de anecdotarios cómicos y en ocasiones siniestros.

Por último, y quien creo que tiene la última palabra en este asunto, es el cliente: nuestro paciente.

Debemos preguntarnos si a éste le molesta un médico que se publicite; tal vez sea la única forma a su alcance para tener contacto y conocimiento sobre la gran cantidad de especialistas que existen, cruzando los dedos de que el que "escoja" sea el "bueno" y que ojalá le "atine" a su padecimiento.

Por otro lado, aun cuando existe una creciente desconfianza en cuanto a ciertos servicios médicos, principalmente en cirugía reconstructiva o cirugía para bajar de peso, en los que muchos colegas prometen resultados milagrosos y sin efectos adversos o en deterioro de la salud, hoy en día estas áreas de la medicina tienen una gran demanda, reforzada por la frecuente publicidad de "personalidades del medio artístico".

Un peligro adicional a este tipo de publicidad radica en la automedicación de los pacientes, al identificar signos y síntomas "iguales o parecidos" a los del anuncio que acaba de observar; el pensamiento mágico llega a ser el siguiente: "si tal artista lo usa y recomienda, debe ser bueno". Concluiré con estas reflexiones:

1. Es válida la publicidad de los médicos, siempre y cuando se conserve dentro de la ética, moralidad y congruencia con las habilidades del mismo.
2. Es inadmisible publicitar costos de consulta o procedimientos.
3. Debe existir una legislación completa en materia de publicidad personal y ésta debe acatarse; quien viole estas leyes deberá ser sancionado e incluso vetado del gremio médico.
4. La publicidad personal de los médicos debería ser revisada en forma conjunta con los Colegios Médicos de cada especialidad para su aprobación.
5. Los médicos deberíamos recordar que los pacientes son seres humanos y no cheques en blanco al portador.

Sección VI

La responsabilidad médica y la bioética

40

La responsabilidad médico–legal en México

Juan Velázquez

RESPONSABILIDAD CIVIL

En su artículo 5°, la Constitución Política de los Estados Unidos Mexicanos establece que a ninguna persona se le podrá impedir que se dedique a la profesión que le acomode siempre y cuando sea lícita, pero que la Ley determinará cuáles son las profesiones que necesitan título para su ejercicio, las condiciones para obtenerlo y las autoridades que han de expedirlo. Esa Ley que la Constitución refiere es la reglamentaria del artículo 5° Constitucional, relativa al ejercicio de las profesiones. La Ley, en su artículo 2°, señala que la profesión de médico necesita título para su ejercicio.

Esa misma Ley, en su artículo 24, precisa que por ejercicio profesional se entiende la realización habitual a título oneroso o gratuito de todo acto o la prestación de cualquier servicio propio de cada profesión, aunque sólo se trate de simple consulta o la ostentación del carácter del profesionista por medio de tarjetas, anuncios, placas, insignias o de cualquier otro modo.

Tanto la Ley de Profesiones, en su artículo 68, como el Código Civil para el Distrito Federal, en su artículo 2608, preceptúan que los que sin tener el título correspondiente ejerzan profesiones para cuyo ejercicio la Ley lo exija, además de incurrir en las penas respectivas, no tendrán derecho de cobrar retribución por los servicios profesionales que hayan prestado.

Las penas que se imponen a los usurpadores de profesiones, quienes sin tener título profesional o autorización para ejercer alguna profesión reglamentada, expedidos por autoridades u organismos legalmente capacitados para ello, según el

Código Penal para el Distrito Federal, en el artículo 250 fracción II, incisos *a, d* consisten en prisión de uno a seis años y multa. Conforme a las disposiciones reglamentarias del artículo 5º Constitucional, son usurpadores quienes: se atribuyen el carácter de profesionista al realizar actos propios de una actividad profesional; ofrecer públicamente sus servicios como profesionistas; usar un título o autorización para ejercer algunas actividades profesionales sin tener derecho a ello o con objeto de lucrar, unirse a profesionistas legalmente autorizados con fines de ejercicio profesional o administrar alguna asociación profesional.

De igual manera, por la fracción III, se castiga a los extranjeros que ejercen una profesión reglamentada sin tener autorización de la autoridad competente o después de vencido el plazo que aquélla les hubiere concedido.

En la propia Ley de Profesiones se prevé la prohibición de que los extranjeros puedan ejercer las profesiones técnico–científicas que son objeto de la propia Ley.

Asimismo, el artículo 31 menciona que los profesionales deberán celebrar contratos con sus clientes, con el fin de estipular los honorarios y las obligaciones mutuas de las partes.

Estos contratos, conforme al Código Civil del Distrito Federal, artículos 1794, fracciones I y II y 1796, existen por el consentimiento y el objeto que pueda ser materia del contrato; se perfeccionan por el mero consentimiento y desde que se perfeccionan obligan a los contratantes no sólo el cumplimiento de lo expresamente pactado, sino también a las consecuencias que, según su naturaleza, son: conforme a la buena fe, al uso o a la Ley.

Así, por el acuerdo verbal del médico y su cliente relativo a la atención, el contrato se celebra y está regulado por el Código Civil para el Distrito Federal, artículos 2606 a 2615, y se le denomina: *De la prestación de servicios profesionales.*

La Ley de Profesiones, en su artículo 33, obliga al profesionista a poner todos sus conocimientos científicos y recursos técnicos al servicio de su cliente, así como al desempeño del trabajo convenido.

A su vez, el Código Civil para el Distrito Federal, en su artículo 2615, sólo responsabiliza a los profesionales hacia las personas a quienes sirven por negligencia, impericia o dolo.

Doctrinariamente, la negligencia es la omisión de la diligencia o cuidado que debe ponerse en los negocios, en las relaciones con las personas y en el manejo o custodia de las cosas; es el abandono, la desidia, la falta de aplicación, la falta de atención, el olvido de las órdenes o precauciones.

Por otro lado, se define a la impericia como la falta de conocimientos o de la práctica que cabe exigir a uno en su profesión, arte u oficio; es la torpeza, la inexperiencia.

El dolo es la resolución libre y consciente de realizar voluntariamente una acción u omisión prevista y sancionada por la Ley.

Las obligaciones que nacen del contrato de prestación de servicios profesionales son, para el cliente, pagar los honorarios pactados, y para el profesional, actuar con diligencia, pericia y sin dolo.

A los profesionales, el Código Civil para el Distrito Federal, en su artículo 2613, les da derecho de exigir sus honorarios, cualquiera que sea el éxito del negocio o trabajo que se les encomiende, salvo pacto en contrario.

En el artículo 2104, relativo a las consecuencias del incumplimiento de las obligaciones, se estipula que el que estuviere obligado a prestar un hecho y dejare de prestarlo o no lo prestare conforme a lo convenido, es responsable de los daños y perjuicios que cause.

En los artículos 2108 y 2109 del citado ordenamiento jurídico la falta se define como daños a la pérdida o menoscabo sufrido en el patrimonio por la falta de cumplimiento de una obligación, así como perjuicios, como la privación lícita que debiera haberse obtenido con el cumplimiento de la obligación.

Es importante destacar que el artículo 2110 condiciona que los daños y perjuicios sean la consecuencia inmediata y directa de la falta de cumplimiento de la obligación, ya sea que se hayan causado o que deban necesariamente causarse.

El artículo 1916 señala que daño moral es la afectación que una persona sufre en sus sentimientos, afectos, creencias, decoro, honor, reputación, vida privada, configuración y aspecto físico o bien en la consideración que de sí misma tienen los demás. Por ese artículo, cuando un hecho u omisión ilícitos produzcan un daño moral, el responsable del mismo tendrá la obligación de repararlo mediante una indemnización en dinero, independientemente de que se haya causado daño material, tanto en responsabilidad contractual como extracontractual.

Igual obligación de reparar el daño moral tendrán quienes incurren en la responsabilidad objetiva del artículo 1913, que la establece para los que, haciendo uso de mecanismos, instrumentos, aparatos o sustancias peligrosas por sí mismas, por la velocidad que desarrollen, por su naturaleza explosiva o inflamable, por la energía de la corriente eléctrica que conduzcan o por otras causas análogas, causen aquél, aunque no obren ilícitamente, a no ser que demuestren que ese daño se produjo por culpa o negligencia inexcusable de la víctima.

El monto de la indemnización por el daño moral lo determina el juez, tomando en cuenta los derechos lesionados, el grado de responsabilidad, la situación económica del responsable y la de la víctima, así como las demás circunstancias del caso. Sin embargo, se prevé en el artículo 2111 que nadie está obligado al caso fortuito sino cuando haya contribuido en él, cuando ha aceptado expresamente esa responsabilidad o cuando la Ley se la impone. El caso fortuito, según la doctrina, es el suceso inopinado, que no se puede prever ni resistir.

En los artículos 1161, fracción I, y 1934, se establece el plazo de dos años para que prescriba la acción para exigir la reparación de los daños causados, contados a partir del día en que se hubiesen causado.

RESPONSABILIDAD PENAL

En el artículo 61 de la Ley de Profesiones se consigna que los delitos que cometen los profesionistas en el ejercicio de la profesión sean castigados por las autoridades competentes con arreglo al Código Penal.

Por su parte, el Código Civil para el Distrito Federal, en su artículo 2615, al responsabilizar a los que prestan servicios profesionales por su impericia, negligencia o dolo, lo hace sin perjuicio de las penas que merezcan en caso de delito.

Los delitos, al decir del Código Penal para el Distrito Federal, en los artículos 7°, 8° y 9°, son los actos u omisiones que sancionan las leyes penales; pueden ser intencionales o imprudenciales. Obra *intencionalmente* el que lo hace conociendo la Ley; por otra parte, lo hace *imprudencialmente* el que realiza el hecho típico incumpliendo un deber de cuidado, que las circunstancias y condiciones personales le imponen.

El artículo 10° del propio Código hace que la responsabilidad penal no pase de la persona y bienes del delincuente, pero el artículo 13° responsabiliza de los delitos a los que acuerdan o preparan su realización; a los que los realizan por sí; a los que los realizan conjuntamente: a los que los llevan a cabo sirviéndose de otro; a los que determinan intencionalmente a otro a cometerlos; a los que intencionalmente prestan ayuda o auxilian a otro para su comisión; a los que con posterioridad a su ejecución auxilian al delincuente, en cumplimiento de una promesa anterior al delito y a los que intervienen con otros en su comisión, aunque no conste quién de ellos produjo el resultado.

Sin embargo, en el artículo 15° fracción X, se expone la circunstancia excluyente de responsabilidad penal de causar un daño por mero accidente, sin intención ni imprudencia alguna, ejecutando un hecho lícito con todas las precauciones debidas.

El médico puede, desde luego, cometer delitos dolosa e intencionalmente, como en el caso del aborto, pero lo común es que lo realice a través de la culpa, de la imprudencia, por negligencia o impericia.

La responsabilidad penal, derivada de dolo o culpa, debe probarse plenamente, y la prueba idónea (tanto para las responsabilidades civiles como para las penales) es la de dictámenes de peritos médicos.

La Ley de Profesiones, en su artículo 34, prevé que, cuando no hubiere inconformidad por parte del cliente con respecto al servicio realizado, el asunto se resolverá mediante juicio de peritos, ya en el terreno judicial, ya en el privado, si así lo convinieren las partes.

Este artículo también refiere que los peritos deberán tomar en consideración para emitir dictamen las siguientes circunstancias: si el profesionista procedió correctamente dentro de los principios científicos y la técnica aplicable al caso y generalmente aceptados dentro de la profesión de que se trate; si él mismo dispuso de los instrumentos, materiales y recursos de otro orden que debieron emplearse, atendidas las circunstancias del caso y el medio en el que se prestó el servicio; si en el curso del trabajo se tomaron todas las medidas indicadas para obtener buen éxito; si se dedicó el tiempo necesario para desempeñar el servicio convenido; y cualquier otra circunstancia que en el caso especial pudiera haber influido en la deficiencia o fracaso del servicio prestado.

La prueba pericial es la que debe rendirse para determinar precisamente la calidad del servicio prestado, y por ende la responsabilidad o irresponsabilidad del prestatario; tiene que asegurarse su probidad y calidad, sobre todo en los juicios penales en los que se imponen penas de prisión y de suspensión del ejercicio profesional y se obliga a la reparación del daño causado.

Por estas razones, Ignacio Morales Lechuga, entonces Procurar General de Justicia del Distrito Federal, y Enrique Álvarez del Castillo, Procurador General de la República, en dos documentos, uno del 7 de abril de 1989 y otro del 2 de mayo de 1990, titulados: *Bases de colaboración*, celebraron dos convenios con la Secretaría de Salud, representada entonces por Jesús Kumate Rodríguez y con la participación de la Academia Nacional de Medicina.

En ellos se acordó fundamentalmente: corresponde al Procurador, en su carácter de representante social, presidir la Institución del Ministerio Público, y como tal, entre otras atribuciones, tiene la de aportar las pruebas pertinentes y promover en el proceso las diligencias conducentes al debido esclarecimiento de los hechos, a la comprobación del delito de la responsabilidad de quienes hubiesen intervenido, a la existencia del daño y a la fijación del monto de su reparación.

La Procuraduría tenía interés en que la Secretaría de Salud la auxiliara emitiendo una opinión técnica cuando aquélla se lo solicitara en los casos relativos a delitos de los profesionales o técnicos relacionados con las disciplina de salud.

Para el cumplimiento del objeto de las Bases, la Procuraduría debe solicitar a la Secretaría de Salud su opinión, proporcionando toda la información que se requiriera para que los profesionales que se elijan estén en aptitud de emitirla, y proporcionar todo el apoyo a los profesionales elegidos para el cumplimiento de su función. La Secretaría de Salud, a su vez, debe elegir a los profesionales que se requieran para emitir la opinión técnica solicitada o pedir el apoyo de la Academia Nacional de Medicina para que proporcione los nombres, domicilios, profesiones y demás datos que se soliciten.

En todo caso, la Academia puede pedir opiniones técnicas a sus miembros y turnarlas a la Secretaría de Salud para que ésta las haga llegar a la Procuraduría.

Esas Bases se publicarían en el Diario Oficial de la Federación, bajo el rubro de "Acuerdos por los cuales se dispone recabar opinión de la Secretaría de Salud en las averiguaciones previas que se inicien con motivo de las denuncias de hechos relacionados con el ejercicio de las profesiones, actividades técnicas y especialidades en materia de salud".

En estos acuerdos se definió perfectamente el procedimiento por seguir en los casos de responsabilidades penales médicas, pues se acordó:

En toda denuncia de hechos relacionada con el ejercicio de las profesiones, actividades técnicas y especialidades en materia de salud que pudieran constituir ilícitos penales, la averiguación previa contendría una opinión de la Secretaría de Salud, la cual determinaría la institución pública, privada o social que la emitiera.

El agente del Ministerio Público instructor de la averiguación correspondiente, una vez ratificada la denuncia o querella, en su caso, requeriría la opinión.

Para que procediera la consulta a la Secretaría de Salud se requeriría que concurrieran, particularmente, que los ilícitos se encontraran relacionados con el ejercicio de las profesiones, actividades técnicas y especialidades en materia de salud y que los profesionistas, técnicos y sus auxiliares resultaran directamente señalados en los hechos motivo de la denuncia formulada.

Gracias a estas "opiniones" de la Secretaría de Salud en las averiguaciones de los agentes policiacos del Ministerio Público, practicadas con motivo de los supuestos delitos del personal relacionado con las cuestiones de sanidad, se evitaron múltiples procesos judiciales, que de otra manera se habrían sucedido sin motivo ni razón.

Procesos en los que el Código Penal para Distrito Federal, en el artículo 228, fracciones I y II, permite que a los profesionales, además de las prevenciones contenidas en la Ley General de Salud y de las sanciones fijadas para posdelitos que resulten consumados, según sean intencionales y por imprudencia punible, se les aplique suspensión de un mes a dos años en el ejercicio de la profesión o definitiva en caso de reincidencia y se les condene al pago de la reparación del daño por sus actos propios, y por los de sus auxiliares, cuando éstos obren de acuerdo con las instrucciones de aquéllos.

Ante la severidad de las leyes punitivas, las "opiniones" calificadas de la Secretaría de Salud evitaron enormes daños a los profesionales que, acusados injustamente, veían peligrar su libertad y su buena reputación.

Problemas, sin embargo, eran que esos acuerdos celebrados, y porque eran precisamente eso, meros acuerdos de carácter administrativo y no leyes, podían desaparecer en cualquier momento por otros acuerdos que los revocaran, de nuevos procuradores a los que no les pareciera la injerencia de la Secretaría de Salud en las averiguaciones, por más eficaz que su intervención fuera.

Afortunadamente, el 3 de junio de 1996 se publicó en el Diario Oficial el decreto por el cual se creó la Comisión Nacional de Arbitraje Médico, en beneficio de la comunidad médica.

Por el artículo 2º del decreto relativo, la Comisión tiene por objeto contribuir a resolver los conflictos suscitados entre los usuarios de los servicios médicos y los prestadores de dichos servicios. Y por el artículo 4º, fracción IX, tiene la atribución de elaborar los dictámenes o peritajes médicos que le sean solicitados por las autoridades encargadas de la procuración e impartición de justicia. Entonces, los agentes policiacos y los jueces deben pedir a la Comisión esos dictámenes o peritajes en las averiguaciones por delitos médicos y en los juicios contra esos profesionales, que sin duda son apegados a la verdad, para que entonces una persecución legal sea por verdaderos hechos punibles y no por ignorancia o maldad.

La Ley General de Salud, en sus artículos 455 a 469, describe diferentes conductas que castiga con cárcel y cometen quienes:

- Sin autorización o contraviniendo la que se hubiese dado, realizan actos con agentes patógenos o sustancias tóxicas o peligrosas para la salud; utilizan fuentes de radiaciones o pretendan sacar o saquen del territorio nacional sangre humana o sus derivados, órganos o tejidos.
- Ilícitamente obtengan, conserven, utilicen, preparen, suministren o comercien órganos, tejidos, cadáveres o fetos humanos.
- Sin sujetarse a lo previsto por la ley, realicen actos de investigación clínica en seres humanos.
- Sin consentimiento de una mujer, la inseminen artificialmente.
- Introduzcan o propicien a los menores o a incapaces a consumir psicotrópicos.
- Sin causa justificada se nieguen a prestar asistencia a una persona en caso de urgencia, poniendo en peligro su vida.

Por último, y para las personas relacionadas con las disciplinas de la salud, merecen especial atención en el Código Penal para el Distrito Federal los delitos de los artículos 193 y 198, fracción VI, contra la salud; 21 y 211, de revelación de secretos; 246, fracción IV, de falsificación de documentos; 250, fracciones I y II, incisos *a* al *e* y fracción III, de usurpación de profesión; 277, fracción I, contra el estado civil; 288, de lesiones; 302, de homicidio; 329, de aborto, y 335, de abandono de personas.

Todos ellos merecen penas de prisión, multas, suspensión de ejercicio e inhabilitación para ejercerlo. Contra la salud, por el suministro ilícito de estupefacientes y psicotrópicos; de revelación de secretos, por comunicarlo sin justa causa; de falsificación de documentos, por certificar falsamente enfermedades o impedimentos; de usurpación de profesión, por lo que se dijo al tratar previamente el tema; contra el estado civil, por atribuir un niño a quien no sea su madre o por sustituirlo por otro; de lesiones, por causar cualquier alteración a la salud; de homicidio, por privar de la vida a alguien; de aborto, por matar el producto de la concepción, cuando la preñez; y el de abandono de la persona, por dejar a una persona enferma si se tiene la obligación de cuidarla.

REFERENCIAS

1. *Código Civil para el Distrito Federal.*
2. *Código Penal para el Distrito Federal.*
3. *Constitución Política de los Estados Unidos Mexicanos.*
4. Decreto de creación de la CONAMED.
5. Ley Reglamentaria del Artículo 5º Constitucional, relativo al ejercicio de profesiones.

41

La objeción de conciencia de los profesionales de la salud

José Guillermo Gutiérrez Fernández

Desde siempre han existido situaciones en las que la conciencia individual de un sujeto entra en conflicto con determinadas disposiciones legales emanadas por la autoridad; piénsese a este respecto en la antigüedad griega en la historia de Antífona, quien pasa por alto a riesgo de su vida la prohibición de su padre Creontes de sepultar a su hermano Polinice porque experimenta interiormente la necesidad de prestar su adhesión a una ley anterior, no escrita, atestiguada en su corazón. Igualmente podemos recordar la narración bíblica de los mártires macabeos o el testimonio de los primeros cristianos, quienes decían: "Hay que obedecer a Dios antes que a los hombres".

Sin embargo, hay que esperar hasta el advenimiento de los modernos regímenes democráticos en donde el poder político está claramente delimitado por los derechos de los ciudadanos y es controlado por instancias de poder independientes, lo cual ha permitido reconocer que la ley no debe prevalecer inexorablemente sobre la conciencia, para ver surgir el instituto de la *objeción de conciencia.*

Este instituto existe para salvaguardar la dignidad de la persona y encuentra su fundamento en los derechos humanos, como se verá más adelante. Obviamente, no se trata simplemente de dar carta de ciudadanía a un subjetivismo galopante demoledor de la convivencia civil y del estado de derecho.

Desde el punto de vista jurídico, se trata de una colisión de intereses y derechos. Por una parte los ámbitos de libertad personales de pensamiento y religión, de los que la libertad de conciencia es manifestación práctica, y por otra de los principios de obediencia a las leyes, de igualdad, de solidaridad y de orden público. En este sentido, se comprende porque la *objeción de conciencia* se presenta actualmente con rasgos conflictivos, ya que es claro que la autoridad legislativa no promulga las leyes esperando que éstas puedan ser desobedecidas por los ciudadanos a su arbitrio; precisamente por ello es necesario, además de delimitar claramente su concepto distinguiéndolo de otras formas de resistencia a las leyes, fundamentar su operatividad más allá de su reconocimiento o no por las legislaciones particulares, como derecho humano dependiente del derecho a la libertad de pensamiento, conciencia y religión.

A nadie se le escapa que actualmente se trata de un universo en expansión, ya que son cada vez más quienes pretenden sustraerse de la concreta obediencia a las leyes invocando motivos de conciencia, y también son cada vez más los ámbitos en los que se le invoca. Se habla, por ejemplo, de *objeción de conciencia militar*, cuando se refiere a la oposición al servicio militar, normalmente por motivos pacifistas, o de *objeción de conciencia fiscal*, cuando se refiere a la oposición a pagar las tasas exigidas por el Estado para sufragar algunas actividades que se consideran contrarias a las propias convicciones, por ejemplo, la guerra, o bien *objeción de conciencia profesional*, cuando se refiere a la negación a cumplir algunas actividades a las que se estaría obligado por su profesión; así, por ejemplo, algunos jueces españoles, ante la petición de algunas parejas homosexuales de contraer matrimonio reconocido civilmente, lo cual es legal en esa nación, se han negado a cumplir su oficio por motivos de conciencia. En esta forma de objeción de conciencia se sitúa también la *objeción de conciencia sanitaria,* de la cual nos ocuparemos en este escrito, que ha surgido inicialmente ante la aprobación de algunas legislaciones que permiten el aborto y que convertiría en una obligación de los profesionales de la salud el practicarlo dentro de las coordenadas que establecen las leyes.

CONCEPTO DE OBJECIÓN DE CONCIENCIA

La expresión *objeción de conciencia* tiene de por sí un significado genérico, e indica la oposición y la protesta de la conciencia contra una determinada institución o ley. Tal oposición puede surgir en los campos más disparatados de la vida social y estatal. Piénsese, por ejemplo, en la oposición de los padres contra determinadas formas de escuela y determinados principios educativos puestos en marcha en los planteles, en la oposición de los médicos y del personal sanitario contra ciertas leyes referentes al aborto, etc.

Hay que precisar que la objeción de conciencia se ubica dentro del género más amplio del disentimiento o disenso en el que se sitúa también la desobediencia civil. Por ello, es necesario definir primero qué se entiende por disenso para ubicar después la objeción de conciencia distinguiéndola de la desobediencia civil.

El disentimiento puede ser privado o público. Es privado cuando se niega el asentimiento parcial o total a una opinión, a un juicio o a una tesis que alguien formula. Es público o generalizado cuando tiene como objeto una o varias leyes a las que se niega la obediencia, constituyéndose en desobediencia civil. A su vez, la desobediencia puede ser pacífica o violenta; cuando es pacífica se trata de "resistencia pacífica", cuando es violenta estamos frente a una revolución.

Las fronteras entre desobediencia civil y objeción de conciencia no siempre están claras; sin embargo, podemos señalar, de acuerdo a la mayoría de los autores que se distinguen, que la primera tiene un carácter más estratégico y político, además de que suele ser colectiva y generalizada, mientras que la segunda subraya el carácter moral y personal.

La objeción de conciencia surge del conflicto de obediencia en una situación concreta de dos instancias reconocidas por el individuo como igualmente vinculantes: la legislación civil y el juicio de conciencia. Por lo tanto, se debe distinguir de la actitud de desprecio de la legalidad vigente en una determinada sociedad y del rechazo, en principio, de su carácter vinculante para la conciencia del individuo en cuanto miembro de una comunidad en la que la ley reclama legítimamente su obediencia, como ocurre en la anarquía y en la resistencia pasiva o activa.

De manera general, "la objeción de conciencia representa una forma de disentimiento de carácter no violento que se manifiesta en el rechazo individual, por motivos fundamentalmente de carácter ético y religioso, de la obediencia externa a una disposición legislativa. Con la objeción de conciencia se quiere manifestar el consentimiento profundo a otra ley de mayor rango e ineludible que percibe la conciencia".

La primera forma de objeción de conciencia que se tipificó y que sirvió de base para la elaboración posterior de otras formas de objeción de conciencia fue la objeción de conciencia al servicio militar; sin embargo, hay elementos de ésta que no son válidos para otras formas, por ejemplo, la aceptación de una sanción o de un servicio social sustitutorio.

FUNDAMENTACIÓN DE LA OBJECIÓN DE CONCIENCIA

Hoy estamos todos de acuerdo en que el respeto a la dignidad de la persona implica no constreñirla a actuar en contra del dictamen de su conciencia. Más aún, estamos convencidos también de que una persona, para ser honesta y sincera consigo misma y con quienes le circundan, tiene el deber de actuar según su conciencia. Ahora bien, el reconocimiento de la libertad de conciencia implica que sus motivos sean de alguna manera plausibles, pues no basta con actuar autónomamente para que la acción deba ser reconocida y permitida. Para comprender esta afirmación, pongamos un caso que puede resultar ilustrativo: a alguien muy sinceramente se le puede ocurrir que lo bueno y conveniente sea liquidar a quienes tengan ojos rasgados; por muy sincera que sea su convicción, por muy auténtica y libre que sea, nadie debería permitir que tal sujeto llevara a la práctica tal atrocidad, que comporta la realización de un crimen. De la misma manera, el campo de los deseos de los ciudadanos puede ser prácticamente infinito y urge por ello regularlos en orden al bien común. Pero, ¿bastará que una determinada conducta esté sancionada legalmente para que sea por eso mismo lícita desde el punto de vista moral? Es decir, ¿será suficiente con llegar a consensos de ciertas conductas para que éstas sean por eso mismo justas y vinculantes? De hecho, en algunos ambientes se pretende hoy negar el derecho a la objeción de conciencia, justamente apelando a que tal recurso implicaría una conducta antisocial y antidemocrática, ya que pondría en riesgo la convivencia cívica previamente acordada. Tal aseveración nos parece más bien un nuevo intento de hegemonía y la reivindicación de lo que Benedicto XVI ha llamado "la dictadura del relativismo". Para escapar a esta trampa es necesario apelar a la búsqueda sincera de la verdad objetiva. Sólo así se comprende entonces que la objeción de conciencia no sea simplemente el reconocimiento abusivo de un individualismo antisocial y antidemocrático, sino un servicio al bien común que pretende operar una corrección del derecho cuando éste se percibe erróneo, sobre bases objetivas y por lo mismo vinculantes intrínsecamente, tanto para la conciencia como para el derecho. Procedamos a justificar estas afirmaciones.

La conciencia entre libertad y verdad

Cuando hablamos de la obligación y el derecho de cada uno de actuar de acuerdo con su conciencia, ¿a qué nos estamos refiriendo?, ¿a qué tipo de conciencia aludimos? Debemos distinguir entre conciencia psicológica y conciencia moral. La primera de ellas hace referencia al "darse cuenta", es decir, cuando una persona actúa, actuar conscientemente quiere decir tener conocimiento, "darse cuenta" de qué es lo que se hace y de que soy yo quien lo hago. Esta forma de conciencia es premisa indispensable de la segunda.

La conciencia moral, por su parte, es la conciencia del valor moral o ético de la acción que se realiza. Esta conciencia implica un juicio en dos momentos: antes de actuar, al evaluar qué es lo que voy a hacer teniendo en cuenta los valores morales implicados y asumiendo este juicio como norma y, después de la acción, al evaluar moralmente lo que se hizo. Cuando la libertad sigue el juicio de la conciencia anterior a la acción hay coincidencia; en cambio, cuando la libertad no sigue ese juicio, hay un contraste.

Ahora bien, el juicio de la conciencia está vinculado a la verdad del valor que mi acción pretende realizar. Una verdad que no depende únicamente de la percepción o de los deseos del sujeto que actúa. Está fuera de discusión que se debe seguir siempre un claro dictamen de la conciencia, o que al menos no se puede ir jamás en contra de él. Pero es cuestión del todo diversa si el juicio de conciencia, o aquello que uno toma como tal, tenga también siempre la razón, esto es, si siempre es infalible. Desde el momento en que los juicios de conciencia se contradicen, entonces existiría sólo una verdad del sujeto, que se reduciría a su sinceridad. Pero el bien moral no puede reducirse a la sinceridad del sujeto. Si se aceptara esta perspectiva no existiría ninguna verdad, al menos en el ámbito moral, y los juicios de la conciencia podrían ser contradictorios e igualmente válidos; así el sujeto quedaría aislado sin ninguna ventana o puerta que lo condujese a la verdadera comunión con los hombres. Pero no es esta la realidad de las cosas, el juicio de conciencia debe apelar a los fundamentos verdaderos y propios del sujeto, que es lo que determina la verdad del valor moral. Esta verdad objetiva, que es una verdad ontológica, vincula a la razón y vincula a la conciencia.

Tradicionalmente se han señalado dos niveles al hablar de la conciencia; al primer nivel se le denomina "sindéresis", y es una cierta memoria del bien, que nos permite distinguir el bien del mal, por una especie de instinto interior que nos permite identificar que una determinada interpelación de la realidad es conforme o no con nuestra naturaleza. No es un saber ya articulado conceptualmente, sino una capacidad de reconocimiento que tiene su raíz en nuestro mismo ser y que nos permite percibir una cierta armonía frente a algunas cosas y contradicción frente a otras. Es un nivel ontológico que se corresponde con la constatación interior de nuestra tendencia hacia aquello que es conforme al bien y a la verdad.

El segundo nivel es el de la *conscientia,* al que corresponde el juicio y el decidir. Tomás de Aquino hace ver que se trata de un evento que se cumple, un *actus*, a diferencia del anterior nivel, que es un *habitus*, algo estable e inherente del sujeto. Este juicio se subdivide en tres elementos: el reconocer, el testimoniar y el juzgar. Se trata, pues, de una interacción de funciones de control y de decisión vinculadas con el entendimiento y la voluntad.

Llegados a este punto, hay que recordar que el conocimiento moral tiene una especificidad cuyas conclusiones no derivan sólo de un razonamiento o de un conocimiento. En este ámbito, el que una cosa sea reconocida o no depende siempre de la voluntad que permite o impide tal reconocimiento. Ahora bien, tanto el juicio antecedente como la elección y la decisión de una acción específica en un contexto particular están sostenidos por determinadas disposiciones del sujeto, que son cualidades habituales en él, y que tradicionalmente se han llamado virtudes. Éstas capacitan al sujeto que actúa para reconocer la acción excelente que realiza la verdad y el bien.

El proceso que acabamos de describir puede ser identificado como una búsqueda y reconocimiento del bien y la verdad en las acciones que realizamos. No es una creación del bien y de la verdad, ni tampoco una búsqueda de aquello que es más útil o placentero. Es más bien una búsqueda de aquello que me realiza como sujeto desde la verdad de mi ser en armonía con la realidad. El reconocimiento de esta verdad tiene lógicamente la razón de bien y de fin de la acción, y se constituye como norma o ley moral que ilumina a la conciencia en su búsqueda de la realización del bien.

La libertad no encuentra un obstáculo en su adhesión a la verdad que descubre en la ley moral, sino que, por el contrario, ella constituye la garantía más sólida y la condición para su ejercicio. Además, esta adhesión también es un acto de racionalidad porque la ley se encuentra al alcance de la razón como facultad natural del hombre. Resulta así que el juicio de conciencia es un ejercicio de racionalidad y de libertad que acoge con responsabilidad la ayuda de la ley moral que le garantiza el éxito en la búsqueda del bien.

Pero aun siendo verdadera la ley moral no siempre es fácil que sea recogida en las leyes humanas y muchas veces, incluso, puede haber distorsiones en la percepción o en la formulación de la misma. De ahí que pueda surgir el conflicto de conciencia. Así se comprende porque no debería existir conflicto cuando la norma moral es objetiva y verdadera y la conciencia recta y también verdadera. El conflicto aparece cuando la ley civil contradice a la ley moral verdadera y la objeción de conciencia opera, entonces, como un servicio al bien común, que pretende así hacer ver que hay una injusticia, un error que debería ser corregido.

La legalidad, la ley y la verdad

El ser humano no es un individuo aislado y encerrado en sí mismo, por su propia naturaleza es un ser social. Si fuese verdad que el hombre estuviese atomizado y aislado en sí mismo, la vida social sería algo extrínseco cuyo único significado sería el de ser un medio para garantizar su propia individualidad y limitar dentro de márgenes tolerables el irreductible conflicto que está a la base de la vida social. La sociedad sería, entonces, tan sólo una invención humana, un hecho extrínseco a la persona, un contrato convencional y la legalidad no sería otra cosa que la regla para disciplinar de la vida social, sin más fundamento que el consenso de los contratantes.

Pero la realidad de las cosas no es esa. Como se ha señalado ya, la vida en sociedad no es algo opcional y extrínseco desde el momento en que la persona humana es un ser de naturaleza social. La sociabilidad es, en este sentido, una dimensión constitutiva de la persona y la vida en sociedad es la expresión plena de esta dimensión, como modalidad propia y específica de su realización. La sociedad se entiende entonces como una comunidad de personas en la que, mediante el respeto de los derechos de cada uno y el cumplimiento de los correlativos deberes, se busca promover el pleno desarrollo de la persona y la construcción del bien común. Ella y el Estado tienen, por tanto, su fundamento en la naturaleza humana, y la legalidad tiene que ver no sólo con el consenso social, sino sobre todo con la verdad de la persona, con su naturaleza y vocación social, al servicio de la cual se pone.

La sociedad, a través de la autoridad legítimamente constituida, necesita formular una serie de normas de comportamiento que regulen las relaciones entre los individuos y las relaciones entre el individuo y la comunidad. Estas normas son la garantía del respeto de la libertad individual y de la justicia; sin ellas no sería posible una sociedad libre, justa y pacífica. Desde esta perspectiva, la legalidad es el respeto y el cumplimiento de las leyes que permiten calificar a un comportamiento como "legal", es decir, como ajustado a lo que ordena la ley. La legalidad constituye entonces una condición fundamental para el ejercicio de la libertad de las personas en la vida social, para la observancia de la justicia y para la conservación de la paz.

Debido a diversos factores, entre los cuales se sitúan la corrupción y la ausencia de fines verdaderamente comunes a causa del pluralismo, hoy se verifica lo que algunos llaman "crisis de legalidad", es decir, la gente no percibe el compromiso de la ley civil con la ley moral y su vinculación con la conciencia. Se ha llegado al extremo de pensar que la moral tiene poco o nada que ver con la legislación, e incluso que si se hiciera caso a los valores morales se perturbaría la pacífica convivencia. Se piensa que la democracia debería estar fundada en el relativismo y, ante la ausencia de un debate auténtico sobre los valores, es frecuente que se pretenda imponer "legalmente" mediante equilibrios de poder y manipulación mediática, conductas inaceptables desde el punto de vista moral.

En este contexto, hay que recordar que las personas tienen derecho a no renunciar a su propia identidad, pero tampoco pueden olvidar su compromiso en la búsqueda de la verdad moral y del bien, y esto concretamente de frente a la legislación civil. Es aquí donde se inscriben el deber y el derecho a la objeción de conciencia, pues, si bien es verdad que la ley civil, cuando es respetuosa de su fundamento en la verdad moral, es vinculante para la conciencia y muestra el camino del bien, también es verdad que la ley civil tiene un ámbito más restringido que el de la ley moral y, como se ha señalado ya, puede prescribir conductas injustas ante las cuales el juicio de conciencia debe oponerse. Intentemos profundizar un poco esta idea.

La ley debería buscar el bien común, entendido no como el bien de la mayoría, sino como la búsqueda de las condiciones mediante las cuales cada persona pueda realizar su propio ser y su propia vida. Por esto la ley no es constitutiva de la ética ni debe imponer su propia eticidad, sino que debe ser respetuosa y capaz de crear las condiciones para la realización de las personas. En la definición del bien común, la ley deberá frecuentemente pedir sacrificios incluso en el ejercicio de las libertades de cada uno en particular, dentro de ciertos límites, y deberá permitir también ciertas cosas que en sí podrían ser consideradas por algunos como no buenas para evitar mayores males. Por eso decimos que la ley civil tiene un ámbito más restringido y no siempre puede coincidir, aun en el mejor de los casos, totalmente con la ley moral. No puede evitar siempre cualquier mal y cualquier abuso en el ejercicio de las libertades personales. Debería, eso sí, crear las condiciones objetivas para la eticidad de cada uno, para la realización de cada una de las personas, y aquí encuentra también espacio la objeción de conciencia, dentro del derecho a la libertad de conciencia, pensamiento y religión.

Ahora bien, antes dijimos que hay unos límites que la ley no debería jamás brincar para garantizar el bien de las personas y el bien común. Estos límites son las garantías de constitucionalidad y de legitimidad, y es indudable que entre ellas se encuentra el respeto de la vida de todos los ciudadanos, especialmente la defensa y tutela de los más débiles e indefensos. La ley no puede tampoco imponer a nadie el quitar la vida a otras personas. De ahí que cuando la ley, por las razones que sea, llegase a prescribir conductas como las señaladas, que claramente están en contraste con el bien común, la conciencia individual deberá oponerse a ella mediante la objeción de conciencia, ofreciendo con ello un importante servicio al bien común.

La objeción de conciencia y los derechos humanos

Sin lugar a dudas, nuestra época se encuentra marcada por la idea del reconocimiento de los derechos humanos, hasta el punto de entrar a formar parte del patrimonio ideal de la vida política. Ciertamente, la idea de los derechos humanos es anterior a la época moderna, pero ha sido sólo hasta 1948, al término de la traumática experiencia de la Segunda Guerra Mundial, cuando son proclamados solemnemente.

Los derechos humanos son los derechos que le pertenecen al hombre en cuanto hombre. Son derechos que lógicamente son anteriores al Estado. Han nacido y se han extendido en Occidente siguiendo dos líneas teóricas e históricas diferentes: la del derecho natural y la de la reivindicación de la libertad y seguridad personales de frente al poder absolutista del Estado. Hacen referencia a las exigencias fundamentales de la persona, originadas en el mismo ser del hombre, que deben ser reconocidas, valoradas y defendidas jurídicamente.

De cara a nuestro tema, nos interesa el derecho a la libertad de conciencia, de pensamiento y de religión. La objeción de conciencia se inscribe dentro de este derecho, que debe ser reconocido a todo hombre y que implica la afirmación de que cada uno tiene derecho a obrar de acuerdo a las exigencias morales de su conciencia y a no obrar en contra de ella. Tal derecho es actualmente reconocido entre los derechos humanos que todo Estado está obligado a proteger. El hito decisivo lo marca el artículo 18 de la Declaración Universal de los Derechos Humanos. A partir de ahí, la necesidad de garantizar esta triple libertad es reafirmada por todos los documentos internacionales relativos a los derechos humanos; entre ellos podemos mencionar aquí el Convenio Europeo de Derechos Humanos (1950); el Pacto Internacional de Derechos Civiles y Políticos, de las Naciones Unidas (1966); la Convención Americana de los Derechos Humanos (1969), y la Declaración sobre la Eliminación de todas las Formas de Intolerancia y Discriminación fundadas en la Religión o en las Convicciones, de las Naciones Unidas (1981).

El reconocimiento del derecho a la libertad de pensamiento, conciencia y religión significa sintéticamente "que las convicciones ideológicas, éticas y religiosas de los ciudadanos no son en sí mismas cuestiones políticas, ni están sujetas a las decisiones del poder, que se reconoce incompetente para imponer determinadas respuestas a las interrogantes suscitadas en esas dimensiones personales".

Aquí no entramos en el problema de la cobertura jurídica del derecho a la objeción de conciencia, pues excede los límites de este trabajo; simplemente recogemos alguna idea introductora del profesor Martín de Agar al respecto. Él señala que "habrá derecho a la objeción allí donde, como respuesta al conflicto planteado, el legislador lo haya reconocido y tipificado —son las objeciones de conciencia llamadas *secundum legem*—, pero quien objeta en un Estado democrático esgrime ya un derecho; no apela solamente a su conciencia, sino además al derecho fundamental que la tutela; opone a una prescripción que se presume legítima, pero que él considera inmoral obedecer, su igualmente legítima libertad de conciencia. No siempre deberá prevalecer su libertad, pero tampoco se le podrá decir que su cuestión es irrelevante porque no está prevista en una ley. En las libertades de pensamiento, conciencia y religión están ya potencialmente planteadas todas las posibles objeciones de conciencia, llamadas a delinear la frontera del espacio de autonomía personal y de incompetencia del Estado en que consisten primariamente tales libertades. Una frontera sinuosa y cambiante, difícil de establecer de modo definitivo desde postulados teóricos (ciertamente útiles a su nivel propio), o sobre la rígida base de la ley, y que más bien conviene a la jurisprudencia".

La objeción de conciencia en los códigos deontológicos

La figura de la objeción de conciencia ha sido recogida también por los códigos de deontología médica, en cuanto es expresión del respeto absoluto a la dignidad del médico. Veámoslo de manera sintética.

Con el término *deontología profesional* se quiere indicar el conjunto de obligaciones que un profesionista debe cumplir en el ejercicio de su propia profesión. No desconocemos aquí el intenso debate que en la filosofía moral existe acerca de la fundamentación de las normas éticas o morales, donde el término "deontología" hace referencia a una determinada escuela o impostación, pero aquí, sin entrar en ese debate, solamente queremos subrayar que la deontología profesional es el resultado de una larga selección de normas y criterios con los que los profesionistas de una determinada carrera han querido autorregular la práctica de su profesión. Esto significa que la deontología profesional, además de tratar problemas de organización de la profesión, se ocupa de los problemas morales, pero desde el punto de vista de la corrección de las relaciones entre la profesión y la sociedad. Así pues, un *código deontológico* es el conjunto de reglas que una determinada profesión se ha dado para autorregularse.

La mayor parte de los códigos deontológicos se inspiran en el *ethos* hipocrático. Hipócrates vivió en la segunda mitad del siglo V en la isla de Kos y fue cabeza de una célebre escuela médica. Recogió, en una valiosa síntesis, la sabiduría médica de la antigüedad clásica: es el llamado *Corpus Hippocraticum*. El texto del juramento que se le atribuye se conserva en un manuscrito que data del siglo IV a.C. en la Biblioteca Vaticana. Por ciertas posiciones éticas, como es la exclusión del aborto, se deduce que probablemente fue redactado en un ambiente influido por la filosofía pitagórica y, por la misma razón, un grupo minoritario en el mundo clásico griego. Casi no se le menciona en la era precristiana; en cambio, se difundió mucho en el área cultural cristiana por su consonancia con los principios éticos cristianos. Su concepto de fondo es la filantropía y el principio de beneficencia del médico respecto al paciente. El juramento fue usado en la Universidad, aunque muchas veces modificado de acuerdo con el pensamiento cristiano, en la ceremonia de entrega de diplomas de medicina, donde el médico era exhortado a seguir estos ideales.

La aparición de los códigos de deontología médica, en sentido propio, está conectada con la evolución de la profesión médica: "Aunque la historia y el grado de autorregulación ética de la profesión médica difieren de unos países a otros, se puede decir que la codificación deontológica nació y ha ido creciendo como resultado de un pacto social: la sociedad ha entregado a la corporación médica la potestad exclusiva de conceder, a quienes reúnan las debidas calificaciones, la licencia para practicar la medicina, a condición de que los mismos Colegios establecieran las reglas éticas para el ejercicio competente y correcto de la profesión. En cierto modo, un código de deontología médica es una guía de conducta profesional que contiene los compromisos éticos que los médicos contraen públicamente para garantizar a la sociedad un adecuado nivel de calidad de servicios profesionales. De ese pacto e intercambio mutuo de concesiones y garantías entre sociedad y corporación profesional deriva, de un lado, el carácter público del Código y del sistema de disciplina profesional que le es anejo, y, de otro, el reconocimiento en conciencia por parte de cada médico de que su libertad y autonomía profesionales han de moverse dentro de las coordenadas éticas establecidas por el Código".

No es fácil resumir las normas de deontología médica sobre la objeción de conciencia, éstas varían de unos países a otros en virtud de su reconocimiento o no como un derecho. La situación más común es que se incluyan algunos artículos que hagan referencia a ella, algunas veces directamente, proclamando el derecho del médico a rechazar su participación en determinadas intervenciones y señalando la conducta que debe seguir el objetor y otras, de manera indirecta, al referirse a algunas prácticas. Por ejemplo, los códigos español, francés e italiano, así como algunos otros de corporaciones médicas particulares, hacen referencia directa y explícita a este derecho, bien sea de manera general, bien sea haciendo referencia a prácticas concretas como son el aborto, la eutanasia, la esterilización y la contracepción. En México, prácticamente todos los códigos de deontología médica recogen este derecho de los profesionales de la salud, con el cual se quiere preservar su libertad de prescripción, su dignidad y su autonomía.

La objeción de conciencia sanitaria

Se define como la objeción que presenta un agente sanitario (médico, enfermera, anestesista, etc.) ante un procedimiento que le es solicitado por un paciente y al cual estaría "obligado" profesionalmente, por ser legítimo desde el punto de vista de la legislación civil, que su conciencia le hace percibir ilícita desde el punto de vista ético.

Ya hemos señalado que la conciencia tiene un compromiso ineludible con la verdad y con el bien, del que se sigue la veracidad del juicio práctico que ella formula, la cual a su vez es condición para la validez de la objeción de conciencia. La legislación civil tiene este mismo compromiso, en el que se funda su verdad y su obligatoriedad ética para la conciencia; sin embargo, como hemos ya señalado y como la experiencia tristemente corrobora, muchas veces ésta no respeta este compromiso con la verdad y con el bien, prescribiendo actos contrarios a ellos. Desde esta perspectiva, la objeción de conciencia no es solamente un derecho, sino una grave y precisa obligación.

Ahora bien, en el campo biomédico se presentan diversos tipos de intervenciones y diversas circunstancias en las que no siempre es notoria su valoración moral. Por ejemplo, no siempre es claro que una determinada intervención se configure éticamente como un aborto directo y, por consiguiente, se deba evitar participar en ella para no cooperar con el mal. Para poderlas valorar éticamente es necesario, en cada caso, determinar su "especie moral", lo cual es objeto de otro estudio. De cualquier manera, como se ha señalado antes, la ley debe promover las condiciones esenciales y objetivas para que las personas y la sociedad en su conjunto puedan desarrollarse integralmente. Entre estas condiciones es indudable que se encuentra la defensa de la vida de todos, especialmente de los más indefensos e inocentes y, por consiguiente, no puede imponer a nadie el deber de quitar la vida a otras personas, so pena de volverse una legislación injusta a la que hay que oponerse de todas las formas posibles.

Así pues, el médico y el personal sanitario tienen derecho, en cuanto individuos, a oponerse a llevar a cabo aquellas acciones (o a colaborar en ellas directamente) encaminadas a suprimir la vida de un individuo humano, aunque se esté formando. Además, puesto que como médico está llamado por su profesión y por su propia deontología a cuidar y sostener la vida, tiene la precisa obligación ética de oponerse. Por otra parte, tiene el derecho a ser respetado en su autonomía, y por ello debe recordársele a la autoridad civil que no puede imponerle realizar una intervención que él considere no necesaria, perjudicial o éticamente ilícita. En este sentido, tanto los códigos deontológicos como los civiles y penales han de reconocerle el derecho a la objeción de conciencia.

REFERENCIAS

1. **Pacheco A:** Ley y conciencia. En: *Objeción de conciencia.* México, Instituto de Investigaciones Jurídicas, 1998:10.
2. Piénsese, por ejemplo, en los Testigos de Jehová, que se niegan al deber de honrar a la bandera por motivos religiosos o de practicar cirugías con transfusión sanguínea.
3. Esta forma de objeción de conciencia se presentó por vez primera cuando el estadounidense Hanry David Thoreau, en 1845, se negó a pagar impuestos para financiar la guerra contra México, que consideraba injusta.
4. **Günthör A:** *Chiamata e risposta. Una nuova teologia morale.* III. Torino, 1998:573–574.
5. Así lo hace L. Prieto Sanchis, *La objeción de conciencia como forma de desobediencia al derecho*, en "Sistema" 59 (1984):41–62. Se puede ver también E. Trevisi, *Coscienza morale e obbedienza civile*, Bologna, 1992:268.
6. **Gutiérrez J:** *La objeción de conciencia de los profesionales de la salud.* México, Instituto Mexicano de Doctrina Social Cristiana, 2001.
7. Cfr. Misa *Pro eligendo Pontifice*: "Se va constituyendo una dictadura del relativismo que no reconoce nada como definitivo y que deja sólo como medida última al propio yo y sus apetencias".
8. Para un estudio más completo sobre la relación entre conciencia, libertad, verdad y ley civil, puede verse nuestro estudio *"La objeción de conciencia". op. cit.*
9. "Toda persona tiene derecho a la libertad de pensamiento, de conciencia y de religión; este derecho incluye la libertad de cambiar de religión o de creencia, así como la libertad de manifestar su religión o su creencia, individual y colectivamente, tanto en público como en privado, por la enseñanza, la práctica, el culto y la observancia".
10. Sobre estos documentos, y específicamente sobre el derecho a la libertad religiosa, puede verse J. Martínez Torron: La protección internacional de la libertad religiosa, en AA.VV., *Tratado de derecho eclesiástico*, Pamplona, 1994.
11. *Martin de Agar JT: La Iglesia católica y la objeción de conciencia.* En: *Objeción de conciencia.* México, Instituto de Investigaciones Jurídicas, 1998:236.
12. *Ibíd.,* p. 529.
13. **Herranz G:** *Comentarios al código de ética y deontología médica.* Pamplona, 1992:4.

42

Bioética en el arbitraje médico

Carlos Tena Tamayo

El arbitraje médico se formalizó en México en 1996, con la creación de la Comisión Nacional de Arbitraje Médico (CONAMED), que tiene como principios imparcialidad, honestidad, legalidad, buena fe, confidencialidad y gratuidad; además, existe un código de ética para los responsables de llevar a cabo el proceso arbitral, quienes deben tener una concepción clara de la ética médica y de la bioética, ya que lo sometido al procedimiento arbitral es el acto médico realizado por un profesional de la salud.

Una premisa estriba en el entendimiento de que el proceso arbitral es, según la ciencia del derecho procesal, un equivalente o sustituto jurisdiccional; luego entonces, su ser y sentido se justifican a la luz de los valores en la obtención de justicia pronta y expedita, según reza el principio constitucional (Art. 17 de la Constitución), sin necesidad de recurrir a los tribunales, vista la enorme carga que ha erosionado el proceso jurisdiccional. Se acepta que justicia diferida equivale a justicia denegada.

Tal procedimiento consiste en la apertura de un expediente a un profesional de la salud a partir de una demanda, siempre y cuando exista la voluntad del mismo para iniciar el proceso, y a partir de ello la presentación de información de los hechos, su evaluación especializada desde el código de faltas a la *lex artis* médica, la ética y las normas legales, para intentar la conciliación o, si no es posible, la emisión de un laudo que tiene por objeto, cuando así procede, ordenar la reparación del daño. Es un procedimiento típicamente judicial, realizado por árbitros (médicos y abogados) en vez de por los jueces.

Se considera que el derecho debe ser una prolongación de la moral, un mecanismo para positivizar la ética, ya que pretende hacer posible la solución de problemas prácticos desarrollando los principios de la moral.

A veces existen circunstancias imprevisibles o que envuelven juicios de valor, opiniones morales, etcétera, donde las normas producidas no alcanzan el nivel de concreción deseable o resultan excesivamente rígidas; es allí donde la autonomía técnica de la CONAMED le permite pronunciarse de acuerdo a su leal saber y entender.

VALORACIÓN DEL ACTO MÉDICO

Las fallas en la comunicación del equipo de salud con el paciente se ven reflejadas en el incremento de denuncias, demandas o quejas presentadas ante órganos judiciales o extrajudiciales y en el arbitraje médico. Habitualmente las quejas y demandas son catalogadas casi siempre como injustificadas, ya que se actuó con eficiencia, eficacia y con la intención de preservar la vida o restaurar la salud del paciente; sin embargo, estamos acostumbrados a obtener "autorizaciones" genéricas en las que el médico ni siquiera participa, por lo que el paciente se siente lesionado o agredido. Tales autorizaciones genéricas, además de constituir actos no éticos, pues suponen abuso, resultan irregulares, ya que tanto la doctrina como la legislación nacional son unánimes: es necesario obtener el consentimiento para actos concretos.

Durante el proceso arbitral se trata de identificar la intencionalidad con la que se realizó el acto médico, la presencia de libertad y autonomía del médico para su ejecución y las motivaciones de su voluntad para realizarlo.

Se parte del supuesto de que todo acto médico va encaminado a beneficiar al paciente, pero cuando este supuesto no sucede, es más, si lejos del beneficio se ocasiona un daño, aún así se asume que ocurrió sin intención de dañar; no obstante, debemos tener la certeza razonable de ello, de lo contrario estaríamos encubriendo un delito.

Lo anterior ha incidido de manera definitiva en la metodología adoptada en el proceso arbitral; por ende, cada caso es evaluado por estudios doble ciego; por lo tanto, el criterio adoptado en cada caso no es particular o meramente subjetivo, es decir, se evita la emotividad, en donde la decisión es influenciada por el sentimiento o percepción moral del evaluador; además, se tiene la asesoría de un experto en el área de la medicina en estudio.

En esos términos, el problema esencial en cuanto a la interpretación del acto biomédico estriba en identificar cuál es la norma de *lex artis* y de deontología aplicable al caso concreto, al tenor de los principios universalmente aceptados, pues en esta materia los estándares de *lex artis* y de ética médica, salvo excepciones, no están previstos en las leyes; por el contrario, han sido rescatados en la práctica médica por el personal, en términos de usos y costumbres. Dicho en otros términos, se trata de saber cuál era el criterio exigible, en las condiciones, de modo, tiempo y lugar concretos. Para ello, recordemos que la deontología se refiere a rubros específicos de necesaria valoración en el caso concreto y que éstos son:

1. La libertad prescriptiva a favor del médico.
2. La intencionalidad del acto médico (*animus*).
3. La buena fe de las partes.
4. El consentimiento bajo información.
5. El riesgo–beneficio existentes (principio de razonable seguridad).
6. La proporcionalidad terapéutica (es decir, evitar el ensañamiento terapéutico).
7. La aplicación, en el caso concreto, de la teoría del doble efecto. Es decir, que el acto médico tiene por fin evitar un mal mayor al ya existente.
8. La no exigibilidad de otra conducta en el acto médico a estudio.
9. De manera general, la valoración del cumplimiento del deber de cuidado por el personal y los establecimientos.

Merced a lo expuesto, la valoración del acto médico no puede ser meramente consecuencialista, es decir, la calificación no está en virtud de sus resultados, es necesario evaluar todo el proceso de la atención médica a estudio, especialmente en cuanto es necesario diferenciar:

1. Lo que es inherente a la historia natural de la enfermedad.
2. Los hechos y abstenciones atribuibles al paciente y su impacto en su salud.
3. Las consecuencias del acto médico en sí.
4. El grado de participación del personal que intervino (cumplimiento obligado de cada uno de los elementos que tuvieron injerencia.)

Lo anterior nos lleva a analizar la causalidad no en el mero sentido fáctico, sino en razón de la causalidad producida por el acto humano. En efecto, debe ponderarse que la revisión arbitral tiene por objeto pronunciarse en cuanto al cumplimiento que obliga a las partes, en términos de lo exigible (y en atención médica, no son exigibles, por regla general, resultados satisfactorios).

LOS ERRORES MÉDICOS

Cuando se identifican errores médicos que tienen una consecuencia en el paciente es necesario buscar el origen del error, el cual puede estar en el propio juicio equivocado del médico (errar es humano), lo que se puede considerar como un error excusable, pero también pueden surgir de anomalías de conducta que provienen de la negligencia o impericia profesional; sin embargo, en otras ocasiones los errores son consecuencia de las fallas en el sistema de salud (recursos insuficientes o deficientes), o de la organización que en ocasiones implica procedimientos o protocolos de atención deficientes o hasta ausentes que llevan al operador (personal de salud) a cometer un error.

Durante el proceso arbitral existe la tarea de identificar qué tipo de error se pudo haber cometido para deslindar de responsabilidad, pero también para retroalimentar al sistema al identificar esas deficiencias latentes (las del sistema) que pueden seguir siendo fuente continua de errores si no se corrigen.

De ninguna manera consideramos como error las reacciones individuales que cada paciente tiene a ciertos medicamentos (efectos indeseables), ni los daños que se originan por someter a riesgos necesarios a un paciente, por ser riesgos inherentes a ciertos procedimientos diagnósticos o terapéuticos. Riesgos que el paciente o su representante legal deben haber conocido y aceptado.

En razón de estas referentes, la bioética y la deontología médica no son solamente un conjunto de postulados teóricos, han sido elementos generadores del propio criterio arbitral. En efecto, sólo de esta suerte se puede evitar el depauperado fantasma no ético que ha pretendido aparecer en nuestro medio: la medicina defensiva.

EL ÁRBITRO

El árbitro, durante el proceso arbitral, en su etapa conciliatoria y en la etapa decisoria, pretende ayudar a las partes a resolver el conflicto que existe entre ellos (médico y paciente), y lo puede hacer dada la confianza que las partes depositan en él; es por eso tan importante destacar que el que cumple la función de árbitro tiene derechos y deberes de carácter moral, además de los de carácter técnico.

El árbitro debe poseer los valores necesarios para estar en congruencia con la teoría ética del observador ideal o espectador imparcial, que afirma que sólo tiene derecho a juzgar quien sea imparcial, desinteresado y que conozca los hechos en forma integral, es decir, se está moralmente a favor de algo, de un modo imparcial, sin importar qué personas están involucradas o cómo lo están. Se trata de apreciar el acto en sí mismo y no a la persona en particular.

El arbitraje médico se sustenta en el respeto a la libertad y voluntad de las personas, y contribuye buscando la verdad a resolver el conflicto entre médico y paciente, y con ello restablecer la solidaridad que en el pasado los había caracterizado. Solidaridad humana que es necesaria para alcanzar cada cual sus propias metas y con ello la felicidad.

Las decisiones, laudos, dictámenes, opiniones técnicas y recomendaciones persiguen estar siempre apegadas a la verdad, a la verdad en sentido ético que significa no sólo la coincidencia del hablar con la persuasión interna, sino también la coincidencia de la acción externa con la actitud interna (en contraposición a la ficción), así como el enjuiciamiento honrado de sí mismo (en contraposición con el autoengaño) y la voluntad leal de llegar al conocimiento de la verdad. Esta verdad es la evidencia, puesto que un juicio únicamente es verdadero cuando concuerda con el objeto a que se refiere y la certeza de ello sólo es posible cuando el objeto mismo se manifiesta a quien formula el juicio.

La CONAMED promueve el ejercicio de la "medicina asertiva", término utilizado para la práctica profesional basada en el conocimiento científico actualizado, el respeto a los derechos de los pacientes, la exigencia de respeto a los derechos de los médicos y en la buena comunicación médico–paciente. Ejercer la medicina asertiva garantiza un ejercicio profesional basado en la confianza y en el conocimiento, sin posibilidad de conflictos graves que lleguen a derivar en una demanda o denuncia contra el médico.

La Comisión Nacional de Arbitraje Médico es una institución con sentido humanista, que tiene basado su quehacer en principios bioéticos y que actúa bajo normas morales claramente definidas para impartir justicia a través del arbitraje médico y contribuir a mejorar la calidad de la atención médica.

REFERENCIAS

1. Comisión Nacional de Arbitraje Médico: *Modelo mexicano de arbitraje médico*. 1ª ed. México, 2003.
2. **Casa Madrid Mata O:** *La atención médica y el derecho sanitario*. 2ª ed. México, Alfil, 2005:1–19.
3. **Tena Tamayo C, Hernández Orozco F:** La comunicación humana en la relación médico–paciente. 1ª ed. México, Prado, 2005:407–427.

43

Dicotomía. Aspectos éticos

Juan Manuel Fernández Vázquez

Los honorarios médicos son la justa retribución, del género que sea, que el médico recibe por la prestación de sus servicios profesionales. No es "el precio" de sus servicios, sino la justa remuneración que se denomina "honorarios", porque honran a quien los da y muestran el honor que el médico merece. La dicotomía proviene de una palabra griega que significa etimológicamente división en dos partes. Es "la práctica ilícita de repartir entre dos médicos los honorarios de un paciente, que fue remitido por uno de ellos al otro, sin que él participe del diagnóstico o tratamiento para el cual fue enviado, y sin que el paciente tenga conocimiento de dicho acuerdo económico".

Varias situaciones pueden establecerse cuando el médico recibe remuneración por la remisión de pacientes:

- A colegas.
- A laboratorios.
- Departamentos de imagenología.
- Laboratorios de productos farmacéuticos.
- Farmacias.
- Fabricantes de instrumental e implantes.
- Almacenes que suministran material médico.
- Centros de medicina deportiva.
- Ortesis y calzado.
- Centros de diagnóstico.
- Departamentos de fisioterapia.

- Ópticas.
- Hospitales.

LA DICOTOMÍA CON LOS COLEGAS

- Lesiona la economía del paciente, aumentando el cobro que normalmente se hace de los honorarios del médico para darle participación a quien lo envía.
- Se engaña al paciente pagando una sobrecuota que él desconoce.
- Se envía al paciente a un médico de menor competencia profesional con tal de obtener una ganancia ilícita.

LA DICOTOMÍA CON LOS LABORATORIOS Y GABINETES

- El médico tiene la obligación de mandar a sus pacientes solamente a aquellos laboratorios que garanticen competencia profesional.
- No es lícito que un médico participe de las ganancias de un laboratorio o gabinete. La participación de ganancias de un laboratorio inclinaría al médico a que enviara a dicho laboratorio a sus pacientes para exámenes innecesarios.
- La participación de las ganancias de un laboratorio puede dar lugar, por abuso, a que dicho laboratorio aumente sus honorarios para pagar una compensación al médico o a que el médico dudara de la seriedad del laboratorio que propone la participación de utilidades, y con todo manda a hacer esos análisis.
- Un médico puede ser socio o accionista de un laboratorio participando lícitamente de las ganancias del mismo, sin que por esto se comprometa a enviar exclusivamente a dicho laboratorio a sus pacientes o a enviar exámenes innecesarios.
- En el caso anterior los costos de los exámenes de laboratorio no deben ser superiores a los de laboratorios de calidad semejante, en cuanto a su trabajo.

Los puntos anteriores pueden aplicarse también a las farmacias.

EL MÉDICO Y LOS LABORATORIOS FARMACÉUTICOS

La relación entre médicos y los laboratorios se pueden agrupar en dos resultados: benéficos y perjudiciales.

Los efectos benéficos: son aquellos medicamentos o productos que resultan de la investigación y que tienen impacto importante en los pacientes y se ponen al alcance de los médicos.

Las relaciones perjudiciales del médico con los laboratorios de productos farmacéuticos son de muy diversa índole y pueden resumirse en las modalidades siguientes:

- Pueden suscitarse problemas morales por la preferencia que pueda dar a los productos del laboratorio, si él trabaja en esa institución, en relación con productos similares de mayor calidad o precio más bajo elaborados en otros laboratorios.
- El médico que prefiere y prescribe los productos de un laboratorio que le reporta un beneficio económico directo, en relación con el número de recetas que prescribe, sin tomar en cuenta que pueda perjudicar a su paciente al exigirle medicinas innecesarias, de calidad inferior o de precio más elevado que las similares (laboratorios en colaboración).
- El médico que forma parte de grupos (sociedades médicas, sindicatos, grupos regionales) que reciben colectivamente regalías por el consumo de los productos de un laboratorio y que al repartirse signifiquen un beneficio económico personal que estimule su interés en el laboratorio o en sus productos.
- El médico que recibe regalías por la explotación de una fórmula suya, de acuerdo con un contrato comercial entre él y el laboratorio que la fabrica y explota.
- El médico que es dueño de un laboratorio farmacéutico o propietario de acciones de un laboratorio constituido por accionistas médicos, o diversos médicos y no médicos. En este caso, si el accionista médico prescribe los productos del laboratorio por el beneficio económico que recibe, a pesar de que sean de menor calidad, de inferior presentación o de mayor precio que los similares de otras marcas.

Es importante enfatizar que en la dicotomía entre el médico y la industrias farmacéutica no existe un solo culpable, la comunidad médica, las instituciones académicas y el mismo Estado tienen cierta responsabilidad en esta relación; afortunadamente, las organizaciones médicas y educativas, así como las industrias, se están preocupando por resolver este problema.

EL MÉDICO INVERSIONISTA EN EMPRESAS DE SALUD

En el ejercicio actual de la medicina puede presentarse la circunstancia de que el médico quiera invertir en empresas de salud.

La medicina para el médico debe ser un servicio, una actividad profesional que le dé un bienestar, pero nunca puede considerarla como un negocio. La medicina en sí es una empresa que se rige por las leyes de la oferta y la demanda, en la cual deben analizarse los costos, la efectividad, etc.; todo esto debe estar siempre enmarcado dentro de los fines y normas éticas de la medicina. El beneficio del paciente y su respeto como persona no pueden atropellarse por buscar beneficios económicos para la medicina, alegándose que ésta es una empresa como cualquier otra.

Es necesario distinguir al médico inversionista, el cual invierte dinero en empresas médicas para obtener ganancias económicas, como por ejemplo en hospitales, empresas que producen equipos médicos, en entidades de servicios ambulatorios, centros de equipos diagnósticos, unidades de hemodiálisis y ópticas. Los problemas no surgen de la inversión misma, pues el médico como persona tiene libertad para hacer negocios, sino en la facilidad con que se pueden prestar a acciones deshonestas y no ser imparcial al aconsejar a su paciente.

Estas acciones se dan cuando el médico, al referir a un paciente a las entidades, busca un beneficio económico y no el bien del enfermo. Puede también ordenar intervenciones, exámenes, fármacos que no necesita el paciente pero que le producen ganancias económicas.

No hay dicotomía y puede haber participación de utilidades cuando:

- El médico que envía al paciente participa en su tratamiento cooperando con el especialista.
- Cuando el paciente sabe que está pagando a ambos médicos honorarios justos.
- Cuando en igualdad de circunstancias un médico envía a su paciente con un especialista competente que va a resolver satisfactoriamente su problema.
- El médico que, a pesar de sus relaciones comerciales o científicas con un laboratorio farmacéutico, prescribe a sus enfermos estrictamente lo que es necesario y cuando prefiere productos de su laboratorio está convencido de que no lesiona los intereses del enfermo por razones de calidad, presentación o precio de los medicamentos que le prescribe.
- El médico informa al paciente de sus intereses financieros involucrados en una institución.

CONSIDERACIONES ÉTICAS

Los principios del médico son no causar daño, hacer el bien y abstenerse de emplear su pericia en actos manipuladores o coercitivos. La actitud del paciente es de tener confianza en el médico y seguir las indicaciones y tratamiento señalados por él.

La dicotomía es una falta contra la ética porque el paciente tiene que pagar, no por un servicio que se le prestó, sino por una remisión. En la mayoría de estos casos la remisión se hace buscando más una ganancia económica para el médico que el bien del paciente, lo cual viola el principio de no anteponer nada al bien del enfermo. Si un médico envía un paciente a su colega, éste no puede remunerarle la remisión.

La dicotomía es un cáncer en la práctica de la medicina que atenta gravemente contra el normal desenvolvimiento de la misma. Hay médicos que tienen como práctica habitual, y sin solicitud previa del compañero que les envió un paciente, el remitir a aquél una parte de los honorarios que recibió. No es imprudente el llegar a pensar, en estos casos, que el médico que envía parte de sus honorarios al compañero no lo hace por generosidad. Hay en esta "donación" una clara insinuación codiciosa al médico que le envió el paciente, y al que se le tienta, para seguir haciéndolo, con una retribución económica.

CÓDIGOS DE CONDUCTA ÉTICA

Considerar la profesión médica como un negocio es la forma más común de mercantilismo. Por desgracia, existen médicos que utilizan su profesión con un solo sentido: hacer dinero. El afán de lucro los transforma en auténticos comerciantes de la medicina que anuncian su saber en su consultorio en las formas más sofisticadas. Aparecen en diarios y revistas, anuncios de médicos que ofrecen curaciones casi milagrosas, con conceptos arrogantes y equívocos de corte comercial. Estos médicos son lacra para la medicina y un descrédito profesional, y deben ser rechazados por la sociedad. Los códigos deontológicos nos indican lo que debemos hacer como profesionistas:

Juramento hipocrático: siglo V a.C.

Dirigir el tratamiento con los ojos puestos en la recuperación de los pacientes, en la medida de mis fuerzas y de mi juicio, y abstenerme de toda maldad y daño.

Moisés ben Maimónides, El Español, siglo XII

Haz que ni el amor a las riquezas, ni el afán de fama, ni la vana ambición, se interpongan en mi carrera, pues ellas son enemigas de la verdad y del amor a la Humanidad y pueden desviarme de mi afán de buscar el bienestar de mis hermanos.

Declaración de Ginebra. Asociación Médica Mundial de 1948, 1968, 1983

En el momento de ser admitido en la Profesión Médica:

Prometo...

Ejercer mi profesión dignamente y a conciencia.

Velar solícitamente y ante todo por la salud de mi paciente.

Código Internacional de Ética Médica. Asociación Médica Mundial de 1949 (Londres), 1968 (Sydney) y 1983 (Venecia)

Deberes de los médicos en general:

- El médico debe mantener siempre el nivel más alto de conducta profesional.
- El médico no debe permitir que motivos de ganancia influyan en el ejercicio libre e independiente de su juicio profesional en favor del paciente.
- El médico debe en todos los tipos de práctica médica dedicarse a proporcionar un servicio médico competente, con plena independencia técnica y moral, con respeto y compasión por la dignidad humana.
- El médico debe tratar con honestidad a pacientes y colegas, y esforzarse por dejar al descubierto a aquellos médicos débiles de carácter, o deficientes en competencia profesional, o a quienes incurran en fraude o engaño.
- El médico debe respetar los derechos del paciente, de los colegas y de otros profesionales de la salud.
- El médico debe a todos sus pacientes todos los recursos de su ciencia y toda su lealtad. Cuando un examen o tratamiento sobrepasan su capacidad, el médico debe llamar a otro médico calificado en la materia.
- El médico debe comportarse hacia sus colegas como él desearía que ellos se comportasen hacia él.

Asociación Médica Americana, 1950

La Asociación Médica Americana condenó la dicotomía como una práctica comercial inadecuada en 1950, al igual que el poseer farmacias, dispensarios, productos médicos de patente y la publicidad. En un reporte del Consejo judicial de esta asociación, publicado en 1913, le llamó a esto dinero *pro rata*, es decir, a aquel dinero enviado por referir pacientes o por favores recibidos.

En ocasiones se utiliza el término de partir los honorarios (*fee splitting*) a la situación en que se da una comisión o en la que el médico produce la referencia a sí mismo, ya sea por referir a laboratorios, clínicas, gabinetes o instituciones.

La Asociación Americana de Medicina señala lo siguiente: "están incluidos entre los estímulos o alicientes inmorales la dicotomía, las rebajas, las devoluciones, los descuentos, los préstamos, los favores, los regalos, etc., con o sin consentimiento del paciente. La dicotomía viola la confianza que tiene el paciente en que su médico no lo explotará e incita a los médicos a anteponer el deseo de lucro al propósito de proporcionar un servicio profesional apropiado".

Colegio Americano de Cirujanos, 1918

El Colegio Americano de Cirujanos desde 1918 obliga a sus miembros a firmar un juramento en el cual no participarán de dinero deshonesto y comercialización y a no aceptar dinero de consultantes y médicos generales.

Medical Ethics, Inglaterra

En Inglaterra el *Medical Ethics* y el Consejo Médico General consideran a la dicotomía como una acción punible que castigan borrando del registro médico a quien la practica.

En todos estos campos y en cualquier otro que pueda ofrecer subsiste el principio de justicia, por el cual no se debe gravar indebidamente al enfermo.

Bajo el punto de la ley natural, lo central consiste en no dañar al paciente ni al profesionista económicamente.

Robert Blendon, de la *Harvard School of Public Health,* ha prevenido a los doctores que ellos seguirán cayendo más abajo en la opinión del público conforme se muestren como hombres de negocios; en apoyo de esto el Dr. Arnold Relman, editor del *New England Journal of Medicine,* enfatizó esta dicotomía, ya que ambas industrias producen gran bienestar económico y crecimiento del trabajo sin ningún beneficio real para el paciente; en 1980 citó ciertos sectores que se han beneficiado de esto y sugiere que los médicos no deben obtener beneficios financieros del mercado de la salud que no sean los que ganan de sus propios servicios profesionales. Estados como Florida y Nueva Jersey lo tienen legislado y condenado.

La medicina, en tanto profesión, arrastra un pecado de origen: el cobro de honorarios; sin él la medicina sería un apostolado; pero la organización social en que vivimos obliga al médico a vivir de su trabajo y a cobrar por los servicios que presta. El tiempo y las duras necesidades de la vida pueden empujar un día a actuaciones indebidas si se desarrolla en él la sed de la riqueza. No se concibe a un hombre que se consagre a la medicina para engañar con ello, como para simular servicios que no valen. Se es médico para salvar enfermos, para ayudarlos cuando menos, ésa es nuestra obligación primera si hemos de ser médicos honrados, no mercaderes de la profesión. Humanos somos y como humanos erramos. Lo que es condenable es la ignorancia burda, la superficialidad irresponsable, la falla grave ante la confianza del enfermo que se entrega y a la cual el médico no sabe corresponder con dignidad.

La dicotomía la podemos considerar como deshumanización en la medicina, ya que el médico tiene la obligación de colocar en primer término la dignidad de la persona humana, considerada siempre como un fin en sí misma y nunca como un medio. El médico debe evitar cualquier interés comercial o personal que pueda comprometer su lealtad para con el bien del paciente. Si el médico es primariamente un comerciante, el paciente es fuente de ingresos, cliente. Si el médico es primariamente un humanista, el paciente es un ser humano que pide ayuda y que hay que comprender en todos sus niveles de organización, desde el molecular hasta el psico–social–espiritual. La base para las normas que dicta la ética son:

- Que el médico recomendante no ha de cobrar más de lo que cobraría en sus honorarios por el hecho de enviar a un paciente a otro médico.
- Tampoco puede el médico recomendar sin necesidad la consulta con otro, ni enviar a su paciente a un especialista que cobra más, sólo porque así su tanto por ciento es más elevado.
- El médico recomendado no puede cobrar al paciente nada extra por el hecho de venir como enviado de su "amigo".

El médico debe preservar la dignidad y la ética de la profesión, a pesar del acoso de los nuevos dioses de la sociedad actual. En la medida en que el médico se aleje de esas prácticas inmorales conservará su dignidad profesional en beneficio de la medicina. Para el médico, el fundamento de la ética no puede ser la felicidad, que es una representación empírica de la imaginación, sino el *deber*, que es una representación formal de la razón.

REFERENCIAS

1. American College of Physicians: Ethics Manual. *Ann Int Med* 1984;101:129–137.
2. American College of Surgeons: Statements on ethics in patients referral to ancillary services. Fellowship pledge. *ACS Bulletin*, July 1989.
3. **Beauchamp TL, McCullough BL:** Ética médica. Labor, 1987:93–120.
4. **Cano VF:** Los derechos humanos y el médico. *Gac Méd Méx* 1991;127(6):475–480.
5. **Castillo VA:** Los derechos de las personas enfermas. Caracas, DISINLIMED, 1987.
6. **Chávez I:** *La educación de un clínico. Ética, deontología y responsabilidad del médico contemporáneo,* U. A. de San Luis, 1973:30.
7. **Cordera A, Bobenrieth M:** *Administración de sistemas de salud.* Tomo Y:62–63.
8. **Fuentes AR:** *Fundamentos filosóficos de la medicina.* 1ª ed. EDAMEX, 1985:211–213.

9. *Guide to the ethical practice of orthopaedic surgery.* 2ª ed. American Academy of Orthopaedic Surgeons, 1992.
10. **Guzmán MF, Mendoza VJ:** Consideraciones especiales sobre ética médica. *Rev Colegio Mayor de Nuestra Señora del Rosario* 1964;87:563.
11. **Häring B:** *Moral y medicina.* Madrid, PS, 1971:33.
12. **Jinich H, Castañeda G:** *El médico, el enfermo y la medicina.* 1ª ed. UNAM, 1986:182–185.
13. **Kassler J:** *Bitter medicine.* Carol Publishing Group, 1994:112–113.
14. **Lara y Mateos RM:** *Medicina y cultura.* 1ª ed. Plaza y Valdez, 1994:39–58.
15. **Pérez TR:** *Notas sobre la ignorancia médica y otros ensayos.* 1ª ed. El Colegio Nacional, 1991:159.
16. **Ponce M:** Códigos de ética y derechos humanos. En: *Bioética y derechos humanos.* Inst. Invest. Jurídicas. Serie E: Varios, núm. 52, UNAM, 1992:17–31.
17. **Ramírez S:** La inmoralidad médica reinante. México, *Rev Med Ciencias Afines* 1945:62–65.
18. **Rist E:** *La moral profesional del médico.* París, 1941:93.
19. **Roldán GJ:** *Ética médica.* 2ª ed. Universidad La Salle, 1984:72–78.
20. **Roldán GJ:** *Ética médica.* 3ª ed. Librería Parroquial de Clavería, 1990:79–86.
21. **Rodwin MA:** *Medicine, money and morals.* EUA, Oxford University Press, 1993:22–26.
22. **Ruiz AL:** *Ética profesional para la enfermera.* 10ª ed. México, 1982:229–230.
23. **Ruiz AL:** *Honorarios médicos en la ética médica.* México, ECA, 1976:126–131.
24. **Santo Tomás de Aquino:** *Summa teológica.* II–II q.71, Art 4.
25. **Schyve PM:** Health–care organizations are responsible for making determinations responsibly. *Am S Anesth Newsletter* 1994;58(8):31–38.
26. **Serrano RCJM:** Genética y derechos humanos. Juramento de Hipócrates. Declaración de Ginebra. Asociación Médica Mundial 1948, 1968, 1983. En: *Bioética y derechos humanos.* Inst. Invest. Jurídicas. Serie E: Varios, núm. 52, UNAM, 1992:49–137.
27. **Starr P:** *The social transformation of American medicine.* EUA, Basic Books, 1949:136–167.
28. **Vélez CLA:** *Ética médica. Corporación para investigación biológica.* Medellín, 1993:182–192.
29. **Vilar–Pug P:** La relación del médico con la industria farmacéutica. En: Rivero Serrano O, Paredes R: *Ética en el ejercicio de la medicina.* México, Panamericana, 2006:271–277.

44

La segunda opinión del internista en un caso de inconformidad del paciente o sus familiares

Héctor Hugo Rivera Reyes

Gracias a los avances tecnológicos y a la globalización, en los últimos años se ha observado un incremento considerable de la frecuencia con que se solicita una segunda opinión médica, mediante la cual se pide la participación de un segundo galeno, habitualmente un especialista altamente capacitado y con gran experiencia en esa enfermedad específica; se le consulta sobre un problema diagnóstico, terapéutico y pronóstico que había sido atendido por otro facultativo. El paciente puede solicitarla en caso de diagnóstico de una enfermedad grave, incurable, rara, nueva o que comprometa su calidad de vida, así como cuando el tratamiento que se le ha indicado implique un riesgo trascendental para su salud, por sus efectos secundarios o por las secuelas que pueda dejar.

El resultado de dicha segunda opinión médica puede estar de acuerdo, o bien en desacuerdo total o parcial, con la primera opinión. El recurso de la segunda opinión ya se señalaba en las normas que regulaban la relación médico–paciente y recientemente en los códigos de deontología médica.

En nuestro país la segunda opinión médica no es un recurso nuevo, pues la Comisión Nacional de Arbitraje Médico, a partir del mes de diciembre de 2001, en la Carta de los Derechos Generales de los Pacientes, inciso número 7, menciona que: "El paciente tiene derecho a recibir por escrito la información necesaria para obtener una segunda opinión sobre su diagnóstico, pronóstico o tratamiento relacionado con su estado de salud". Sustentado en el Reglamento de la Ley General de Salud, artículo 55; Reglamento de la Ley General de Salud en materia de prestación de servicios de atención médica, artículos 71 y 73 y NOM–168–SSA–1–1998, del Expediente Clínico, numerales 4.9 y 5.5.

Lo que sí es nuevo es la manera de solicitarla y llevarla a la práctica, así como su empleo por parte del paciente o sus representantes legales.

La solicitud de una segunda opinión médica, aunque es un derecho consignado en la Carta de los Derechos Generales de los Pacientes"ha de estar motivada por razones graves y no por motivos baladíes. Conviene por ello que, si existe una adecuada relación médico–paciente, el paciente trate el asunto sinceramente con el médico que lo atiende antes de solicitarla. Deberá en todo caso valorar si tiene razones suficientes y fundadas para buscar una segunda opinión médica; con frecuencia el paciente se hace las siguientes preguntas antes de decidir solicitar una segunda opinión: ¿el diagnóstico que se me hace es correcto?, ¿es nueva la enfermedad que me diagnosticaron?, ¿es rara la enfermedad que me diagnosticaron?, ¿existen otras formas de tratamiento?, ¿qué sucederá si no me trato?, ¿cuál será el tratamiento más efectivo disponible a nivel mundial para resolver mi problema médico?, ¿existirá otra opción menos riesgosa y más efectiva?, ¿mi problema tiene solución médica o quirúrgica?, ¿realmente necesito la cirugía que me proponen? Otra causa de consulta es la posibilidad de considerar que los costos son muy elevados, lo que obliga al paciente o a sus familiares a solicitar una segunda opinión.

La solicitud de una segunda opinión médica es un fenómeno complejo; puede ser por iniciativa del propio médico tratante, del enfermo o de terceros. Su objetivo es despejar dudas sobre el diagnóstico, tratamiento o pronóstico y buscar su confirmación o encontrar otras alternativas más apropiadas. A veces implica reacciones adversas sustanciales que pueden deteriorar la relación médico–paciente. Presenta distintas modalidades tanto en la medicina privada como en la pública.

El médico no se deberá sentir agredido por la petición del enfermo, ni bloquear el ejercicio de la libertad clínica del enfermo; en todo caso procurará proporcionar y facilitar toda la información de que disponga. Sería éticamente impropio que el médico terminara la relación con su paciente ante esta solicitud de buscar una segunda opinión.

Con mucha frecuencia se obtendrá una correspondencia real en las conclusiones diagnósticas y terapéuticas del médico original con las de la segunda opinión. De la misma manera, revelará ciertas diferencias que será necesario tratar de concertar dentro de lo posible.

En caso de no llegar a un acuerdo, los médicos manejarán sus desacuerdos de conformidad con las normas éticas y presentarán sus opiniones al paciente para que él tome la decisión que más le convenga. Si el enfermo decide seguir las indicaciones del segundo consultor, entonces el primer médico está éticamente autorizado para abandonar al paciente.

Cada una de estas solicitudes presenta componentes éticos diferentes según sea quien la inicie, de tal suerte que se distinguen las siguientes posibilidades:

- Solicitud por parte del médico tratante.
- El propio paciente.
- Por iniciativa de terceros.

Puede ser mediante los siguientes mecanismos:

- Entrevista personal entre el paciente y el médico.
- Puede realizarse a distancia, a través de recursos electrónicos.

Puede observarse tanto en la medicina privada como en la institucional.

MEDICINA PRIVADA

En la medicina privada se pueden presentar las siguientes posibilidades:

1. **Por iniciativa del médico tratante.** El médico que atiende originalmente al paciente puede proponerla en casos de gran complejidad; lo realizará cuando se enfrente a problemas que, a su buen juicio, sobrepasen su propia capacidad. Para llevarla a cabo deberá informar al paciente, obtener su consentimiento libremente elegido, voluntariamente aceptado, ampliamente razonado y explícito, y la aprobación por parte del paciente del segundo consultor que se recomienda; remitirle a éste un documento en el que consten las razones por las cuales se solicita la consulta; enviar el expediente clínico completo y facilitar la entrevista clínica del enfermo con el consultor.
2. **Por iniciativa del enfermo.** Si el que la inicia es el paciente deberá antes tener la certeza, como se mencionó anteriormente, de que posee razones fundadas para buscarla. Si existe una adecuada relación médico–paciente lo discutirá con su médico y entre ambos se llegará al acuerdo de su solicitud. El médico tratante deberá proporcionarle todos los datos de su historia clínica y exámenes de laboratorio y gabinete para que el paciente acuda con el especialista que realizará la segunda consulta. De este modo se incrementará la confianza en su médico tratante.
3. **Por iniciativa de terceros.** La solicitud de una segunda opinión por iniciativa de terceros traerá consigo múltiples problemas en el ámbito familiar, social, ético y laboral, si no cuenta con la autorización del paciente o si éste careciera de capacidad legal de su legítimo representante. Si así ocurriera, se considerará como absolutamente contraria a la ética y constituye una invasión ilegal a la intimidad del enfermo.

El médico al que se le pidiera una segunda opinión médica tendrá la obligación de cerciorarse, más allá de toda duda, de la conformidad del paciente y de estar sustentada en las normas éticas y de derecho. Cuando a un médico internista se le consulte para externar su opinión en relación a una inconformidad del paciente o de sus familiares porque consideran que el diagnóstico, el tratamiento, el pronóstico y el costo de su problema de salud no les satisface, deberá proceder según las reglas de la ética médica:

- Tener la absoluta certeza de que la solicitud realizada por terceros cuenta con la autorización del paciente o del representante legal del enfermo.
- En el supuesto caso de pacientes incapacitados, se deberá documentar en la petición de segunda opinión médica esa incapacidad, anexando el nombre y título legal de quién lo hace.
- Es absolutamente necesario contar con toda la información disponible para evaluar el problema; por lo tanto, hay que solicitar copia del expediente clínico y todos los documentos relacionados con el caso. Realizar de nueva cuenta un estudio clínico completo y después confrontar los datos obtenidos con los enunciados en el expediente clínico, valorar si los exámenes de laboratorio y de gabinete están de acuerdo con la orientación diagnóstica; en caso negativo, solicitar los estudios pertinentes para lograr un adecuado diagnóstico, tratamiento o pronóstico.
- Dentro del respeto ético a la autonomía y libertad del paciente, informar en forma veraz del resultado de su evaluación y solicitar de éste o de su representante legal la autorización para ponerse en contacto con el médico que lo atiende. La asistencia no consensuada a un paciente por parte de varios especialistas puede determinar conflictos que no favorecen ni al paciente ni a los médicos.

MEDICINA INSTITUCIONAL

Generalmente la solicitud de una segunda opinión la hacen el propio paciente o los familiares del mismo cuando ven que no experimenta la mejoría esperada o bien que no se ha llegado a un diagnóstico definitivo. Con frecuencia se entrevistan con el médico especialista particular que los ha atendido en ocasiones anteriores y le solicitan examinar al familiar que está internado en alguna institución del Sector Salud. Para lograr la consulta del especialista con el enfermo se requiere primero conseguir la autorización de las autoridades institucionales para que se les permita el acceso al área de hospitalización y le faciliten el expediente del enfermo; asimismo, tener una entrevista personal con el paciente. En ocasiones la opinión del consultor es concordante con el diagnóstico y el tratamiento que se le había indicado. En otras difiere diametralmente con el mismo, en cuyo caso se recomienda el egreso del enfermo y se le traslada al sitio que el consultor propone, para lo cual el paciente o sus familiares responsables deberán firmar la solicitud de egreso del enfermo, con la cual se libera de responsabilidad a la institución hospitalaria.

Con el avance de la comunicación y de la globalización de la información, es posible obtener una segunda opinión en línea, mediante consulta a distancia con especialistas de reconocido prestigio que ejercen en centros nacionales o extranjeros de alta calidad; se evitan las molestias del traslado y estancias fuera de la residencia del paciente, pero sólo se logra evaluar los documentos del expediente clínico y las imágenes, pero no al paciente. Las segundas opiniones gestionadas a través de la red traen consigo grandes problemas relacionados con la comunicación a través de Internet, como son control de calidad y fiabilidad del material transmitido, identificación y acreditación de los participantes y autentificación de los mensajes. Por otro lado, los propiamente de carácter ético: incertidumbre de contar con el consentimiento informado del paciente, proteger la documentación enviada y, sobre todo, validación de los resultados. Se deberá actuar con prudencia y tener gran cuidado con el manejo de los datos médicos transmitidos por Internet, procurando conservar a toda costa, aunque es muy difícil, la discreción y la confidencialidad de dicha información.

Por estas razones se llega a considerar que las consultas médicas realizadas exclusivamente a través de Internet son éticamente inadecuadas y se deberá procurar que en algún momento se instituya contacto personal del enfermo con el consultor. Si no ocurre tal reunión la segunda opinión médica queda empequeñecida, pues se reduce solamente a evaluar imágenes o datos, no al paciente, y por otro lado, desde el punto de vista ético, se corre el riego de despersonalizar y cosificar la relación médico–paciente por la ausencia de una entrevista del enfermo con el consultor. En cierta forma se puede obviar este inconveniente si se establece contacto entre los consultores de origen y destino; sin embargo, lo más adecuado será la entrevista personal entre el paciente y el segundo consultor.

REFERENCIAS

1. *Carta de los Derechos Generales de los Pacientes.* Diciembre, 2001. www.conamed.gob.mx.

Sección VII

La bioética ante la muerte

45

Actitud ante la muerte en las diferentes religiones

Violeta Guadalupe Feria Colín

La medicina es: La más humana de las artes, la más artística de las ciencias y la más científica de las humanidades.
Edmund Pellegrino.

En el quehacer cotidiano el médico convierte al diálogo y a la observación en el arte de la comunicación, venciendo dificultades para señalar síntomas y signos y resistencias psicológicas en cada paciente para conocer la dolencia que le aqueja. La ciencia bien asimilada por el galeno, con crítica y autocrítica, conduce a un diagnóstico de certeza y determina el tratamiento médico más adecuado. El humanismo convierte al que vigila la salud en un ser sensible a las demandas espirituales del paciente, angustias y temores, que atormentan la psique y el cuerpo. Éstos son los elementos esenciales para una atención de excelencia y aún más cuando lo ubica en su entorno familiar y social.

La perdida de la salud, narra el espeleólogo y tetrapléjico Jorge Leó, en Valladolid, España (El País, sábado 13 de mayo 2006) sobre la gravedad de su enfermedad: "*...hay un momento en que cuando la claridad queda en la espalda y tu camino hacia la negrura o te hundes en la sima, crees estar en contacto con la muerte*". Uno de estos momentos puede corresponder a la forma súbita, ante una enfermedad aguda, grave y mortal o igual en un traumatismo grave y mortal, sólo unos minutos, unos instantes..., y lo único consciente es quizá para el sujeto "encomendarse al Eterno", a lo Superior, a lo que ha cultivado durante su vida para confortarse en los momentos de angustia y encargar lo que queda de sí, ...sus seres amados, lo querido, o acaso sus pertenencias y partir...

En el otro momento se puede hacer la siguiente reflexión: ¿es acaso la muerte una alternativa al dolor, a la agonía diaria, al fin de las muertes, como lo refiere Arnoldo Krauss?

La presencia de la muerte cabalgando, consecuencia de agotamiento, desgaste crónico, del consumo de las reservas del organismo, la ganancia de lo que antes fue factor de riesgo (la carga genética, hábitos y costumbres, entre otros) poco vigilado, la degeneración y/o el envejecimiento, etapa fuera de todo tratamiento especifico. El paciente ya pasó por la magia o brujería, no le dan mejoría y quedaron atrás, y al final la medicina otorgó la opinión de certeza, es una realidad..., realidad grave, el sujeto ante su enfermedad, con la única alternativa de un paulatino deterioro en su calidad de vida, momentos de subsistencia, de dolor y pérdida de la vida.

El sentimiento de desprendimiento, de alejamiento se acompaña de "soledad". ¿A dónde irá?, va solo, solo, solo..., los miedos, las sombras largas, las añoranzas, lo más disfrutado, lo resuelto, lo pendiente..., es el gran momento de la reflexión ante los vicios e imperfecciones, que el propio sujeto les ha dado matiz de bueno o de malo; proceso de transformación en lo que ahora es, y está dejando de ser, para dirigirse ¿al qué será? Etapa difícil..., para la toma de decisión, conquistar un diferente estilo de vida, lo que expone al hombre o la mujer a un porvenir mediato relativamente conocido, tiempo cercano, con las desazones, fatigas y congojas que corresponden a la partida..., dejar lo que se conoce como vida. El cerrar ciclos implica comunicarse con sus seres amados, ordenar sus pertenencias, lograr el perdón propio y de otros, propiciar un camino resuelto, sin ataduras, descubrir en "él mismo la esencia", sumiéndose en la crítica y el análisis de lo que ha sido su vida, resumir en un conjunto de miedos, temores, ¿pecados? que lo someten ante un juez punitivo o bien en un acumulado de logros y triunfos, aceptación personal, y colocarlo ante un juez misericordioso, con una simple transición, con la satisfacción de la tarea cumplida. Puede estar solo al enfrentar el término de la vida, pero rodeado de los seres más cercanos, más amados, pareja, hijos, padres, hermanos, amigos, qué se yo, todos o sólo alguien más, que ha simbolizado la razón de su vida.

En México, 95.6%, ochenta y un millones, corresponden a personas mayores de cinco años de edad, de las cuales 92%, setenta y cinco millones, se dicen católicas, y no católicas 8%, esto es, seis millones; en este grupo en 2.1% se encuentran los presbiterianos, los judíos, los árabes, los tibetanos y los testigos de Jehová, entre otros.

La actitud ante la muerte en las diferentes religiones es la oportunidad de acrecentar la comprensión, el respeto y la dignidad a través de los profesores médicos, expertos en su especialidad y actores en su religión que nos comparten sus más altas reflexiones espirituales.

46

Actitud ante la muerte en la religión cristiana

Eugenio L. Flamand

Desde el punto de vista de la religión cristiana evangélica la muerte significa el final de la vida mundana y el acercamiento a la vida con Jesucristo a la vera de Dios nuestro Señor, pues, como dice el Salmo 23, "en la casa de Jehová moraré por largos días".

Se supone que los cristianos no debían entristecerse cuando fallece una persona, tanto familiar como cercana o muy conocida, pero tal vez la naturaleza humana o la costumbre hacen que, a pesar de que se sabe que el ausente va a un lugar privilegiado, siempre se le extraña y se le llora.

Cuando joven aprendí que, cuando una persona se va, duerme en el Señor; cuando fallece un cristiano uno debe darle gracias a Dios por haberlo conocido, por haber gozado de su presencia, su amistad o haber recibido enseñanza, favores o atención y cariño del ahora ausente, pero esto no es fácil, es más sencillo sentirse triste y pedirle a Dios que lo reciba o que "descanse en paz", y seguir todo el ritual del llamado duelo. Los cristianos tenemos un hermoso pensamiento del apóstol Pablo, que dijo: "para mí el vivir es Cristo y el morir es ganancia", así que no tememos a la muerte, pues estamos seguros de las promesas del Señor. Con frecuencia tememos a la muerte porque nos falla la fe y la confianza en Dios, y pensamos en la mujer, los hijos o los padres, y creemos que nuestra ausencia pesará mucho en ellos, y eso sería desconfiar del Señor, pues si Él nos recoge y nos lleva a su vera, Él se encargará de nuestras obligaciones y del cuidado de nuestros seres queridos.

No, los verdaderos cristianos no le tememos a la muerte y nuestra actitud lo debe demostrar, plena confianza en Dios Nuestro Señor, cuando nos llama a su lado con frecuencia pensamos que ahí Él se encargará de que gocemos su presencia.

47

El Islam: su visión ante la muerte

Hassan Elyazidi

Alá el altísimo dijo en el sagrado Corán, en el capítulo 67, titulado Soberanía, en su versículo segundo: *"Quién ha creado la muerte y la vida para probaros y ver cuál de vosotros sería mejor en obras. Y es el Irresistible, el perdonador."* A partir de este versículo podemos observar cómo sintetiza el Islam su visión ante la muerte. La muerte, según el Islam, es el destino de cualquier ser viviente menos Alá, quién es el único eterno. La vida en la visión islámica no es más que una etapa corta y pasajera que corre rápido y tenemos que aprovecharla para hacer el bien, luchar contra el mal y llamar a la virtud para llegar a la muerte con una reserva de obras buenas que puedan servir ante Alá en el día del juicio. Cuando Alá crea a su siervo y antes de que nazca, su muerte y cómo va a morir está escrito por Dios, nadie puede vivir ni una fracción de segundo más de lo escrito. Cuando el día prescrito llegue nadie nos puede ayudar o beneficiar para retrasar este día, aunque sea el doctor más hábil del planeta. Los musulmanes creen que la muerte es el principio de la vida eterna, ahí cuando empieza la experiencia más dura. El Ángel Gabriel es quién se encarga por mandato de Alá, según los musulmanes, de quitar la vida. Antes de que llegue la muerte, y cuando todavía la persona no está en situación donde está viendo su muerte como evidente, puede arrepentirse y obrar bien para alcanzar la muerte sin temor a ser castigado con un juicio duro ante Alá; en el sagrado Corán Alá dice: *"No (se aceptará) el arrepentimiento a quienes cometan maldades hasta el momento de la muerte, diciendo: 'Ahora me arrepiento', ni tampoco a quienes mueran en la incredulidad. A éstos les hemos preparado un castigo doloroso"*. (4:18).

Desde el punto de vista del Islam, la muerte es una parte más de la vida terrenal. Todo lo que se sabe del futuro de un hombre desde el día que nace es que alguna vez morirá, no se sabe en qué lugar, a qué edad o cómo. La muerte en el Islam alcanza a todos, ningún ser hasta la muerte misma va a morir y sólo queda nuestro Señor eterno, quien ha enfatizado este hecho en su palabra en el Corán en el capítulo 55, titulado Misericordia, versículos 24 y 25, cuando dice: *"Todo en cuanto está sobre la Tierra es perecedero. Pero la faz de tu señor, Dueño de Majestad y Honor, permanece"*. Cuando ningún ser quede sobre la faz de la Tierra, Dios el altísimo dirá: *"A Quién pertenece la soberanía hoy"*. Éste es un mensaje claro para los tiranos y los injustos para que reflexionen y para que sepan que un día la muerte los alcanzará y que no persistan en cometer injusticias y paren de sembrar la corrupción en la tierra, y tener un temor a este día cuando a ninguno servirá su poderío, ni su dinero, ni sus hijos, ni sus padres, ni cualquier otra fuerza en la existencia más que sus obras buenas que puedan interceder ante el Señor para ganar el paraíso. Cada uno, según la visión islámica, enfrentará a sus obras malas o buenas. Si la muerte llega y si esta vida es sólo una etapa pasajera, la muerte debe dejarnos reflexionar y pensar que un día que no sea lejano encontraremos a nuestro Señor; por tal razón no hay que confiar en esta vida y darle una gran importancia, sino darle la misma importancia que nuestra vida eterna después de la muerte, cuando unos serán eternos en el infierno por lo que han hecho, mientras que otros gozarán de la buena vida reservada a aquellos que fueron justos y obraron recordando a la muerte y al día del juicio final.

Como seres humanos el Islam nos aconseja tomar la vara del medio o, dicho de otra manera, buscar un punto medio entre esta vida y el más allá después de la muerte; esto se percibe del consejo hecho por el profeta Mohammed —conocido en Occidente por la mala traducción de Mahoma— a cada musulmán cuando dijo: *"trabaja para esta vida como si fuera eterna y para la otra como si fueras a morir mañana"*. Con este consejo el profeta Mohammed —Mahoma— nos dice que no hay que darle mucha importancia a la vida mundana, pero tampoco hay que ser negativo y quedar al margen de nuestra sociedad; con este consejo el profeta Mohammed llama la atención a la nación musulmana a obrar bien en esta vida para ganar la recompensa prometida después de la muerte en el día del juicio final.

Los musulmanes no suelen construir tumbas decoradas y mausoleos de prestigio para sus muertos; cuando la muerte alcanza a un musulmán, todo lo que lleva con él es un pedacito de tela blanca donde se le envuelve, que se llama *kufn*; los musulmanes no ponen a sus muertos en ataúdes, sino que los ponen directamente en la tierra sin ningún otro símbolo de poder, ya que, según la visión islámica, nada a partir de ese momento servirá para anteceder ante Dios más que las obras buenas del difunto, ya que hasta el pedacito de tela no durará mucho tiempo y no resistirá a los cambios del tiempo. El Corán, el libro sagrado revelado al profeta

Mohammed, insiste en que, cuando una persona fallece sin tener fe, ni el peso de la Tierra en oro puro puede servir a él ante Dios como rescate para evitar permanecer en el infierno.

Existe la idea de paraíso e infierno dentro del Islam, y toda la creación será remitida al lugar correspondiente según sus obras e intenciones de las mismas. La muerte es un hecho que evidencia también la igualdad de los hombres ante Dios, es un signo de su justicia; el profeta Mohammed dijo: *"Cuando un ser humano fallezca todas sus obras desaparecerán, salvo tres: una buena obra que beneficia a los demás —como construir un hospital o una escuela—, una obra científica que beneficia a los demás o un hijo bien educado que pide perdón a Dios por él"*.

48

Actitud ante la muerte en el judaísmo

Alberto Halabe Bocoy

En el judaísmo la muerte se concibe como la separación del alma y del cuerpo. Desde tiempos bíblicos la muerte ha sido considerada como un proceso intermedio entre la vida y la permanencia del alma, que se considera eterna. La muerte está descrita en la Biblia como una de las consecuencias del pecado original perpetuado por Adán y Eva, motivo por el cual fueron desterrados del paraíso, donde inicialmente no estaban predispuestos a morir; en ese momento inicia el concepto filosófico de la vida como un proceso determinado por un inicio y un fin terrenal.

En el éxodo de Egipto los judíos abandonaron una cultura grandiosa en esa época obsesionada con la muerte y que dedicó tiempo, energía y recursos materiales a los preparativos para la vida después de la muerte; muestra de ello son las grandes edificaciones como esculturas, pirámides y esfinges construidas en esa época. Este culto a la muerte fue una de las causas, además de la esclavitud a la que se encontraban sometidos, por las que Moisés extrajo a su pueblo de esa cultura, orientándolo hacia la vida. A diferencia de los egipcios, los judíos no colocaban ofrendas, alimentos, armas ni adornos en las tumbas; consideraban el cuerpo humano como el asiento del alma, dotada de voluntad y pensamiento, el cual debía ser respetado y enterrado. Está relatado en la Biblia, que cuando muere Jacob, hijo de Isaac y éste a su vez hijo de Abraham, se llamó "una buena muerte", tuvo tiempo para prepararse para su muerte y muere rodeado de su familia, le exige a José su hijo que no fuera enterrado en Egipto, sino en el cementerio de Hebron; el último versículo de su biografía muestra un sentido de clausura y consumación: "y cuando hubo acabado Jacob de ordenar esto a sus hijos, recogió sus pies en la cama, expiró y se reunió con los suyos". Esto muestra la eternidad del alma y la prevalencia en un mundo subjetivo donde se encuentran las demás almas de los fallecidos.

La creencia de que el alma es inmortal, que permanece eternamente posterior a la muerte y a la separación del cuerpo, es un principio elemental en la religión judía. La filosofía judía desde épocas históricas y hasta la actualidad consiste en reconocer que la vida es sinónimo de todo lo que es creado por Dios, toda la creación es sagrada, por eso el respeto a la vida y a la naturaleza son principios fundamentales de la religión judía. La muerte es considerada por los líderes religiosos como un proceso natural, en cierta forma fisiológica, y como parte fundamental de la vida; consideran que para comprender la vida hay que comprender la muerte. Nunca se consideró a la muerte natural como un castigo o un pago por errores cometidos en esta vida, se acepta y se considera una decisión divina, está escrito en el libro Eclesiastés, atribuido al rey Salomón: "Es mejor el día de la muerte que el día del nacimiento" (Eclesiastés 7:1). Con esta frase se establece que la muerte natural es simplemente un proceso, una etapa en el tiempo. Demostrar la existencia del alma o esencia ha sido una tarea colosal durante toda la historia del pueblo judío. La doctrina filosófica con mayor trascendencia en la religión judía para comprobar la existencia del alma es la establecida por Maimónides, en la que distingue dos clases de inteligencia en el hombre, una material en el sentido de que depende del cuerpo y es influenciada por él, y otra inmaterial, es decir, independiente del cuerpo y que emana directamente de Dios y confiere al hombre una naturaleza inmaterial o espiritual. Como el cuerpo es el asiento del alma, en la religión judía no está permitido realizar autopsia más que en casos muy seleccionados, como para esclarecer causas genéticas de muerte; tampoco está permitida la cremación de los cuerpos. En la época actual, cuando un judío se encuentra con una enfermedad grave o una situación que ponga en riesgo su vida, se solicita consulta al líder religioso, representado por el rabino, el cual orienta al paciente sobre su situación y trata de tranquilizarlo, apoya a la familia y se establece un vínculo entre los allegados y el rabino con el fin de determinar los pasos a seguir en caso de fallecimiento. La religión judía no permite la eutanasia, considerando el mandamiento bíblico de "No matarás"; sin embargo, está muy claramente establecido en las leyes religiosas que no se debe prolongar la agonía de una persona.

Una vez producido el fallecimiento, se llama a las personas de la comunidad judía encargados de los servicios funerarios; en conjunto se denominan "Jebrá", que significa "amigos"; ellos son los encargados de cerrar enseguida los ojos del cadáver, para evitar que si sigue viendo el mundo terrenal pudiera tener dificultades para distinguir el más allá; lo cubren con una sábana de color blanco de pies a cabeza y llaman al familiar más cercano para que recite una oración junto al cuerpo para que inicie su descanso.

El cadáver debe ser cuidadosamente lavado conforme a las leyes consagradas en los libros de duelo; esta práctica se denomina "rehisa", y es practicada por los miembros de la "Jebrá". Un cadáver siempre es considerado con un alto grado de impureza; por tal motivo, el lavatorio de los cadáveres está reglamentado de una manera muy estricta, sobre todo en los libros del Talmud, de igual manera que el tipo de agua que debe utilizarse, la cantidad y el orden de lavado. Durante el lavado del cadáver se rezan algunos versículos bíblicos predeterminados. Igualmente por medidas de higiene, el cadáver debe enterrarse lo antes posible, no debe retrasarse por ningún motivo el entierro. Concluida la ceremonia del entierro, la cual es oficiada por los familiares varones más cercanos, se inicia el periodo de duelo o luto, el cual dura siete días y es practicado en la casa del fallecido. El duelo consiste en reunirse y recitar oraciones, de las cuales la principal es el *quadish* en memoria de la persona que acaba de morir; se ofrecen comidas y se habla sobre la vida y obras de la persona en cuestión.

Al cumplirse un año del fallecimiento se coloca una losa de piedra sobre la tumba con algunos versículos bíblicos grabados. Cada aniversario de la muerte de una persona se conmemora y se realiza una reunión familiar y un rezo.